MÉDECINE ET MŒURS

DE

L'Ancienne Rome

ANGLADA (Ch.). — **Études sur les maladies éteintes et les maladies nouvelles**, pour servir à l'histoire des évolutions séculaires de la pathologie. 1 volume gr. in-8 de 700 pages. . . . . 8 fr. »

BECAVIN. — **L'École de Salerne** et les médecins salernitains. 1838. 1 vol. gr. in-8. . . . . 2 fr. 50

BOUILLET (J.) — **Précis de l'histoire de la médecine**. 1 vol. in-8, xvi-336 pages. 6 fr. »

CORLIEU (A.). — **Les médecins grecs**, depuis la mort de Galien jusqu'à la chute de l'Empire d'Orient (210 à 1453). 1885. 1 vol. in-8, avec 1 carte. . . . . 5 fr. »

DAREMBERG (Ch.). — **Histoire des sciences médicales**, comprenant l'anatomie, la physiologie la médecine, la chirurgie et les doctrines de pathologie générale, par Ch. DAREMBERG, professeur à la Faculté de médecine. 2 vol. in-8, ensemble 1,200 pages, avec figures. 20 fr. »

École de Salerne (L'). Traduction en vers français, par Ch. MEAUX SAINT-MARC, avec le texte latin, précédée d'une introduction par le Dr DAREMBERG, et suivie de commentaires. 1 vol. in-18 jésus de 600 pages, avec 7 figures. . . . . . . 7 fr. »

GALIEN. — **Œuvres anatomiques, physiologiques et médicales**, traduites et annotées par Ch. DAREMBERG. 2 vol. gr. in-8 de 800 pages. 20 fr. »

GUARDIA (J.-M.). — **La médecine à travers les siècles**. 1 vol. in-8 de 800 pages. . . . . 10 fr. »

HIPPOCRATE. — **Œuvres complètes**, traduction nouvelle, *avec le texte grec*, par E. Littré, membre de l'Institut. 10 vol. in-8 de 700 pages chacun. . . . . 100 fr. »

HOUDART (M.-S.). — **Histoire de la médecine grecque**. 1 vol. in-8, 230 p. . . . . 3 fr. »

LORET (V.). — **L'Égypte au temps des Pharaons**, la vie, la science et l'art, par V. LORET, maître de conférences à la Faculté des lettres de Lyon. 1888. 1 vol. in-16 de 320 pages, avec 20 photogravures (*Bibliothèque scientifique contemporaine*). . . . . 3 fr. 50

MOREAU (de Tours). — **Fous et bouffons**. 1885. 1 vol. in-16. (*Bibliothèque scientifique contemporaine*). . . . . 3 fr. 50

ORIBASE. — **Œuvres**, texte grec, par BUSSEMAKER, Ch. DAREMBERG et A. MOLINIER. 6 vol. in-8 de 800 pages chacun. 72 fr. »

PARISET (E.). — **Histoire des membres de l'Académie de médecine**. 2 vol. in-18 jésus. . . . . 7 fr. »

PATIN (Gui). — **Lettres**. 3 vol. in-8. . . . . 12 fr. »

ROCHARD (J.). — **Histoire de la chirurgie française au XIXᵉ siècle**. 1 vol. in-8 de xvi-800 pages. . . . . 12 fr. »

RUFUS (d'Éphèse). — **Œuvres**. Texte et traduction. 1 vol. gr. in-8 de LIV-678 pages . . . . 12 fr. »

ÉMILE COLIN. — IMPRIMERIE DE LAGNY.

MÉDECINE ET MŒURS

DE

L'Ancienne Rome

D'APRÈS

LES POÈTES LATINS

PAR

LE D{R} EDMOND DUPOUY

DEUXIÈME ÉDITION, REVUE ET CORRIGÉE

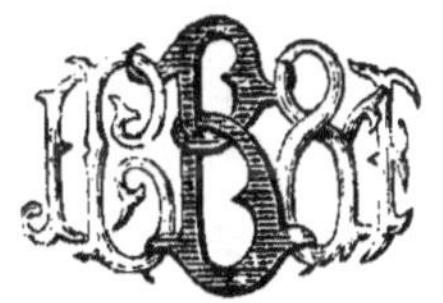

PARIS

LIBRAIRIE J.-B. BAILLIÈRE ET FILS

19, RUE HAUTEFEUILLE, près du boulevard Saint-Germain

1892

AVANT-PROPOS

Depuis la fondation de Rome jusqu'au premier siècle de notre ère où apparaît Celse, la littérature médicale latine est nulle : pendant près de huit siècles il ne se trouve pas un auteur pour nous faire connaître les maladies et la médecine du peuple romain. Antonius Musa, Pline l'Ancien, Arétée et Cœlius Aurélianus apparaissent presque en même temps que l'Hippocrate latin.

Les seuls documents que nous possédons sur l'art de guérir, pendant ce long espace de temps, ne se trouvent que dans les œuvres des littérateurs, et principalement dans les poètes, qui ont été, dans toutes les civilisations anciennes, les premiers instituteurs des peuples.

On retrouve, en effet, dans leurs œuvres, un grand nombre de maladies qui constituent notre nosologie moderne. Je me suis donné pour but de les rechercher et d'établir leurs rapports avec les mœurs et les habitudes morbides, principalement les excès alcooliques et vénériens, qui ont joué un rôle considérable dans l'histoire de nos ancêtres.

Sachant que je m'adressais à des médecins, j'ai cru devoir passer sur les susceptibilités qui ont arrêté la plume de certains auteurs très érudits, tels que MM. Ménière et Daremberg. Quand on parle à des hommes qui ont fait de l'anatomie pathologique, qui ont assisté aux cliniques des hôpitaux et des hospices de vénériens, on ne saurait se laisser influencer par un sentiment mal compris de pudeur inutile. En cela j'ai suivi l'exemple de Rosenbaum, le savant auteur de la *Syphilis dans l'antiquité*, et, comme lui, j'ai pensé qu'il est permis au médecin de chercher les traces des vices jusque dans leurs replis les plus cachés pour connaître la nature des maladies qu'ils engendrent.

En résumé, je crois avoir fait un travail original, digne de l'intérêt de mes confrères, et j'ai la satisfaction d'espérer qu'ils pourront, par une lecture de quelques heures, s'assimiler un travail auquel j'ai consacré près de deux années de soins et de recherches.

L'accueil fait dans le *Moniteur de la Policlinique* en 1883 et en 1884, aux articles que j'ai publiés sur la *Médecine et les Mœurs romaines d'après les poètes latins* et que j'ai revus, corrigés et considérablement augmentés de notes curieuses et intéressantes, me donne bon espoir que la même faveur sera réservée à ce petit volume qui présente le tableau complet de la vie médicale à Rome.

L'ordre chronologique n'a pas été suivi ; j'ai préféré classer mes auteurs en trois groupes : 1° les poètes épiques, lyriques, élégiaques et didactiques ; 2° les poètes satiriques ; 3° les poètes tragiques et comiques. Cette division est celle qui me paraît la plus rationnelle.

Dᴿ EDMOND DUPOUY.

15 avril 1892.

I

POÈTES LYRIQUES, ÉLÉGIAQUES
ÉPIQUES
ET DIDACTIQUES

———

Ovide, Horace, Catulle, Tibulle, Properce,
Virgile, Lucain, Lucrèce.

OVIDE

Le poète des *Métamorphoses* et de l'*Art d'aimer* naquit l'année même de la mort de Jules César (44 avant J.-C.). Il appartenait à une famille noble et puissante. A seize ans, il prit la robe de pourpre des fils des chevaliers, et fut envoyé à Athènes, où il étudia la littérature grecque.

C'était une nature éminemment sensible que celle d'Ovide ; toute sa vie fut dominée par l'amour et la poésie, — l'un ne va pas sans l'autre. En revanche, il méprisa les fausses jouissances de l'ambition, il refusa les hauts emplois et les honneurs, qui lui furent offerts par Corinne et par l'empereur, dont il était l'intime ami. Il n'accepta d'Auguste que la charge de décemvir, qu'il ne garda pas longtemps. Car l'affection des rois est de courte durée, et leur amitié est souvent suivie d'une disgrâce.

Ovide, en effet, fut bientôt envoyé en exil, dans les marais sauvages de la Scythie. Quel crime avait-il commis ? Il faut chercher la

femme : dans une épître à Horace, il avait
accusé le petit-fils d'Auguste d'inceste avec sa
sœur Julie, dont il était l'ami de cœur... C'était
assez pour aller réfléchir sur l'art d'aimer, à de
grandes distances...

Dans ses *Métamorphoses*, on trouve une série
de fictions charmantes, d'allusions gracieuses,
d'allégories délicates, sous lesquelles se cachent
le plus souvent les merveilles de la nature. Dans
ces fables immortelles de la poésie antique, on
constate à chaque pas la preuve de connaissances historiques très étendues, de notions
curieuses sur l'astronomie, la médecine et les
sciences naturelles, chatons admirablement ciselés dans lesquels brillent d'un éclat incompa-
rable les plus beaux secrets de la morale et les
plus séduisantes facettes des passions humaines.

Comme Hugo, comme Musset, comme Mür-
ger, Ovide était né poète : une muse divine
chantait à son côté, et de ses œuvres, que l'antiquité nous a léguées comme un présent royal,
un de nos littérateurs en a résumé les beautés
en un mot : « C'est là, a-t-il dit, qu'on boit la
poésie à pleine coupe.» Que pourrait-on ajouter à cela ?

Notre rôle ne consiste pas à tremper nos lèvres
à cette coupe poétique. D'autres ont fait ce travail avant nous, et avec une compétence littéraire à laquelle nous n'avons aucun droit. Nous
devons nous borner à rechercher dans les merveilles de la fable les merveilles de la nature, et
à prendre notre bien au milieu de toutes ces

belles choses dont Apollon est le dieu, comme il l'est aussi de la médecine et de toutes les sciences en général.

Dans la description du chaos, qui sert pour ainsi dire de base à ses *Métamorphoses*, Ovide ne s'éloigne pas beaucoup des données géologiques acceptées aujourd'hui :

Partout où était la terre, partout étaient aussi l'eau et l'air. La terre était sans consistance, la mer n'était pas navigable, le ciel était sans lumière.

> Quaque fuit tellus, illic et pontus et aer;
> Sic erat instabilis tellus, innabilis unda,
> Lucis egens aer.

Qu'était donc la terre au commencement? une sphère de vapeurs et de gaz se condensant progressivement, une surface inégale formée par une écorce de matière solidifiée, emprisonnant des minéraux en état de fusion, des masses d'eau flottant dans l'atmosphère, se résolvant en pluies torrentielles, emplissant les dépressions et les immenses bassins formés par les soulèvements éruptifs, puis s'amassant en lacs profonds, en mers chaudes et fumantes.

Le poète a dit :

> Omnia pontus erant.

Qu'arrive-t-il ensuite? Consultez tous les traités de géologie, et vous verrez ceci : l'atmosphère s'épure, s'éclaircit, se dégage, légère, des nuées orageuses et du brouillard; puis à travers ces brumes déchirées, au delà de ces ondes fuyantes, au fond des cieux, voilés encore, apparaît un disque rouge, lumineux. C'était le soleil dont le premier rayon portait la vie à la terre.

Ovide nous avait déjà fait la même description. Il avait même été plus loin, il avait compris que la chaleur solaire avait dû dissiper des exhalaisons pestilentielles produites par l'humidité de la terre. Il le sous-entend dans la fable du serpent Pithon, qu'Apollon, dieu de la lumière, perce de ses flèches :

Hanc deus arcitenens, et nunquam talibus armis.

L'explication de cette allégorie est trop simple pour qu'elle ne soit pas comprise de tout le monde. La poésie a recours à une histoire fabuleuse pour expliquer un effet que la physique rattache à une cause naturelle. Les poètes ont toujours été les premiers instituteurs des peuples.

La planète a pris une forme ; un nouveau phénomène, jusqu'alors irréalisable, se présente ; c'est LA VIE, qui se manifeste pour la première fois sur la terre [1]. L'homme fait son entrée

1. Pour expliquer la création de l'homme, les poètes eurent recours à une fiction ingénieuse : Le fils de la terre, Prométhée, avait fait sa statue d'argile, mais il était incapable de lui donner le mouvement et la vie. Sous la conduite de Minerve, il parcourt les espaces célestes, recueille en passant, dans les tourbillons des planètes, les influences qu'il considère comme utiles à la température des humeurs. Puis, sous le manteau de la déesse, il s'approche du Soleil, remplit subtilement une fiole de cristal d'une portion choi-

dans le monde, et aussitôt que la famille est créée, on voit Apollon s'empresser à lui révéler ses secrets : l'amour et la gloire. Il initie les hommes aux sentiments divins; il leur apprend à couronner de feuilles de chêne les vainqueurs des jeux publics. Lui-même se fait l'amant de Daphné.

> Primus amor Phœbi Peneia.
>
> *Daphné, du dieu des vers fut le premier amour*[1].

Pétrarque, en célébrant sa maîtresse sous le nom de Laure, a-t-il voulu faire allusion à l'amante d'Apollon? Peut-être... Comme la verveine, le laurier fut toujours consacré aux enchantements.

Fontenelle a écrit, sur cette allégorie, un très joli sonnet. Le voici :

> *Je suis, disait jadis Apollon à Daphné,*
> *Lorsque tout hors d'haleine il courait après elle,*
> *Et lui contait pourtant la longue kyrielle*
> *Des rares qualités dont il était orné;*

sie de ses rayons, et s'empresse de revenir à sa statue. Il lui fait respirer alors le flacon qui contient le divin phlogistique. Celui-ci pénètre dans la tête, s'insinue dans les fibres du cerveau et la vie apparaît. L'homme vit et manifeste sa première sensation en éternuant.

« L'histoire de Prométhée, dit M. H. de Guerle, qui nous laisse entrevoir, dans la plus haute antiquité, la connaissance des procédés de l'électricité, qui montre à l'homme le premier anneau de la chaîne qui le lie au système général de la création, qui lui révèle enfin le plus haut principe de la physique et de la religion naturelle, nous a paru peindre d'une manière intéressante la nature et l'homme à sa naissance. »

1. Traduction de Saint-Ange.

Je suis le dieu des vers, je suis bel-esprit né :
Mais les vers n'étaient point le charme de la belle.
Je sais jouer du luth : arrêtez. Bagatelle !
Le luth ne pouvait rien sur ce cœur obstiné.

Je connais la vertu de la moindre racine ;
Je suis par mon savoir dieu de la médecine,
Daphné courait plus vite à ce nom si fatal.

Mais s'il eût dit : Voyez quelle est votre conquête ;
Je suis jeune, amoureux. et surtout libéral ;
Daphné, sur ma parole, aurait tourné la tête.

Nous avons montré ailleurs quel avait été le rôle d'Orphée [1] : à la fois poète, législateur et médecin, il avait cherché à adoucir les mœurs sauvages des peuples primitifs de la Grèce. Ovide a compris, comme l'auteur des *Pierres précieuses*, l'influence du merveilleux sur les hommes [2]. Il a très bien rendu les images ingénieuses qui expriment le pouvoir de la lyre d'Orphée sur les natures les plus grossières.

Carmine dum tali sylvas, animosque ferarum
Threicius vates, et saxa sequentia ducit;

Cette pensée se retrouve dans Horace aussi admirablement écrite :

1. Dupouy, *La Médecine dans les poètes grecs.*

2. « Inventeur de la poésie et de la médecine, divin Phébus, je t'invoque! Sois-moi propice : à la fois poète et médecin, j'ai droit à ton puissant secours ; n'es-tu pas protecteur de ces deux arts ? »

Te precor, o vates, adsit tua laurea nobis;
Carminis, et medicæ, Phœbe, repertor opis.
Tu pariter vati. pariter succurrere medenti;
Utraque tutelæ subdita cura tuæ.
(*Remediorum amoris.*)

Sylvestres homines sacer interpresque deorum
Cædibus ac victu fœdo deterruit Orpheus ;
Dictus ob hoc lenire tigres rabidosque leones.

Traduits en vers français par Letèvre-Laroche :

Prêtre des dieux, Orphée aux sauvages mortels
Donna des lois, des mœurs, un culte et des autels :
Sa lyre amollissant leur féroce courage,
On dit que des lions il adoucit la rage.

Dans les poésies d'Ovide, on ne rencontre pas
le même mysticisme que dans les poètes grecs.
S'il paraît subordonner quelquefois la raison au
sentiment, il fait toujours preuve d'une grande
érudition scientifique. Il aime et fait aimer les
fleurs, les plantes, les fruits, dans ses inimitables
Métamorphoses. Quelle jolie allégorie dans sa
fable de Proserpine : la fille de Cérès consent à
devenir l'épouse de Pluton, mais à la condition
de partager son temps entre sa mère et son mari.
Fille autant qu'épouse, elle accorde six mois à
la nature et six mois à l'amour.

Nunc dea, regnorum numen commune duorum
Cum matre est totidem, totidem cum conjuge menses.

Cette fable n'est pas autre chose que l'allégorie du blé : c'est l'emblème de la semence, dit
Saint-Ange, un des commentateurs d'Ovide.
Proserpina est herba segetis e terra proser-
pens. Elle est fille de Cérès et de Jupiter ; c'est-
à-dire que le froment est une production de l'air
et de la terre. Elle est enlevée par Pluton, et
descend chez les morts... la semence est enfouie

dans les sillons où elle y meurt, en quelque sorte, avant de se reproduire. Elle pousse six mois aux enfers et six mois à la clarté du jour : autre allusion au blé, qui reste caché sous la terre dans les mois d'hiver et qui germe et mûrit au printemps et en été. Cette figure a été très agréablement saisie par le cardinal de Bernis [1]

> *O Cérès! presse ton retour.*
> *Sur nos plaines le dieu du jour*
> *Répand la chaleur et la vie.*
> *Proserpine a quitté la cour*
> *Du sombre époux qui l'a ravie.*

Ovide les connaît bien les plantes des jardins, des prés et des bois! Et comme il les aime, comme il en parle avec un enthousiasme qui ne tarit jamais : c'est le fruit du lotus qui fait perdre à l'étranger le désir de retourner dans sa patrie; c'est la feuille du troène dont il compare la blancheur aux blanches épaules de Galathée ; c'est l'acanthe aux larges feuilles du sein desquelles naissent de petites tiges qui se plient en enroulements divers ; c'est Clytie amoureuse d'Apollon, changée en hélianthe, et qui l'aime encore sous sa forme nouvelle :

> *Vertitur ad solem, mutaque servat amorem.*

Pline avait déjà dit que l'hélianthe tourne avec le soleil, en le regardant et le suivant dans son cours, tant cette fleur a d'amour pour l'astre.

1. Bernis, *Saisons*

*Heliotropium se cum sole circumagit : abeun-
tem sequitur, tantus est amor sideris.*

Nos botanistes modernes expliquent ce phénomène par le raccourcissement des fibres de la
tige, sous l'influence des rayons solaires. Ils ont
évidemment raison, nos botanistes, mais Ovide
sait mieux qu'eux nous faire aimer la nature.

Quand nous admirons les belles nuances du
crocus, n'est-il pas agréable d'ajouter au plaisir
de nos yeux le souvenir des amours d'une vierge
pour un adolescent timide. Et quand, dans la
campagne, nous allons oublier nos ennuis, qui
de nous ne cherche à se rappeler les ruses de
Vertumne pour posséder la nymphe sévère qui
régnait dans les jardins. Un instant, il a cherché
à la tromper sous le masque de la vieillesse, avec
l'apparence de l'hiver impuissant à séduire;
mais, tout à coup, il est transformé. Comme à
Faust, une puissance souveraine lui a rendu la
force et la jeunesse : le soleil l'a métamorphosé
en un brillant printemps. Son audace amoureuse
redouble alors et il va bientôt brusquer le dénouement... mais, c'est inutile : Pomone, éprise,
consent à tout, elle tremble un peu, elle soupire
beaucoup... et Vertumne est heureux.

> Vimque parat, sed vi non est opus : inque figura
> Capta dei Nymphe est : et mutua vulnera sensit.

Comment peindre mieux les mystérieuses
amours des plantes; quelle chaude volupté
dans ce :

> ..... Et mutua vulnera sensit!

« La poésie est immortelle, » a dit Voltaire. Et notre positivisme scientifique ne doit pas nous empêcher d'étudier la nature et d'admirer ses merveilles avec le feu sacré de l'art, à travers les fictions séduisantes de la fable. Car sous leur enveloppe ingénieuse, il y a souvent de profondes vérités. Elles nous apprennent, ces fictions, à fuir les enchantements de Circé, mieux que le pédantisme des sociétés savantes ou non.

Et dans la fable d'*Ixion*, dont le héros ne tient dans ses bras présomptueux qu'un nuage façonné à l'image de la déesse, il y a encore une grande leçon pour nous : cette science, que dans notre orgueil nous croyons posséder, se dissipe souvent aussi, semblable à une vapeur qu'une brise légère emporte, comme l'image de Junon.

Dans le sacrifice magique de Médée, Ovide nous initie à la préparation des philtres de la magicienne. Il nous en décrit tous les détails avec une puissance d'imagination remarquable ; il poétise presque les drogues et les spécifiques :

> Interea validum posito medicamen aheno
> Fervet, et exsultat ; spumisque tumemtibus albet.
> Illic Hæmonia radices valle resectas,
> Seminaque, floresque, et succos incoquit acres.

Dans cette pharmacopée, on assiste au mélange de sucs d'herbes avec de la gomme et de la poix, de perles d'Orient avec les entrailles d'un loup, les ailes d'un hibou, le bec d'un corbeau et la peau d'une vipère... Il ne faut pas trop rire de cette mixture : tous ces ingrédients, il y a à

peine un siècle, étaient encore employés en médecine.

Mais quelle est l'allusion qui se cache dans la
métamorphose de la branche de bois mort qui
sort de cette bassine infernale toute couverte de
verdure, de fleurs et de fruits de l'olivier? Je ne
puis la saisir, mais certainement il doit y en
avoir une...

Est-ce encore l'imagination du poète qui fait
les frais de la description de la peste d'Égine?
La contagion atteint les hommes et les animaux;
c'est l'air qui est l'agent de transmission de la
maladie. Celle-ci frappe les riches et les pauvres,
ceux de la ville et ceux de la campagne. Rien
n'arrête la marche de l'épidémie. Et les médecins eux-mêmes en sont frappés les premiers.
C'est encore comme cela aujourd'hui et cela sera
toujours ainsi.

> Nec moderator adest; inque ipsos sœva medentes.
> Erumpit clades, obsuntque auctoribus artes.

Les symptômes paraissent parfaitement décrits par Ovide. C'est la fièvre qui domine la
scène pathologique, la langue est sèche et la
bouche brûlante. Les malades ne peuvent rien
supporter sur eux, et ils cherchent vainement sur
la terre la diminution de cette chaleur fébrile qui
les dévore :

> Viscera torrentur primo : flammæque latentis.
> Indicium rubor est, et ductus anelhitus ægrè.
> Aspera lingua tumet; trepidisque arentia venis.

Ora patent : auræque graves captantur hiatu.
Non stratum, non ulla pati velamina possunt
Dura sed in terra ponunt præcordia : nec fit.
Corpus humo gelidum, sed humus de corpore fervet.

Une soif inextinguible s'empare ensuite des malades; ils se sentent perdus; ils courent aux sources, vers les rivières où les flots chargés de morts abreuvent les mourants :

Immoriuntur aquis · alius tamen haurit et illas.

Cette description se rapporte peu à celles des épidémies reconnues dans nos traités de pathologie, mais rien ne prouve qu'une semblable affection n'ait pas été observée il y a vingt siècles. Dans le récit d'Ovide, il y a des faits qui sont très vraisemblables. Et il n'y a rien certainement d'exagéré dans ce tableau effrayant des douleurs de l'homme que le pinceau du poète développe avec tant d'énergie.

Après avoir fait ressortir la marche rapide des symptômes, les souffrances frénétiques des malades et les convulsions qui terminent le drame morbide, un des commentateurs d'Ovide attire l'attention, à propos de ce qui se passait dans les temples, sur les teintes nouvelles qu'il sait donner à son récit, sous l'influence des idées religieuses des populations : Il représente, dit Saint-Ange, les malheureux suppliants expirant l'offrande dans les mains, les victimes qui tombent mortes avant d'être frappées, l'impiété du désespoir qui jette des cadavres hideux sur les autels des dieux, comme des présents dignes de leur barbarie, ou qui met fin à ces souffrances par le suicide.

Enfin, les obsèques des morts et les devoirs funèbres qui leur sont dus, et qu'on ne leur rend plus, terminent tous ces tableaux par une peinture frappante par le fond même, et par les accessoires touchants et poétiques que l'imagination d'Ovide a su y joindre.

Cette description est très supérieure à celle de la peste d'Athènes de Lucrèce, qui pèche par la diffusion et l'arrangement un peu confus des images.

M. Daremberg [1] a reproché aux poètes épiques de ne point donner place dans leurs œuvres aux maladies qui affligent l'humanité. « Les pestes, dit-il, sèment impitoyablement la mort à travers la population et les armées ; elles résistent à Jupiter aussi bien qu'à Hippocrate ». Notre savant maître exagère peut-être un peu dans ses appréciations.

Sans doute, il ne faut pas chercher dans ces auteurs des traités sur les diverses branches des sciences médicales. Cependant il y a encore beaucoup à prendre par-ci par-là, en lisant avec attention les chants d'Ovide. Nous y voyons, par exemple, que l'alcoolisme était déjà connu par ses effets sur le système nerveux et que les hommes avaient pour les boissons fermentées une attraction considérable. Il est vrai que si les

1. Daremberg, *Histoire des Sciences médicales*. Paris, 1870.

repas commençaient et finissaient par des libations, c'était pour attester qu'on regardait les dieux comme le principe et la fin de tous les biens et de toutes les jouissances de la vie.

Mais, dans la fable des *Matelots changés en dauphins*, nous voyons Bacchus, dans sa colère contre les hommes, se montrer à eux avec des lynx, des léopards, des panthères attelés à son char.

> Quem circa tigres, simulacraque inania lyncum,
> Pictarumque jacent fera corpora pantherum.

Cette image effrayante n'est-elle pas une allégorie pour exprimer les hallucinations du *délirium tremens*, pour peindre les fantômes qui apparaissent à l'esprit des alcooliques ?

La lecture des auteurs latins nous prouve péremptoirement que les anciens faisaient le plus grand cas de l'art de guérir.

Dans la métamorphose d'Esculape en serpent, Ovide adresse aux muses une invocation pour qu'elles lui révèlent les raisons qui appelèrent Esculape à être mis au rang des dieux. C'était encore une épidémie qui sévissait en Italie et qui faisait de nombreuses victimes. On consulta les livres sacrés, et on y trouva que le mal ne cesserait que lorsqu'on aurait transporté Esculape d'Épidaure à Rome. Les prêtres d'Esculape donnèrent aux ambassadeurs une couleuvre qu'ils leur dirent être le dieu lui-même. Celle-ci, en sortant du navire, se réfugia dans les roseaux du Tibre. Et en cet endroit on éleva un temple.

Pour comprendre l'allégorie, il faut voir dans le dieu d'Épidaure, la médecine, science encore inconnue à Rome, et se rappeler que le serpent est l'emblème de la prudence, c'est-à-dire de la prophylaxie et de l'hygiène.

Depuis cette époque dont il est fait mention dans les annales de l'histoire romaine, il y eut à Rome un temple d'Esculape dont on venait consulter les prêtres, dans les temps de peste et d'épidémie.

Une des parties les plus intéressantes des *Métamorphoses* est certainement la naissance d'Esculape. Dans un accès de jalousie, Apollon a percé d'un trait meurtrier la poitrine de Coronis, la plus belle et la plus frivole des maîtresses. Il veut ensuite la rappeler à la vie, mais il est des cas chirurgicaux dans lesquels la science est fatalement impuissante. Telle est la blessure de Coronis.

. . . . . Et medicas exercet inaniter artes.

Or celle-ci est enceinte... Après lui avoir rendu les derniers devoirs, après avoir arrosé de parfums ce beau corps qu'il a tant de fois caressé, le dieu veut sauver l'enfant, fruit de leurs amours; *il l'arrache* donc du sein de la mère, et le confie au centaure Chiron, son petit-fils.

. . . . . Sed natum flammis uteroque parentis
Eripuit geminique tulit Chironis in antrum.

C'est ainsi que celui qui devait être un jour le dieu de la médecine fit son entrée dans le monde, par l'opération césarienne pratiquée par son père *post mortem matris*.

Sénécé a mis en vers la mort de Coronis [1]. Les nymphes venaient de prendre l'enfant des mains de son père. L'auteur ajoute :

> *Par elles chez Chiron secrètement conduit*
> *Le centaure fameux dans sa grotte l'instruit.*
> *Croissez, jeune Esculape, et dans la solitude*
> *Méditez ce grand art digne de votre étude,*
> *Cet art si respecté dont le puissant secours*
> *Commande à la douleur et prolonge les jours.*

Pour comprendre l'allégorie, il faut se souvenir que Chiron, qui sait l'astronomie, la botanique, la médecine et l'art vétérinaire, est le fils de Saturne, dieu du Temps, et de Philyre, fille d'Apollon. Tout cela signifie que les sciences sont filles du temps et du génie. Telle est du moins l'explication qu'en donnent les commentateurs, et je crois qu'ils ont raison.

En philosophie, contrairement aux assertions de quelques auteurs, on peut dire qu'Ovide était spiritualiste. Pour lui, tout change et rien ne meurt.

> *Omnia mutantur : nihil interit.*

L'âme est une essence légère qui va d'un corps dans un autre, homme ou animal, et qui survit toujours à la mort :

> Erat, et illinc
> Huc venit, hinc illuc ; et quoslibet occupat artus
> Spiritus.

1. Senecé, *Les Travaux d'Apollon.*

La croyance à une âme corporelle ne se véri-
fie dans aucun des écrits. Ce n'est pas dans les
expressions qu'il emploie, *animæ volucres*,
domino semine, qu'on en trouverait la preuve.
Qu'on lise sa description de la naissance de
l'homme : c'est un être doué de raison que la
nature attendait, comme un roi digne d'elle.

La Divinité l'a animé de son souffle, et les
rayons de l'Éther ont imprégné de vie la matière la plus pure.

> Natus homo est : sive hunc divino semine fecit
> Ille opifex rerum, mundi melioris origo.
> Sive recens tellus, seductaque nuper ab alto
> Æthere, cognati retinebat semina cœli.

Le poète de Sulmone se contente de croire à
la transmigration des âmes, dogme apporté
d'Égypte. Et, par la bouche de Pythagore pré-
disant aux Troyens la grandeur de la ville qu'ils
doivent fonder sur les bords du Tibre, il se déclare partisan de la Métempsycose. Il affirme
que les âmes légères qui sont en nous passeront
dans le corps des animaux et pourront se réin-
carner dans une enveloppe humaine.

> Verum etiam volucres animæ sumus, inque ferinas
> Possumus ire.

Cette croyance feinte ou réelle l'autorise à
blâmer la barbarie de l'espèce humaine, sacri-
fiant à ses cruels appétits « et le chevreau timide,
et les petits oiseaux nourris de notre main, et al

douce brebis et le bœuf patient »[1]. Qu'aurait-il dit si les hommes avaient osé manger du cheval, lui qui va jusqu'à critiquer l'hameçon du pêcheur à la ligne...

On a peine à croire que le même Ovide, qui condamne l'alimentation animale, par pur sentimentalisme, soit aussi l'auteur des élégies d'*Amores*, l'amant heureux de Corinne, celui qui a dû avoir souvent l'occasion de constater que *Sine Cerere et Baccho, friget Venus.* Je voudrais bien savoir quel fut le menu de ce jour dont il raconte ainsi les exploits :

> At nuper bis flava Chlide, ter candida Pitho,
>   Ter libas officio continuata meo
> Exigere a nobis angusta nocte Corinnam,
>   Me memini numeros sustinuisse novem.

dont voici la traduction donnée par M. Mollevaut :

> *Et cependant deux fois la blonde Ellage,*
> *Trois fois Pitho reçurent mon hommage*
> *Corinne encor m'a vu, plus courageux,*
> *Neuf fois la nuit, encenser son image.*

Peut-on fournir une pareille besogne, en ne mangeant que des herbes cuites? A mon avis, il faut avoir arrosé de vieux Falerne les plus suc-

---

1. Voilà une sentimentalité qui forme une grande antithèse avec la satire *Ibis*, dans laquelle Ovide, entre autres malédictions contre un faux ami, lui dit : « Puisses-tu des mains de ta mère boire les sucs de la cantharide. »

Cantharidum succos dante parente bibas.

culentes victuailles, pour se livrer en un seul jour à de semblables dépenses. On nous a raconté, il est vrai, que certaines eaux minérales, connues des Romains, pouvaient donner aux hommes une puissance extraordinaire. La fontaine de Salmacis, qui n'avait pas de médecin-inspecteur nommé par Mercure, rendait, dit-on, fous d'amour tous ceux qui avaient bu de ses eaux.

Mais, puisqu'Ovide connaissait si bien les effets des sources d'eaux minérales, il aurait dû en trouver une capable de guérir la belle Cydippe, dont il nous raconte l'histoire dans ses *Héroïdes :* Dans le temple de Diane, elle avait ramassé une pomme qui était à ses pieds et sur laquelle elle avait lu ces mots : « Je jure d'épouser Aconce. » C'était un serment qu'elle venait de prononcer involontairement dans le temple de la déesse et que rien ne pouvait rompre, pas même la volonté paternelle. Et cependant son père lui a présenté son fiancé! La jeune fille tombe malade; elle devient anémique, ses forces l'abandonnent, elle a des accès de fièvre. Dans cette situation perplexe, elle reçoit une lettre d'Aconce qui lui dit qu'elle ne sera délivrée de sa langueur que lorsqu'elle sera sa femme. « Malheureux, lui dit-il, je ne puis être l'exécuteur des ordonnances du médecin, je ne puis couvrir tes mains et m'asseoir sur ta couche! »

Me miserum! quod non medicorum jussa ministro,
   Effingoque manus, insideoque toro!

« C'est cet autre que j'abhorre qui est près de lui. Tandis que son doigt consulte la force de ton pouls, souvent sous ce prétexte il tient tes bras de neige, il presse ton sein, et peut-être il te donne un baiser. »

> Dumque suo tentat salientem pollice venam,
>   Candida per causam brachia sæpe tenet,
> Contrectatque sinus, et forsitan oscula jungit.

Notre jaloux en écrit comme cela six pages, et il termine en disant qu'il ne veut pas lui en dire plus, pour ne pas la fatiguer et aggraver sa maladie.

La pauvre petite lui répond : « Qu'une langueur, dont les causes ne sont qu'apparentes, oppose à tous les secours de l'art une opiniâtre résistance. »

> Languor enim, causis non apparentibus, hæret;
>   Adjuvor et nulla fessa medentis ope.

Elle ajoute : « Imagine-toi l'état de faiblesse et de prostration d'une femme qui, pendant qu'elle trace cette réponse, peut à peine soutenir ses membres anémiés sur son coude ! »

> Quam tibi nunc gracilem vix hæc rescribere, quamque
>   Pallida vix cubito membra levare putas?

« En voyant approcher ce jour désiré par des parents chéris, tout mon corps éprouve les ardeurs d'une fièvre brûlante... Tu me demandes de te laisser voir ce corps affaibli... Je suis dans un état d'émaciation effrayant ; je n'ai plus de sang dans les veines, et la pâleur de mon teint égale celle du marbre nouvellement taillé... »

C'est un cas de chloro-anémie, *cachexia virginum*, qui reconnaît pour cause aussi bien les émotions tristes et les chagrins d'amour qu'une prédisposition constitutionnelle ou un trouble dans les fonctions menstruelles. Cette histoire est une véritable observation médicale.

Pourquoi Ovide, qui a écrit l'art d'aimer, *Artis amatoriae*, et ensuite l'art de ne plus aimer, *Remediorum amoris*, n'a-t-il pas conseillé à Cydippe de secouer le joug qui devait la blesser? Il aurait pu lui dire : « Hâte-toi de combattre le mal dans sa racine; il est trop tard pour y porter remède, quand il s'est accru par le temps. »

> Principiis obsta : sero medicina paratur
> Quum mala per longas convaluere moras.

N'a-t-il pas vu « des plaies que l'on aurait facilement pu guérir devenir incurables pour avoir été négligées. »

> Vidi ego, quod primo fuerat sanabile vulnus
> Dilatum longas damna tulisse moras.

Les affections incurables, Ovide a pu en étudier la marche fatale sur lui-même. Dans les élégies des *Tristes*, dans les épîtres plaintives des *Pontiques*, il nous a initiés aux souffrances physiques et morales de l'exil. Que de tristesses et d'amertumes pendant ces longues années passées loin des siens, dans les marais malsains du Pont ! En proie à une maladie de langueur, il se voit mourir lentement, sans douleur, sans fièvre.

Et peragit soliti vena tenoris iter.

Ses os sont décharnés, *ossa tegit macies*, sa peau prend la teinte des feuilles jaunies par l'automne, et sa chevelure emprunte la couleur des plumes du cygne. « Il n'est pas toujours au pouvoir du médecin de guérir le malade, dit-il mélancoliquement, la médecine ne guérit ni la goutte ni l'hydrophobie. »

Tollere nodosam nescit medicina podagram
Nec formidatis auxiliatur aquis.

Hélas ! elle est plus impuissante encore contre les lésions pulmonaires, rebelles à Esculape lui-même et à ses herbes sacrées.

Adferat ipse licet sacra Epidaurius herbas
Sanabit nulla vulnera cordis ope.

C'est l'hémoptysie qui apparaît, et qui va mettre un terme au supplice du poète. « Tu vois, écrit-il à un ami, comme le sang qui jaillit d'un poumon délicat nous mène sûrement vers les eaux du Styx.

Cernis, ut e molli sanguis pulmone remissus
Ad Stygias certo limite ducat æquas.

La vengeance de l'empereur ne devait s'arrêter que là.

HORACE

L'an 64, avant notre ère, le maître de la poésie lyrique naissait à Vénusie. Après avoir étudié les belles-lettres à Rome et à Athènes, il débuta dans le rôle ingrat de la politique. Dans la guerre civile qui suivit la mort de César, il embrassa le parti de Brutus contre Auguste, et il assista à la bataille de Philippes en qualité de tribun des soldats. Mais, après la déroute de l'armée républicaine, il revint à Rome et se livra entièrement à la poésie.

Virgile le présenta à Mécène et à Auguste qui le comblèrent de bienfaits, mais il refusa tous les honneurs qui lui furent offerts. *L'aurea mediocritas* suffisait à ses goûts de poète.

Horace fut un homme heureux. Son naturel jovial le rendit sympathique à ses contemporains. En philosophie, il prit cette devise ironique : *Epicuri de grege porcus*, par opposition aux principes austères des Stoïciens. Il ne chercha le bonheur que dans l'usage modéré des plaisirs et dans les ineffables joies du travail intellectuel; c'était un sage. Il a connu de la vie humaine tout ce qu'il y a de bon : les charmes de l'amitié, l'indépendance du caractère, l'admiration des lettrés. Il a aimé la nature, les forêts sombres, les vertes prairies, les moissons dorées. Il a pensé ses œuvres pendant ces nuits longues et silencieuses de la campagne, pleines d'attrait et de mystère. Il a écrit l'éternel poème de la vie, de la jeunesse enthousiaste et de l'époque plus sérieuse où l'âme aspire à la gloire et prétend à l'immortalité :

> Exegi monumentum ære perennius.

Les Parques lui ont laissé le temps de ciseler ses poèmes incomparables, qui ont reçu l'éternelle consécration des âges, et de mêler aux choses les plus graves un peu de folie : il est si doux de perdre quelquefois la raison :

> Misce stultitiam consiliis brevem,
> Dulce est desipere in loco.

Mais il a dû, comme les autres, payer son tribut à la nature, voir s'envoler ses illusions, compter avec les maladies qui l'assiégeaient sans cesse, et dont nous aurons à rechercher les causes.

Peut-être paraîtra-t-il étrange d'aller doctoralement interroger cet amant des muses et de lui demander de prendre des notes médicales dans ses odes, ses satires et ses épîtres; « de venir porter, comme l'a dit Daremberg, une main indiscrète et barbare sur les pages d'un poète

qui, depuis dix-huit cents ans, reçoit l'hommage
des esprits délicats du monde entier. Comment
arracher des mains d'Horace cette coupe de
vieux Massique qui fait oublier les soucis ? Comment effeuiller cette couronne de roses, troubler
ces joies d'un banquet et mettre Lydie en fuite
pour présenter le triste spectacle des souffrances,
de la maladie et de toutes les misères physiques
dont Horace, hélas ! ne fut point exempt ? Mais
le médecin impitoyable saisit son malade partout où il le trouve, surtout au milieu des festins,
surtout après les enivrements de l'amour. Horace, ainsi surpris par Musa ou par Cratérus,
reçoit docilement leurs avis, fait quelques pénibles retours sur une santé qui ne suffisait ni à
l'excès du travail, ni aux entraînements du plaisir, met en vers harmonieux les consultations
que lui donnent ses doctes médecins, et chante
les bienfaits d'un repas frugal ou les dangers des
orages du cœur. »

C'est dans sa villa de Tibur qu'il allait se re-
poser de ses fatigues et de ses excès. C'est là, au
milieu de cette luxuriante nature, qu'il faisait
l'éloge de la sobriété, de l'existence tranquille,
étrangère aux passions politiques et aux vanités
humaines.

C'est là qu'il composa cette éloquente satire
dans laquelle il fait le parallèle de la vie paisible
de la campagne et des tourments de la ville.
Voici, dit-il, quelle était mon ambition.

Hoc erat in votis:

Un lopin de terre, une demeure avec une
source d'eau vive, un jardin et un bouquet de
bois. Mes désirs ont été plus qu'exaucés. Je n'en
demande pas davantage aux dieux.

Nil amplius oro.

Combien y a-t-il d'hommes qui possèdent une
fortune indépendante, qui ont acquis une célébrité honnête, qui sont arrivés à l'âge du repos,
et qui ne savent pas comprendre le bonheur,
comme l'entend si bien Horace? Le doctorat,
l'agrégation, l'académie, l'institut, le sénat, le
ministère sont les échelons successifs de leur
avidité orgueilleuse. Pauvres millionnaires, malheureux savants! vous ne savez pas être heureux : vous êtes condamnés à marcher, sans
trêve ni merci, à marcher toujours dans la route
accidentée de l'ambition. Je vous plains. Après
trente ans de services, nous ne devrions penser
qu'à la possession du

Modus agri non ita magnus et paulum silvæ,

du poète, et laisser aux jeunes le soin de con-
tinuer nos travaux.

Donc, Horace aime l'atmosphère pure de la
campagne, les riants et frais vallons éclairés encore par le demi-jour, quand le soleil dore déjà
les cimes des coteaux ; là, il respire largement,
il ne pense pas à ses infirmités, il vit dans une
douce quiétude. Mais lui aussi a ses défauts :
Qu'il entende Lydie faire l'éloge de son nouvel

amant, et la jalousie éclatera tout à coup. Le disciple d'Épicure oubliera les préceptes de son école, et il composera cette ode à sa frivole maîtresse :

Quand tu vantes le cou de rose de Télèphe et les bras de neige de cet homme, ô Lydie ! une bile âcre remplit mon foie enflammé.

> Quum tu, Lydia, Telephi
> Cervicem roseam, cerea Telephi
> Laudas brachia, væ ! meum
> Fervens difficile bile tumet jecur.

Alors, ma tête se perd, mes joues pâlissent et rougissent alternativement, la sueur en découle goutte à goutte et montre de quels feux mon cœur est embrasé. J'écume de rage en constatant sur tes blanches épaules les traces évidentes d'une convulsion amoureuse et d'une nuit d'orgie, en voyant sur tes lèvres les empreintes faites par les dents de cet amant furieux.

> Tunc nec mens mihi, nec color
> Certa sede manet; humor et in genas
> Furtim labitur, arguens
> Quam lentis penitus macerer ignibus.
> Uror, seu tibi candidos
> Turparunt humeros immodicae mero
> Rixae ; sive puer furens
> Impressit memorem dente labris notam.

Il termine en suppliant sa belle d'écouter ses conseils et de ne pas croire à la fidélité de ce barbare dont les baisers déchirent ces lèvres charmantes, humides du nectar de Vénus.

> Non ; si me satis audias
> Speres perpetuum dulcia barbare
>   Lædentem oscula, quæ Venus
> Quinta parte sui nectaris imbuit.

Quelles chaudes et pénétrantes effluves de passion et de poésie il y a dans ces vers ! Et comme on sent qu'Horace avait pour cette jolie fille un amour qui lui tenait au cœur ! Elle lui avait versé dans le sang ce philtre de feu, connu des poètes,

> *Fait du souffle mêlé de l'homme et de la femme,*
> *Des frissons de la chair et des rêves de l'âme.*

Mais pourquoi lui reproche-t-elle d'être jaloux et plus irritable que les flots de l'Adriatique,

> Iracundior Adria ?

Lui, qui tant de fois a pleuré sa trahison ! Il est possible qu'elle l'aime par caprice, sans se douter qu'il immortalisera leurs amours, et le poète pardonne et remercie le destin, qui ramène l'enfant volage à l'ancien nid. Et, dans son bonheur, peut-être chante-t-il ce refrain, qu'un de ses enfants écrira plus tard pour la *Ronde de la Vie de Bohême* :

> *Lui sachant gré d'être belle,*
> *Sans nous faire de tourments,*
> *Aimons-la — même infidèle...*
> *La jeunesse n'a qu'un temps.*

C'est bien vrai : la jeunesse n'a qu'un temps ! Horace s'en apercevra un jour, quand sera

fané le myrte dont il se couronnait la tête devant
sa Lydie tendre et voluptueuse. Mais comme il
l'a bien connue, cette époque chevaleresque où
l'enthousiasme imprime son cachet sur nos sentiments et nos sensations! Il lui permet bien
quelques péchés mignons, mais il la veut virile,
robuste, saine de corps et d'esprit. A la rigueur,
il ne défend pas aux jeunes gens de

> *Chercher l'occasion de chiffonner un peu*
> *La tunique de la morale.*

Mais, en réalité, il vante la pureté des mœurs,
la foi conjugale, l'honneur de la maison. Il a
aimé Lydie et bien d'autres vierges folles, mais
il a toujours méprisé l'intimité de la vie avec les
courtisanes et les marchandes d'amour. Dans
tous ses écrits, il s'applique à distinguer la matrone vertueuse, l'épouse respectée, de la fille
légère, *puella*, récréation physiologique offerte
aux fils de famille et aux épicuriens, chez les
peuples monogames.

Il prévoyait la corruption dans laquelle les
mœurs allaient tomber sous les successeurs d'Auguste. Une de ses plus belles odes est consacrée
à prévenir les Romains du péril où ils courent,
en donnant à leurs filles une éducation trop frivole, en élevant leurs fils dans l'oisiveté et la
mollesse. Le libertinage naîtra fatalement de
l'oubli des principes austères des anciens Sabins,
et du libertinage viendra la décadence de l'empire.

En voici le passage principal :

Notre siècle, fécond en crimes, a souillé d'abord les mariages, les générations, les familles. Découlant de cette source, tous les maux se sont répandus sur le peuple et sur la patrie.

La vierge à peine adolescente apprend avec joie les danses licencieuses de l'Ionie; elle y ploie ses membres dociles et, dès l'enfance, rêve d'incestueuses amours.

Bientôt, femme adultère, à la table même d'un époux, elle cherche de plus jeunes amants, et, sans choix, dans les ténèbres, prodigue furtivement de scandaleux plaisirs.

Mais son époux devient son complice; elle se lève en sa présence et à son ordre, pour suivre quelque vil agent d'infamie, où le maître d'un navire ibérien, qui paye avec de l'or tant d'opprobre.

Ils n'étaient point nés de tels parents, ces jeunes Romains, qui rougirent les mers du sang carthaginois, qui domptèrent Pyrrhus, le grand Antiochus et le terrible Annibal.

Mais c'était une mâle jeunesse, robustes enfants de soldats rustiques...

Que n'altère pas le cours désastreux du temps! Nos pères, moins vertueux que leurs aïeux, ont enfanté des fils plus coupables, qui donneront le jour à une race plus dépravée encore. (Halévy.)

Dans son ode à Drusus, il nous montrera les effets de l'hérédité :

Des forts naissent des forts. La vigueur, le courage,
Aux coursiers, aux taureaux passent en héritage;

L'aigle n'engendre point un ramier délicat :
Mais l'éducation est ce qui vivifie ;
Par elle un cœur bien né toujours se fortifie,
Par elle la vertu conserve son éclat [1].

Horace a raison, les braves sont fils des braves :

Fortes creantur fortibus et bonis.

C'est l'éducation qui développe cette puissance de race, cette hérédité de force et de courage,

Doctrina sed vim promovet insitam.

Que nos futurs Grands Maîtres de l'Université et nos conseils de l'instruction publique méditent cette maxime. D'elle dépend peut-être le salut de la patrie française !

Qu'ils s'inspirent des préceptes de l'hygiène, et qu'ils demandent à la Science ce qu'Horace demandait à Apollon, dieu de la médecine, dans son poème séculaire :

Dieu des Aruspices, toi dont l'arc rayonne et que chérissent les muses, toi dont l'art salutaire sait ranimer les forces d'un corps affaibli,

Qui salutari levat arte fessos
Corporis artus,

Si tu vois d'un œil favorable
Rome, avec son mont Palatin,
Fais donc de plus en plus, protecteur secourable,
Prospérer l'empire latin.

1. *Mercure* de novembre 1738.

Voilà Horace patriote.

Dans sa seconde satire, il se montre l'ennemi
des amours adultères. Il rappelle ce mot de Caton voyant sortir un homme comme il faut
d'une maison publique :

« Très bien, voilà de la vertu ; c'est là, jeunes
gens, qu'il faut aller quand la concupiscence
échauffe votre sang, plutôt que de détourner de
leurs devoirs les femmes mariées. »

> Quidam notus homo, quum exiret fornice : macte
> Virtute esto, inquit sententia dia Catonis :
> Nam simul ac venas inflavit tetra libido,
> Huc juvenes æquum est descendere ; non alienas
> Permolere uxores.

Les législateurs et les hygiénistes sont d'accord sur ce point, accepté par les moralistes :
La prostitution est une plaie de la société, mais
c'est un mal nécessaire. Il ne faut pas en abuser
cependant, disait Horace, ni compromettre son
honorabilité par la fréquentation des mauvais
lieux. Aussi blâme-t-il Marséus qui ne touche
jamais, il est vrai, une femme honnête, qui n'a
jamais de commerce avec les épouses des autres,
mais il mange ses biens et sa maison avec
Origo, sa maîtresse, mais il vit avec les comé-
diennes et les prostituées, ce qui nuit à sa réputation plus encore qu'à sa fortune.

Les principes d'Horace n'étaient pas du goût
de tout le monde, et particulièrement d'un certain Cupiennus qui repoussait les éloges de Caton et se déclarait très friand des appas des patriciennes :

Nolim laudarier, inquit,
Sic me, mirator cunni Cupiennius albi.

A ce don Juan prétentieux, Horace fait un
tableau des désagréments qui attendent les adultères, des ennuis qui suivent leurs coupables
plaisirs et des dangers auxquels ils s'exposent :
l'un a dû se jeter du haut en bas de la maison,
l'autre a expiré sous le fouet ; celui-ci, dans sa
fuite, est tombé au milieu d'une bande de voleurs ; celui-là, pour racheter sa vie, a donné sa
bourse, un autre a été livré à la brutalité des va-
lets. Et voici ce qui est arrivé à un certain personnage : le fer a tranché les organes de sa lubricité !

Accidit ut cuidam testes caudamque salacem
Demeteret ferrum!

C'était légal.
Horace savait quelle est pour les jeunes gens
l'heureuse influence des exercices que les hygiénistes désignent aujourd'hui sous *le nom* de
mouvements volontaires ou *locomotion* : l'équitation, la natation, l'escrime, la chasse, la paume,
la marche, le saut et la course.
C'est dans cette pensée qu'il reproche à une
femme galante de garder près d'elle et de corrompre Sybaris par la paresse et les voluptés
qu'il trouve auprès d'elle,

Lydia, dic, per omnes
Te deos oro, Sybarim cur properes amando
Perdere?

N'est-ce pas l'amour d'une courtisane qui éloigne ce jeune homme du Champ de Mars dont il redoute maintenant la fatigue et la poussière, qui lui fait fuir les carrousels où ses camarades s'exercent au dressage des chevaux sauvages de la Gaule, qui lui fait craindre les luttes nautiques du Tibre et celles du cirque et du tir à l'arc.

Auprès d'elle, ce damoiseau va épuiser ses forces et perdre sa virilité. Ses mains, devenues inhabiles à tenir une épée, bientôt prendront la quenouille ou une machine à musique. Puis, il soupirera une romance et il tournera le fuseau, et il laissera croître ses cheveux dont les femmes parfumeront les boucles élégantes, et il se laissera mettre un bracelet d'or au bras...

Certainement, c'est dans les plaisirs prématurés de l'amour avec les courtisanes qu'il faut chercher la cause de l'affaiblissement des races et des peuples. Si donc, nous voulons faire des hommes, entraînons nos enfants par les exercices, par les manœuvres militaires, par l'équitation, l'escrime et tous les mouvements volontaires que nous enseigne l'hygiène.

Cette ode à Lydie est tout un programme.

Je retiens en particulier l'équitation vantée par les médecins anciens et modernes. Hippocrate l'approuve et la considère comme le meilleur traitement de certaines affections de la jeunesse. Oribase, qui s'est beaucoup occupé des exercices, comme moyens thérapeutiques, fait également le plus grand éloge de l'équitation. « Dans

une course au galop, dit-il [1], le corps est vio-
lemment secoué, et c'est là une excellente chose
dont le résultat immédiat est d'exciter tous les
appareils organiques et principalement celui des
sens.

La natation était aussi en grand honneur chez
les Romains. On disait d'un homme sans éducation : *nec litteras dedicit, nec natare.*

Le langage qu'Horace tient à la jeunesse
porte toujours le cachet d'un profond jugement.
Il ne la flatte jamais, et blâme les parents qui ne
savent pas voir les défauts de leurs enfants.
Il critique ces pères qui disent d'un fils qui
louche : il a quelque chose dans le regard ; d'un
nain ridicule : c'est un enfant mignon ; de celui
qui est bancal : il n'est pas très droit ; et d'un
boiteux : sa démarche n'est pas très assurée.

> Strabonem
> Appellat pœtum pater ; et pullum, male parvus
> Si cui filius est, ut abortivus fuit olim
> Sisyphus, hunc varum, distortis cruribus, illum
> Balbutit scaurum, pravis fultum male talis.

Mais ce n'est pas à lui qu'on parlait ainsi.
Son père, comme il le dit dans sa quatrième
satire, l'avait élevé sans faiblesse. Il l'avait accoutumé de bonne heure à fuir les vices, en les
lui signalant par des exemples.

> *Pour garantir mon cœur d'un amour impudique,*
> *Esclave, disait-il, d'une femme lubrique,*

1. Galien, *Collectorum medicinalium*, lib. VI, cap. xxiv.
Equitatione Basileæ folio. — *Œuvres,* trad. Daremberg,
Paris, 1876.

Sectanus s'abandonne à d'indignes appas.
Sois sage à ses dépens et ne l'imite pas.
Te préserve le ciel de la coupable envie,
De corrompre une femme à l'hymen asservie.
Pour n'avoir pas dompté cette brutale ardeur,
Vois qu'à Trebonius il en coûte l'honneur.
Fuis une volupté qu'accompagne le crime;
Contente-toi, mon fils, d'un plaisir légitime.

Physiquement, Horace était petit et obèse. Dans une de ses satires, Damasippe lui dit qu'il n'a pas seulement deux pieds de haut :

Ab imo
Ad summum totus moduli bipedalis.

Auguste le montre ainsi dans une lettre qu'il lui écrivait :

« Dionysius m'a apporté ton petit volume, et tel qu'il est, je l'ai reçu sans me plaindre de sa brièveté. Tu parais craindre que tes livres soient plus grands que toi. Mais au moins si la taille te manque, l'embonpoint ne te manque pas. Rien n'empêche que tu ne puisses tenir et écrire dans un boisseau; et la taille de ton livre ressemble à la tienne : car elle est toute en grosseur comme ton ventre. »

« *Pertulit ad me Dionysius libellum tuum, quem ego (ne accusem brevitatem) quantulus cunque est, boni consulo. Vereri autem mihi videris, ne majores libelli tui sint quam ipse es : sed si tibi statura deest, corpusculum non deest. Itaque licebit in sextariolo scribas, cum circuitus voluminis tui sit ogkodestatos, sicut est ventriculi tui.* »

C'est du latin d'empereur.

Lui-même se dépeint ainsi dans l'épître xx :
Je suis le petite taille, mes cheveux ont grisonné avant le temps, j'aime le soleil, je suis prompt à m'emporter et aussi prompt à m'apaiser. »

> Corporis exigui, præcanum, solibus aptum,
> Irasci celerem tamen ut placabilis essem.

Au point de vue pathologique, il était goutteux et comme tel gastralgique. Son visage était couperosé, et il était *lippus,* c'est-à-dire atteint, je crois, de blépharite herpétique. On sait que Celse distinguait deux sortes d'ophtalmie : l'une sèche, qu'il appelait *lippitudo,* et l'autre humide, qu'il nommait *pituita oculorum.* C'est à cette double affection qu'Horace était sujet, ce qui lui fit dire souvent qu'avec elle on ne possède jamais une santé parfaite.

> Præcipue sanus nisi cum pituita molesta est.

Nous le voyons, en effet, dans son voyage à Brindes, malgré le récit facétieux qu'il en fait, ne pas oublier de mentionner qu'il fut pris à Anxur de cette affection considérée par lui comme une véritable infirmité. Pendant que Mécène et Coccéius s'installent, « moi, dit-il, je vais baigner mes yeux dans un noir collyre?... »

> Hic oculis ego nigra meis collyria lippus
> Illinere.

En faisant une excursion dans les montagnes,

à Trévise, nos voyageurs furent forcés de s'abri-
ter dans une métairie. Le paysan leur fait du
feu, mais la fumée que répandaient le bois vert
et les feuilles mouillées coûta encore bien des
larmes à notre poète.

> Lacrymoso non sine fumo,
> Udos cum foliis ramos camino.

Il est vrai que cela ne l'empêcha pas le soir
même de pincer la taille de la servante et de lui
faire promettre un rendez-vous pour la nuit,
rendez-vous où elle ne vint pas d'ailleurs, et qui
fut cause d'un léger incident nocturne, dans un
rêve qui lui laissait entrevoir toutes les opu-
lences de la réalité.

Quelques jours après, ils arrivaient à Capoue :
« Mécène, dit-il, va jouer à la paume, Virgile et
moi nous allons dormir, car la paume est ennemie des yeux et des estomacs malades.

> Lusum it Mæcenas, dormitum ego Virgiliusque :
> Namque pila lippis inimicum et ludere crudis.

Toujours sa diathèse qui le poursuit, qui l'attaque, tantôt sur un point, tantôt sur un autre.
Quand elle n'est pas articulaire, elle est viscé-
rale. En voici une preuve :

L'estomac acidique d'Horace supportait mal
les condiments. Un jour, il alla souper chez
Mécène et se trouva fort incommodé par un plat
dans lequel on avait mis de l'ail à profusion.
Cette circonstance lui fournit l'occasion d'écrire

une de ses épodes : *Ad allium*, contre l'ail, que Galien appelait la thériaque des paysans :

S'il est un être humain, dit-il, qui de sa main impie ait étranglé son vieux père, qu'on le condamne à manger cet ail plus toxique que toutes les ciguës. O moissonneurs, aux solides entrailles! quel est le funeste poison qui produit ce feu que je ressens dans l'estomac?

O dura messorum ilia!
Quid hoc veneni sævit in præcordiis?

Voilà bien la sensation d'ardeur qu'on appelle très justement le *pyrosis*. Nous savons que cette douleur épigastrique et œsophagienne est suivie d'éructations acides qui soulagent les malheureux gastralgiques. Horace n'oublie pas de faire allusion à ces évacuations sonores et gazeuses dans les derniers vers de son ode. Il montre le poing à son hôte et le menace d'une punition sévère. Il lui dit : Ah! si jamais, joyeux Mécène, tu veux te régaler d'un semblable poison, puisse ta jeune maîtresse *opposer sa main à tes baisers*, et se retrancher pour te fuir, à l'extrémité de ta couche.

At, si quid unquam tale concupiveris,
Jocose Mæcenas, precor
Manum puella suavio opponat tuo,
Extrema et in sponda cubet.

Puisque nous sommes sur ce chapitre culinaire, nous rappellerons ce que l'École de Sa-

lerne [1] disait de cette espèce d'ail (*Allium cepa*)
qu'on pourrait bien accuser aussi de produire le
pyrosis.

> — *Mais parlons un peu de l'oignon :*
> *Est-il sain d'en user ? L'un dit oui, l'autre non ;*
> *Galien en défend l'usage aux colériques*
> *Et le permet aux flegmatiques ;*
> *Asclépius le vante et soutient qu'il est bon,*
> *Surtout pour l'estomac ; et même il le conseille*
> *Pour donner au visage une couleur vermeille.*
> *De cheveux un chef dépouillé*
> *Pourvu que la jeunesse aide encore la nature,*
> *En le frottant souvent de jus d'oignon pilé,*
> *Recouvrera sa chevelure.*

En plusieurs passages de ses œuvres, Horace
fait l'éloge de la santé. Celle-ci, dit-il, dans son
épître à Lollius, est un bien nécessaire, si l'on
veut jouir des trésors qu'on a su acquérir. Les
palais et les richesses sans elle sont aussi utiles
que les tableaux pour les *lippeux*, les fomentations pour les goutteux et les sons de la lyre
pour ceux qui sont atteints d'otite purulente.

> Ut lippum pictæ tabulæ fomenta podagrum
> Auriculas citharæ collecta sorde dolentes.

Tous les biens de la terre, à celui qui est malade, ne sauraient chasser la fièvre de son corps.

> Ægroto domini deduxit corpore febres.

Aussi avait-il une entière confiance dans ses

1. *L'École de Salerne*, trad. Meaux Saint-Marc. Paris
1880.

médecins[1], comme il le fait entendre dans ce passage qui concerne tous ceux qui veulent se mêler de ce qu'ils ne savent pas :

L'homme étranger à la marine, dit-il, craint de guider un vaisseau : les médecins ne font que ce qui les regarde et il n'y a que le savant qui ose administrer l'aurone à un malade.

> Abrotonum ægro
> Non audet, nisi qui didicit, dare; quod medicorum est,
> Promittunt medici.

L'aurone, on le sait, est une espèce d'armoise (*Arthemisia abrotonum*) dont la fleur est jaune, l'odeur forte et la saveur amère comme celle de l'absinthe. D'après Pline, la feuille et la graine étaient d'un très grand usage en médecine. On s'en servait contre la toux, dans les affections des reins, dans la dysurie et contre toute sorte de venins.

Il ne faut pas croire pour cela qu'Horace aimait les drogues et qu'il obéissait toujours aux préceptes hygiéniques que réclamait sa santé. Une fois remis d'un de ses accès, il oubliait tout et retombait dans ses errements, comme tous les malades.

Dans les périodes d'intermittence de sa maladie constitutionnelle, il chantait les délices d'une bonne table, les charmes de l'ivresse qui

---

1. Pétrone a fait faire cette réflexion à un malade : *Medicus enim nihil aliud est quam animi consolatio*. Le rôle du médecin consiste, en effet, à consoler d'abord son malade et à guérir son esprit toujours plus ou moins affecté.

rend éloquent, qui réchauffe le cœur et qui donne du courage ; il n'oubliait pas naturellement et Vénus et les Grâces. Mais quand les symptômes morbides revenaient, il se réfugiait dans son petit domaine, ne pensait qu'aux plaisirs champêtres, gémissait sur sa santé et vantait la sobriété.

« Pour moi, dit-il à Apollon, l'olive, la chicorée, la mauve légère suffisent à mes festins. Accorde-moi, fils de Latone, de jouir, *sain de corps et d'esprit*, du peu de bien que m'ont acquis mes travaux.

> ..... Me pascunt olivæ,
> Me cichorea levesque malvæ
> Frui paratis, et valido mihi,
> Latœ, dones, ac, precor, integra
> Cum mente;

Mais il ne parlait ni de chicorée, ni d'infusion de mauve, quand il disait à ses amis :

> Nunc est bibendum, nunc pede libero
> Pulsanda tellus ;

que Pellegrin a traduit en vers :

> *Qu'à bien boire chacun s'apprête,*
> *Joignons les danses aux festins ;*
> *Voici pour une auguste fête*
> *Le jour marqué par les destins.*

Il ne pensait pas davantage à sa tisane pectorale dans son ode à la bouteille AD AMPHORAM ; dont voici, à titre de curiosité, la traduction qui en fut publiée 1 :

1. *Mercure* de nov. 1744.

Aimable fille de la treille,
Doux charme de l'oisiveté,
Fidèle ami, chère bouteille,
Viens, amène la volupté.
Que dans l'ardeur de ton délire
Nos jours passent en un instant ;
Obéis aux sons de ma lyre :
Hâte-toi, Messala t'attend.

Viens, et que les Grâces badines
Qui ne t'abandonnent jamais,
Des plaisirs que tu nous destines
Redoublent encore tes attraits.
A la lueur de cent bougies,
Rivales de l'astre du jour,
Nous célébrerons tes orgies,
Sans songer même à son retour.

On voit que les anciens s'y connaissaient dans l'art de mener la vie joyeuse ! Il n'est donc pas étonnant que sur les pierres noircies des monuments funèbres, on lise des épitaphes dans le genre de celle-ci :

Ede, bibe, lude, post mortem nulla voluptas.

Mange, bois, songe enfin à te bien réjouir ;
Après la mort, plus de plaisir.

Avant que Dante eût mis dans son Enfer tous les êtres vicieux de son temps, Horace avait fait comparaître dans une de ses satires tous les pauvres d'esprit de son époque. C'est Damasippe et Stertinius, deux philosophes stoïciens, qui jouaient le rôle que Virgile a rempli dans la *Divine Comédie*. Ce sont eux qui montrent à Horace tous ces fous plus ou moins lucides qui vivent dans la société romaine, fous de la même

espèce que ceux que nous rencontrons journellement dans notre monde.

« La folie, disent-ils, n'épargne personne que
le sage ; elle atteint les individus, les peuples et
les rois ; elle peut changer de forme, mais elle
ne guérit jamais. Ainsi passe la douleur, du
côté ou de la tête, dans la poitrine, — ainsi le
délire succède à la stupeur et le malade devenu
provocant frappe son médecin. »

Emovit veterem mire novus, ut solet, in cor
Trajecto lateris miseri capitisve dolore ;
Ut lethargicus hic, quum fit pugil et medicum urcet.

Cette comparaison est très remarquable.
Cette mutation d'une maladie qui cesse dans un
endroit de l'économie animale pour apparaître
dans un autre, sa nature restant ou ne restant
pas la même, c'est bien la définition exacte de
la métastase, telle que la comprenaient les anciens et comme, à peu de chose près, les patho-
logistes modernes la conçoivent. Quant à ce fou
qui se réveille tout à coup pour se porter à des
actes de violence sur le médecin qui le soigne,
c'est ce que l'on constate tous les jours dans nos
asiles d'aliénés. Horace était un grand observateur, et on voit qu'il savait bien profiter de ses
relations amicales avec Musa et Craterus.

Dans cette classification de maniaques, il nous
montre les collectionneurs de vieilles statues,
les bravaches et les poltrons, les rois sanguinaires, les jaloux, les prodigues, les avares, les

souteneurs de filles, les fanatiques, les superstitieux.

Parmi ces derniers, il cite une mère qui a un
enfant alité depuis cinq mois et qui fait ce vœu
ridicule :

O Jupiter, toi qui donnes et ôtes les grandes
douleurs, si le frisson de la fièvre quarte abandonne mon fils, le matin du jour où tu nous
imposes le jeûne, je le plongerai nu dans le
Tibre.

> Frigida si puerum quartana reliquerit, illo
> Mane die, quo tu indicis jejunia, nudus
> In Tiberi stabit.

Horace qui hait les préjugés du vulgaire,

> Odi profanum vulgus,

Horace qui possède quelques notions médicales, fait justement cette réflexion : Que le hasard ou la médecine arrache ce pauvre enfant à
la tombe entr'ouverte, sa mère, en délire, va le
tuer, en le retenant sur la rive glacée, car elle
lui rendra sa fièvre. Quelle maladie a donc
frappé son cerveau ? La superstition !

Combien rencontrons-nous dans le monde de
mères aussi folles que celle-là, sans compter
celles qui, au lieu de conduire leurs enfants ra-
chitiques, scrofuleux ou chlorotiques aux bains
de mer, les mènent boire de l'eau bénite à
Lourdes. La bêtise humaine est immortelle.

Dans son épître à Julius Florus, nous voyons
un habitant d'Argos qui allait au théâtre quand

il n'y avait personne ; là, il croyait entendre les meilleurs tragédiens,

> Qui se credebat miros audire tragœdos,

et il les applaudissait de tout son cœur.

Lorsque, à force de soins et d'argent, on parvint à le guérir et que, grâce à de bonnes doses d'ellébore, on eût chassé sa folie, notre halluciné, rendu à lui-même, s'écria : Hélas ! mes amis, vous m'avez tué au lieu de me sauver ! Vous m'avez enlevé mes plus douces illusions et vos remèdes m'ont ravi une erreur qui faisait mes délices.

> Pol, me occidistis amici,
> Non servastis, ait, cui sic extort a voluptas,
> Et demptus per vim mentis gratissimus error !

Boileau a imité cette histoire [1], en trouvant l'occasion d'être désagréable aux médecins.

Pour Horace, l'avarice est une forme de délire, une pseudo-monomanie. Il se figure être tombé dans cette aberration d'esprit, et il se livre alors au monologue suivant :

« Si rien ne pouvait étancher ta soif ardente, tu le dirais à ton médecin ; et cette ambition, ces désirs qui croissent, à mesure que tu les assouvis, tu n'oses pas les avouer à personne.

« Si pour guérir une blessure, l'on t'avait indiqué une herbe ou une racine et que cela ne pût en rien te soulager, tu abandonnerais tout

---

1. Boileau Quatrième satire.

de suite la racine ou la plante dont la vertu serait si peu efficace...

« S'il est vrai que la richesse rend les hommes moins sots et moins méchants, il y a exception pour toi, tu suis toujours les mêmes errements. Mais si la fortune pouvait te rendre prudent, moins avide et moins lâche, tu rougirais alors de n'être pas l'homme le plus avare que la terre ait porté. »

A cette fausse divinité devant laquelle tant d'hommes se prosternent, à cette fortune à laquelle on fait le sacrifice de son repos, de sa santé, de ses convictions et quelquefois de son honneur, J.-B. Rousseau a adressé cette belle ode imitée d'Horace :

Fortune, dont la main couronne
Les forfaits les plus inouis,
Du faux éclat qui t'environne
Serons-nous toujours éblouis ?
Jusques à quand trompeuse idole,
D'un culte honteux et frivole
Honorerons-nous tes autels ?
Verra-t-on toujours tes caprices
Consacrés par les sacrifices,
Et par l'hommage des mortels ?

Les vaniteux ne sont pas oubliés non plus par nos stoïciens. Pour préserver les siens de cette monomanie qui pousse les hommes à tout sacrifier pour arriver à détenir une parcelle des pouvoirs publics, ils nous montrent un père sage faisant promettre à ses enfants, par un serment

solennel, de ne jamais rechercher ces futiles honneurs :

« Et celui de vous, ajoute-t-il, qui se fera
nommer édile ou préteur, je le maudis et le prive
de ses droits civils. »

> Jurando obstrimgam ambo : uter œdilis, fueritve
> Vestrum prætor, intestabilis et sacer esto.

Nous pourrions recommander la lecture de
cette satire à beaucoup de nos confrères qui
abandonnent la médecine pour la politique, les
Académies et les Sociétés savantes pour la salle
des séances d'une Chambre parlementaire ou
d'un simple conseil municipal.

Horace n'oublie pas non plus de nous faire
voir ces peintres qui s'accordent le privilège de
tout oser et de produire des œuvres, qui sont
semblables *aux rêves d'un malade, Velut ægri
somnia!* (Et il ne connaissait pas les impres-
sionnistes...), — ni ces artistes prenant l'inspiration dans l'étrange, rapins incompris, sots qui
s'appliquent à se laisser croître la barbe et les
ongles, à chercher les lieux solitaires, à ne pas
paraître aux bains.

> Bona pars non ungues ponere curat
> Non barbam; secreta petit loca, balnea vitat.

Têtes malades que ne guérirait pas l'ellébore
de trois Anticyres !

Enfin, il donne une place d'honneur, parmi
ces maniaques raisonnants, aux poètes que

tourmentent la lèpre et la jaunisse et qu'agitent les furies et la colère de Diane.

> Ut mala quem scabies aut morbus regius urget
> Aut fanaticus error, et iracunda Diana.

Morbus regius a la même signification que *icterus aurugo* et *morbus arquatus*. *Icterus* est le nom d'un oiseau, que nous appelons loriot (*Galbulus* de Pline). Cet oiseau est d'une couleur jaune et les anciens étaient persuadés que quand un homme attaqué de la jaunisse le regardait quelque temps bien fixement, l'oiseau mourait et le malade revenait à la santé. La couleur de l'or et de l'arc-en-ciel a fait donner aussi à cette maladie le nom d'*aurago*, et de *morbus arquatus*.

Iracunda Diana. On appelait *lunatiques* certains atrabilaires dont la mélancolie croît et décroît avec la lune. Les anciens attribuaient cette maladie à la colère de Diane.

Dans cette satire sur les manies des hommes, il nous raconte encore une histoire d'avare avec une verve charmante. C'est un fait de traitement moral très curieux. Il s'agit d'un avare du nom d'Opimius, qui est atteint d'une maladie très grave. Il tombe bientôt dans une léthargie profonde.

> Quondam lethargo grandi est oppressus.

Déjà l'héritier, ivre de joie, courait aux coffres et aux clés. Un médecin fidèle et empressé trouve ce moyen de réveiller le malade :

Hunc medicus multum celer atque fidelis.
Excitat hoc pacto :

il fait dresser une table et vider dessus ses tas
d'écus, que plusieurs mains se mettent à compter. Notre homme revient à lui : « Si tu ne
veilles sur ton argent, ajoute le médecin, ton
avide héritier va s'en emparer. » Opimius sort
de sa léthargie ; l'on avait touché sa corde sensible.

Horace ne nous donne pas le nom du clini-
cien qui lui a fourni l'observation, mais il est
probable que ce devait être Craterus, qui était
son ami, et qu'il cite d'ailleurs quelques vers
plus loin. Dans une discussion philosophique, il
a recours à cet argument : « Suppose que Craterus dise qu'un malade a l'estomac bon ; vas-tu
en conclure qu'il se porte bien et peut se lever ?
Évidemment non :

Non est cardiacus, Craterum dixisse putabo,
Hic æger : recte est igitur surgetque? negabit:

car une affection aiguë peut occuper sa poitrine,
ou ses reins, par exemple.

Quod latus aut renes morbo tententur acuto.

Ces expressions médicales dont Horace se
sert souvent et qui donnent à ses écrits une
puissance particulière, nous fournissent la
preuve de l'intimité dans laquelle il vivait avec
son médecin, ce qui fait d'ailleurs honneur à tous
les deux.

Ainsi, il compare dans une de ses odes la

soif de l'or d'un avare à la soif pathologique :
Bien cruel envers lui-même, dit-il, ce pauvre
hydropique ; il enfle davantage, en cédant à sa
soif. Il ne pourra éteindre l'ardeur qui le dévore, tant que la cause du mal n'aura pas abandonné ses veines, et qu'une lymphe indolente
entretiendra la pâleur de son corps.

> Crescit indulgens sibi dirus hydrops,
> Nec sitim pellit, nisi causa morbi
> Fugerit venis, et aquosus albo
>   Corpori languor.

Dans une de ses satires, il s'adresse encore à
un avare, un usurier qui prête à gros intérêts de
l'argent aux mineurs.

> Quinas hic capiti mercedes exsecat.

(*Caput* est le capital, la somme prêtée. *Mer-
cedes* sont les intérêts. *Exsecare* signifie déduire
les intérêts d'avance.)

Cet usurier est gravement malade et naturellement il préfère mourir que de toucher à son
trésor. Mais, lui dit Horace, que le frisson de la
fièvre s'empare de ton corps, ou qu'une autre
maladie te force à garder le lit, as-tu quelqu'un
pour te soigner, pour préparer tes médicaments,
pour aller chercher le médecin qui pourra te
guérir, te rendre à tes enfants et à ta famille?

> At si condoluit tentatum frigore corpus,
> Aut alius casus lecto te affixit, habes qui
> Assideat, fomenta paret, medicum roget, ut te
> Suscitet, ac reddat natis carisque propinquis?

Si Horace avait vécu de nos jours, il n'aurait pas reproché à son avare de ne pas avoir quelqu'un pour aller quérir en toute hâte tous les médecins de son quartier. Il n'aurait pu que lui dire, après la convalescence, que si la santé est le premier des biens, la médecine est le premier des arts, et qu'il faut honorer celui qui l'a soigné avec dévouement. Peut-être aurait-il pensé à lui rappeler les trois visages du médecin, décrits par le poète Enricus Cordus :

Tres medicus facies habet : unam quando rogatur,
« Angelicam » mox est cum juvat esse « deus »
Post ubi curaco poscit sua prœmia morbo,
Horridus apparet terribilisque « satan. »

dont voici la traduction, en vers français, d'un de nos spirituels confrères :

Le malade est partout un être bien étrange :
S'il appelle un docteur, tout d'abord, c'est un ange ;
S'il guérit, c'est un dieu, plus tard, chose incroyable !
S'il aperçoit la note à payer, c'est un diable.

Dans cette satire, Horace blâme également ceux qui sont mécontents de la position que le destin leur a faite : le soldat qui envie le sort du marchand, l'avocat qui vante la liberté du laboureur, le paysan qui aurait préféré vivre à la ville, etc.

Tous, conclut-il, seraient plus malheureux encore, si les destins exauçaient leurs vœux. Mais ce qu'il faut remarquer dans cette spirituelle leçon donnée par le poète à ses contemporains, c'est qu'il fait une exception en faveur des médecins. Il leur laisse la permission de se plaindre de leurs fatigues, de leurs ennuis, de l'ingratitude du public et des gouvernements; car c'était déjà comme cela, et ce sera toujours ainsi.

Auguste, cependant, fit exception à la règle générale pour Antonius Musa. A son retour de l'expédition de Biscaye, comme le raconte le Dr Ménière, l'empereur fut affecté d'une hépatite grave. Les fomentations chaudes qu'on lui appliquait n'empêchaient pas le mal de faire des progrès. Celui-ci paraissait devoir emporter l'empereur, lorsque Musa remplaça ce traitement par un moyen contraire. L'eau froide, *intus* et *extra*, triompha de cette maladie. Nous voyons ici une des premières applications de l'hydrothérapie telle que l'a préconisée Priessnitz, et comme on la pratique encore dans toute l'Europe, fort empiriquement dans la plupart des cas, mais quelquefois avec un succès merveilleux !

Auguste honora royalement Musa qui était un affranchi, il le combla d'honneurs et de richesses; il l'exempta de toutes les charges publiques, lui donna le droit de citoyen romain, l'autorisa à porter l'anneau d'or des chevaliers et lui fit élever une statue en bronze qu'on plaça près de celle d'Esculape.

Tournons quelques pages, et Horace va nous montrer encore quelques échantillons d'estropiés de cervelle. Voici la division de ceux qu'il appelle *mendici*, mendiants, dans laquelle il

range les prêtres de Cybèle, les prêtres d'Isis,
les interprètes des songes, fanatiques volontairement castrés, passant pour des simples d'esprit, mais appartenant à une espèce dangereuse
de parasites.

Tous ces gens-là portaient la besace ; et, en
faisant semblant d'aller avertir les dames de ce
qu'elles devaient éviter, ou d'aller leur ordon-
ner quelque dévotion, ils travaillaient à les corrompre, en leur remettant secrètement des billets, et en leur donnant des rendez-vous de la
part de leurs amants. Les prêtres d'Isis surtout
étaient fort propres à ce commerce ; car le temple d'Isis était le lieu où les femmes galantes faisaient leurs stations.

Pour finir, faisons maintenant entrer les
cyniques, autre genre de mendiants, allant de
porte en porte demander de vils aliments.
Les voici se drapant fièrement dans leurs deux
guenilles superposées l'une sur l'autre [1].

Contra quem panno duplici patientia velat.

Horace fait ici allusion à Diogène, *celui qui
portait un bâton, le manteau en double et qui
n'était qu'un pur sophiste.* Qu'il rende donc à
Aristippe, ajoute Horace, le riche manteau
qu'il lui a offert, et qu'il garde son délire.

Refer et sine vivat ineptus.

---

1. Les philosophes cyniques n'avaient pas de tunique, ils
se contentaient de faire passer deux fois leur manteau sur
l'épaule.

Voilà la galerie dans laquelle Horace place
les excentriques, les lunatiques, les dégénérés
de son temps. Où donc se trouve la sagesse ?
Dans le juste milieu, nous répondra-t-il, car le
sage méritera le nom d'extravagant, le juste
celui d'inique s'il apporte de l'exagération dans
sa conduite et ses maximes.

> Insani sapiens nomen ferat, æquus iniqui,
> Ultra quam satis est, virtutem si petat ipsam.

Nous avons vu qu'Horace était expert en
gourmandise. Il en connaissait les attraits et les
inconvénients. Aussi avec quel art sait-il en énumérer et censurer les manies et les dépravations.
Mais pour ne pas se faire prendre en flagrant
délit de contradiction, il fait faire d'abord l'éloge
de la frugalité par Ophellus, un honnête paysan,
son voisin de campagne, peut-être. Ophellus
s'exprime ainsi :

« Va chasser le lièvre, qu'un cheval indompté
te harasse. Si les exercices guerriers dignes
de Rome répugnent à tes habitudes grecques,
saisis la balle rapide, trompe par les plaisirs du jeu la lassitude qui t'accablerait ;
prends le disque, si tu le préfères. Que la fatigue
du corps arrache l'ennui de ton âme ; puis,
affamé, le gosier sec, méprise, si tu l'oses, un
mets grossier, un vin de Falerne que le miel de
l'Hymette n'adoucit pas.

« Ton maître d'hôtel est-il sorti, tu es en hiver,
le poisson manque : que t'importe ? du pain et
du sel te suffiront ; les cris de ton estomac vont

s’apaiser, tu seras content. D’où vient ce miracle? C’est que la source des voluptés réside en toi-même, non dans ce fumet que tu paies si cher. Cherche dans la fatigue et l’appétit l’assaisonnement de tes repas. Gastronome indolent, pâle de jouissances, tu ne trouverais du goût ni dans les huîtres, ni dans le sarget, ni dans le gibier qu’on importe de l’étranger. »

Notre paysan, qui parle comme un livre d’hygiène, continue sa dissertation sur les poissons recherchés et sur la gloutonnerie. Tout se corrompt, dit-il, dans un estomac malade que les aliments accumulés fatiguent. Il lui faut alors la rave et l’aunée aromatique.

> Mala copia quando
> Ægrum sollicitat stomachum, quum rapula plenus
> Atque acidas mavult inulas.

Il y a encore quelques médecins qui emploient l’aunée (*Inula campana*), comme tonique, excitante et antidysentérique. Son usage en médecine date de longtemps, comme on le voit, bien avant Gubler qui lui a reconnu des propriétés expectorantes qu’on peut utiliser dans la bronchite.

Quels sont maintenant les avantages de la frugalité[1]? Ophellus va nous le dire :

1. Pétrone a mis aussi en vers les avantages de la frugalité. A tous ceux qui aspirent à la science et à la gloire il fait un devoir de cette vertu :

> Artis severæ si quis amat effectus,
> Mentemque magnis applicat prius more
> Frugalis lege polleat exacta.

Il leur recommande de s’abstenir d’assister aux repas fas-

D'abord, tu te porteras bien. La diversité des mets nuit à l'homme ; souviens-toi que tu t'es trouvé dispos toutes les fois que tu t'es nourri d'un seul plat. Mais à peine as-tu confondu les viandes rôties avec les viandes bouillies, les huîtres et les grives, les plus douces saveurs s'altèrent et deviennent bile ; ton estomac livré à la guerre intestine se charge d'une pituite qui le torture lentement.

Le catarrhe de l'estomac, la dyspepsie, l'acidisme stomacal sont assez bien indiqués. Il faut avoir éprouvé les angoisses de la gastralgie, les indigestions successives qu'elle détermine pour en analyser les symptômes avec autant de précision. Voilà Horace pathologiste, hygiéniste, professeur de bromatologie. C'est en cette qualité qu'il trouve équitable de faire une petite exception au régime, quand il reçoit un ami. Il ajoute au plat de légume et au pied de cochon grillé de tous les jours un chapon rôti et un chevreau. Puis, le raisin détaché du plafond, la noix et la figue forment le second service. Et

tueux des riches, de fuir les débauches et de ne pas se livrer aux excès du vin qui alourdissent l'esprit.

> Nec perditis addictus obruat vino
> Mentis colorem.

Voici la traduction qui en a été faite en vers français par H. de Guerle :

> *Le génie est enfant de la frugalité,*
> *Toi dont l'orgueil aspire à l'immortalité,*
> *De la table des grands fuis le luxe perfide.*
> *Les vapeurs de Bacchus offusquent la raison,*
> *Et la vertu rigide*
> *Dans le vice heureux craint de courber le front.*

avec cela, dit-il, on boit sec et la grande coupe passe de main en main ! On boit à Cérès pour qu'elle donne de beaux épis. Le vin chasse les soucis, déride les fronts, épanouit les cœurs.

Explicuit vino contractæ seria frontis.

Dans une autre satire, il fait faire l'éloge de la bonne chère par Catius, un simple comparse, épicurien et cuisinier. Ce Catius, moins fort que Brillat-Savarin, formule ainsi ses préceptes :

« Les œufs de forme allongée ont un goût plus délicat, un lait plus blanc que les ronds, servez-les de préférence, car c'est un germe mâle que contient leur coque. Le chou maraîcher a moins de saveur que celui qui croît en pleine terre, rien de plus fade que les fruits d'un jardin trop arrosé. Les champignons des prés sont d'une excellente qualité : mal en prend de se fier aux autres... »

Ici, je proteste ; jamais la gyrole, la chanterelle, l'oronge, le mousseron, ne vaudront la morille ni le cèpe des bois, la gloire des châtaigneraies du Périgord, ni la truffe, un autre champignon, qui croît dans les mêmes lieux fortunés.

Notre Catius va nous donner maintenant quelques conseils pour notre santé :

« Pour passer vos étés sans maladie, dit-il, mangez à la fin de votre dîner des mûres noires cueillies avant la chaleur du soleil. Ne buvez pas de Falerne mêlé de miel *avant vos repas ;* car à l'état de vacuité de l'estomac, il ne faut boire que des choses douces. »

Quoniam vacuis committere venis.
Nil nisi lene decet.

Ça, c'est la condamnation des apéritifs, vermouth, madère, absinthe, bitter, etc. : condamnation juste que l'on devrait faire connaître aux enfants dès l'âge de raison.

Continuons :

« Votre ventre paresseux est-il obstrué? les moules et les autres coquillages vous feront évacuer, usez aussi de la petite oseille, sans oublier le vin de Cos. » — Je me permettrai d'ajouter : pas trop d'oseille et pas trop de vin ; c'est inutile.

Il termine ensuite son cours sur les différentes sauces auxquelles il faut manger le poisson, sur la provenance du meilleur gibier, etc.

Dans son épître à Numonius Vala, Horace lui demande des renseignements sur le climat de Salerne où Musa va l'envoyer, parce que les douches sulfureuses de Clusium sont contraires à sa névrose de l'estomac. Mais il n'oublie pas de s'informer auprès de lui de la contrée où l'on trouve le plus de lièvres et de sangliers, du rivage le plus fertile en poissons délicats. Car, si à sa campagne, tout lui est bon, si tout passe, sur les bords de la mer, il aime un vin frais et généreux, qui dissipe ses ennuis, qui fasse couler dans son cœur la légère espérance, délie sa langue et rende sa jeunesse plus agéable à sa caressante Lucanienne. Il lui faut des références exactes : « parce que, dit-il, je veux revenir de là gros et gras, comme un vrai Phéacien. »

> Pinguis ut inde domum possim Pheaxque reverti.

Si Horace connaît les soins à donner aux vins, il fait aussi grand cas d'une bonne eau. Y boit-on, dit-il encore à son ami, de l'eau de citerne ou de celle qui coule toute fraîche du haut des montagnes ?

> Collectosne bibant imbres, puteosne perennes
> Dulcis aquæ?

Il n'aimait pas, et il avait raison, cette eau qui, « dans les rues, s'efforce de rompre les canaux de plomb où elle est emprisonnée ; elle est moins pure que celle qui suit avec un doux murmure la pente naturelle d'un ruisseau. »

> Purior in vicis [1] aqua tendit rumpere plumbum
> Quam quæ per pronum trepidat cum murmure rivum.

Mais celle qu'il préfère entre toutes est une fontaine plus fraîche que les ondes dont l'Hèbre arrose la Thrace, c'est une source dont l'eau est salutaire pour les maux d'estomac et les maux de tête.

> Infirmo capiti fluit utilis, utilis alvo.

1. Le grand nombre d'aqueducs de l'ancienne Rome faisait une de ses principales merveilles; Agrippa, au rapport de Pline, dans le cours seulement de l'année 735, fit faire jusqu'à sept cents réservoirs et cinq cents fontaines dont le nombre fut encore fort augmenté dans la suite.

Il n'est pas bien difficile de deviner où elle se trouve. Elle est dans son domaine, dans cette délicieuse retraite qui le protège contre les feux de la canicule et les malignes influences de septembre, où il attend tous les jours la visite de ses amis.

Incolumen tibi me præstant septembribus horis.

C'est là, en effet, qu'on trouve l'hospitalité véritable ! C'est dans le petit bois de myrte, qui dérobe la vue de la maison, que j'aperçois Horace, allant au-devant de ses amis, les bras tendus et le sourire aux lèvres.

Pour bien se le représenter chez lui, il faut lire la lettre qu'il adresse à Torquatus, lettre charmante d'amitié et d'entrain :

« Si tu ne crains pas de t'asseoir sur des sièges rustiques et de souper avec des légumes, à moins que tu n'apportes quelques victuailles, je t'attends chez moi au coucher du soleil ; tu boiras d'un vin récolté sous le second consulat de Taurus. Allons ! le bois flambe dans l'âtre, et tout est prêt pour te recevoir. Laisse là les affaires et viens causer gaiement jusqu'au jour. Nous viderons quelques bouteilles en racontant des histoires... »

Et il ajoute :

« Quelles merveilles n'opère pas une légère ivresse ? C'est la clef des confidences, c'est l'espoir transformé en réalité ; elle pousse, malgré lui, le lâche au combat, elle soulage les âmes du poids des soucis et fait éclore le talent. Quel est celui qu'une coupe bien remplie n'a pas rendu éloquent ? Quel est le pauvre qu'elle n'a pas enrichi au milieu de sa misère ? »

Il y a près de deux siècles que Dacier a traduit cette tirade sur l'ivresse, en vers français :

C'est à bon droit, Dieu des vendanges,
Que l'on vous fait la cour, qu'on chante vos louanges,
Car quels bienfaits de vous ne recevons-nous pas ?
Vous chassez les soucis, inspirez l'allégresse,
Vous faites succéder la force à la faiblesse,
Et donnez du courage aux plus lâches soldats.

Où est-il ce petit manoir de Tibur qui a été témoin de tant de fêtes joyeuses ? Nous en trouvons le plan et la description dans l'épître à Quinctius :

« Figure-toi, lui écrit-il, une chaîne de montagnes, entrecoupée seulement par une vallée pleine de fraîcheur ; à droite, le soleil l'éclaire à son lever ; à gauche, il la colore de ses mourantes clartés. Si le climat est délicieux, il n'est pas moins fertile. Les buissons mêmes sont chargés de prunes ou de cornouilles ; les chênes et les hêtres offrent au troupeau une abondante nourriture, au maître un ombrage épais. On dirait qu'on y a transporté toute la verdure de Tarente... »

C'est là qu'a vécu Horace! c'est là qu'il a bu frais en été, qu'il a mangé chaud en hiver, entre un vieil ami et une jeune maîtresse ; c'est là qu'il a connu toutes les jouissances d'une vie facile et voluptueuse, convaincu que tous les trésors des rois n'ajoutent rien au bonheur, *si l'es-*

*tomac fonctionne bien et si les pieds et le ventre
sont en bon état.*

> Si ventri bene, si lateri est, pedibusque tuis, nil
> Divitiæ poterunt regales addere majus.

Encore l'estomac et les pieds! toujours l'ar-
thritisme, qui apparaît aux yeux d'Horace,
comme un ennemi qui fait le siège en règle de
son organisme et vient troubler son bonheur.

Dans cette même épître, Horace nous apprend à quel degré la propreté était en honneur
chez les Épicuriens. Il rappelle, en effet, à Torquatus qu'on peut avoir confiance en lui sous ce
rapport. C'est lui-même qui veille à ce que le lit
et les matelas soient immaculés, *ne turpi to-
ral*, à ce que la nappe et les serviettes soient
bien blanches et n'inspirent pas le dégoût.

> Ne sordida mappa corruget nares,

enfin à ce qu'on puisse se mirer dans les coupes
et dans les plats,

> Ne non et cantharus et lanx ostendat tibi te.

La générosité était aussi une des grandes qualités d'Horace. *Il faut laisser rancir le sanglier,*

> Rancidum aprum laudabant,

disait-il, parce que si on le sert frais et entier, la
voracité des hommes ne laissera rien au convive
qui viendra en retard. C'est dans cette pensée
qu'il emprunte encore aux Pythagoriciens ce
précepte : *Il ne faut point éteindre la lampe,*
parce qu'il faut toujours se tenir prêt à recevoir

un hôte ; et celui-ci : *Il ne faut jamais s'asseoir
sur le boisseau,* parce qu'il faut garder quelque
chose pour le lendemain.

Dans tous ses écrits nous trouvons des preuves des sentiments élevés de notre poète, de la
bonté de son cœur pour ses amis, riches ou pauvres. Dans son épître à Iccius, il admire Démo-
crite qui permet aux troupeaux voisins de rava-
ger son champ et son jardin, tandis que, dégagé
des liens terrestres, son esprit voyage dans l'espace.

> Miramur, si Democriti pecus edit agellos
> Cultaque dum peregre est animus sine corpore velox.

Sur cette question, il partage, comme on le
voit, les idées des Platoniciens sur les fonctions
de l'âme. Celle-ci, dans la méditation, devait se
détacher véritablement du corps pour s'élever
au-dessus des choses terrestres et pour s'approcher des objets qu'elle veut envisager.

N'est-il pas curieux de voir cet homme qui
exige sa part de toutes les jouissances humaines,
qui nous apparaît quelquefois comme un type
de matérialiste, de viveur, d'épicurien aimable
s'élever comme poète dans les sphères éthé-
rées où se meuvent les intelligences géniales,
et nous laisser, comme philosophe, des préceptes
qui seront des vérités éternelles ?

Comme disciple d'Epicure, il pensait que le
fruit qu'il faut tirer de la philosophie, c'est de ne
rien admirer, c'est-à-dire de ne rien craindre,

> Nil admirari prope res est una.

Il savait, comme les Stoïciens, recevoir sans orgueil et rendre sans peine, *cuncta resigno*.

Un de ses préceptes était qu'il fallait se mesurer à son aune, *metiri quemque suo*, précepte qui fut écrit, dit on, sur les murs du temple de Delphe, par Chilon.

Enfin comme patriote, il nous a laissé cette sublime sentence :

> Dulce et decorum est pro patria mori.

Quoiqu'il ait toujours eu conscience de la valeur de ses œuvres, Horace était modeste. Les conseils qu'il adresse à son livre, qu'il suppose aspirer ardemment aux honneurs de la publicité, en est une preuve. Il le prévient des désillusions qui l'attendent : le lecteur ne se gênera pas pour le fermer quand il l'ennuiera ; fêté, quand il aura l'attrait de la nouveauté, il sera plus tard rongé par les vers et les rats dans le coin d'un grenier, il servira à envelopper des marchandises... Mais peut-être aura-t-il l'honneur, dans sa vieillesse, de servir à apprendre à lire aux enfants des écoles des faubourgs 1. Cela paraît être toute son ambition...

> Hoc quoque te manet ut pueros elementa docentem
> Occupetextremis in vicis balba senectus.

Voilà Horace philosophe, se disant épicu-

---

1. Outre les célèbres écoles qui se trouvaient dans les plus beaux quartiers de Rome et dans lesquelles de savants professeurs expliquaient à leurs disciples leurs meilleurs auteurs grecs et latins, il y avait à l'extrémité des faubourgs de petites écoles où les enfants allaient apprendre à lire.

rien, mais en réalité libre penseur, empruntant
ce qui lui paraissait bon aux Stoïciens, aux Pythagoriciens et aux autres sectes philosophiques.
C'est ainsi qu'à Numicius, il vante la vertu et
le mépris des grandeurs, parce que tout ce qui
s'élève aujourd'hui rentrera dans le néant, et
tout ce qui se cache dans la terre sera mis au
jour. Le génie qui préside à cette évolution ou
mieux à cette révolution, c'est le Temps.

Quidquid sub terra est in apricum proferet ætas.

Avant lui, Sophocle avait déjà dit que le
Temps élève ce qui est caché et cache ce qui
est élevé.

Cette image nous montrant l'action des siècles
a été reproduite dans ces vers admirables de J.-
B. Rousseau, qui rend exactement la pensée
d'Horace :

> *Ce vieillard qui d'un vol agile*
> *Fuit sans jamais être arrêté*
> *Le Temps, cette image mobile*
> *De l'immobile éternité,*
> *A peine du sein des ténèbres*
> *Fait éclore les faits célèbres*
> *Qu'il les replonge dans la nuit ;*
> *Auteur de tout ce qui doit être*
> *Il détruit tout ce qu'il fait naître,*
> *A mesure qu'il les produit.*

Grande leçon à ceux qui ne vivent que pour
la gloire des armes et les honneurs de la politique, mais qui ne saurait s'adresser aux grands
hommes que le travail a immortalisés, notamment aux maîtres illustres de la science française.

Dans son dialogue avec un fâcheux qui l'importune de questions oiseuses, Horace l'interrompt pour lui demander s'il a une mère, des parents à qui sa santé soit chère.

— Personne, répond-il, j'ai tout enterré.

Qu'ils sont heureux, pense Horace, et moi me voilà sous le couteau! Allons, bourreau, achève; je touche au moment fatal que me prédit dans mon enfance une vieille sorcière de Samnite. Après avoir agité ses dés dans le cornet : Cet enfant, dit-elle, n'a rien à craindre du poison, ni du fer de l'ennemi; il peut braver *le point de côté, la toux, la goutte;* mais gare les bavards! S'il est sage, il les évitera quand il sera en âge de raison, car un fâcheux doit un jour le laisser pour mort.

La sorcière s'était bien trompée, c'étaient les excès, ceux de la table et ceux de l'amour, qui devaient lui être funestes. Son esclave les lui reproche, un jour que les coutumes romaines lui donnaient le droit de critiquer son maître sans crainte d'être puni :

« Ma gourmandise, lui dit-il, m'est souvent fatale [1]. Pourquoi? Parce que c'est mon pauvre dos qui en souffre. Mais toi, es-tu moins puni, lorsque tu savoures ces mets délicats qu'on ne peut acheter à bas prix? Tant d'aliments entassés sans mesure s'aigrissent dans ton estomac et

---

1. Indépendamment des coups de bâton dont on gratifiait les esclaves gourmands, on les marquait au ventre avec un fer chaud, de même qu'on marquait aux pieds les fugitifs, aux mains les voleurs, à la langue les bavards.

tes pieds chancelants refusent de porter un corps affaibli par l'intempérance. »

Quelques années plus tard, il deviendra hypocondriaque, il s'en prendra aux années qui, dans leur fuite rapide, emportent un à un tous nos avantages, aux années qui lui ont ravi la gaieté, l'amour, les festins et le jeu, et qui cherchent maintenant à lui arracher la poésie. Et que peut-il contre cela ?

> Singula de nobis anni prædantur euntes :
> Eripuere jocos, venerem, convivia, ludum ;
> Tendunt extorquere poemata. Quid faciam vis ?

Aujourd'hui qu'il a la fortune, quelle dose de ciguë serait assez forte pour chasser sa folie, s'il ne pensait à dormir plutôt qu'à écrire des vers ?

> Ni melius dormire putem, quam scribere versus ?

Dans cette discussion qu'il continue avec son esclave, celui-ci lui dit toutes ses vérités. Il lui reproche de soupirer après la campagne, quand il est à Rome, et de regretter la ville, quand il est à la campagne. Son humeur est si changeante ! Quand il n'est invité nulle part, il mange ses légumes avec tout le respect qu'on doit aux prescriptions de l'hygiène. « Mais, lui dit-il, que Mécène t'envoie une invitation à dîner : Holà ! brailles-tu avec force, personne pour m'apporter mes parfums ? Ces marauds ne m'entendent donc pas ! »

> Nemon oleum feret ocius ? ecquis audit ?
> Cum magno blateras clamore, fugisque !

Voilà ce que deviennent la continence et le caractère du poète. Sa moralité n'est pas non plus à l'abri des tentations. Sans cesse, continue ce valet, avec une franchise un peu brutale, tu vantes les mœurs des ancêtres, mais si l'on te prenait au mot, et qu'on te propose de t'y ramener, tu n'y consentirais pas. Tu n'es pas si convaincu que ça du bonheur de la vie, avec des mœurs pures et vertueuses. Tu combats l'adultère, mais quelquefois tu aimes la femme de ton voisin :

Te conjux aliena capit.

Moi, simple esclave, je n'aime que les courtisanes. Lequel vaut le mieux de nous deux ? La nature m'enflamme-t-elle de ses violents désirs... quelle que soit la femme nue qui ait éprouvé, à la clarté d'une lampe, la fougue de mes sens et qui ait agité tout mon corps par ses mouvements lascifs ;

Sub clara nuda lucerna
Quæcumque excepit turgentis verbera caudæ,
Clunibus aut agitavit equum lasciva supinum ;

Je pars sans avoir compromis ma réputation, sans crainte qu'un rival plus riche ou plus beau vienne me remplacer.

Mais toi, lorsque rejetant toutes tes marques d'honneur, ton anneau de chevalier et ta toge, tu sors en cachant sous un manteau d'esclave ta tête parfumée, n'es-tu pas le personnage même dont tu joues le rôle ?.., Et maintenant, quel est donc l'homme libre, si ce n'est le sage, qui a de l'empire sur ses sentiments, qui a le courage de résister aux passions? Qu'une femme te demande cinq talents, te maltraite, te mette à la porte et t'inonde d'eau froide... si elle te rappelle ensuite, refuseras-tu de te soumettre à ce joug honteux? Diras-tu en toi-même : Je suis libre... Je veux l'être? Non, tu n'auras pas ce courage; un cruel tyran asservit ton cœur, et, malgré ta résistance, te fatigue, te presse de ses mordants aiguillons et te tourmente sans relâche.

Cependant la saison des amours, des lis et des roses approche de sa fin. Nous allons voir notre poète chargeant son petit esclave d'aller dire à Néera, la séduisante diva espagnole, de relever rapidement, par un simple nœud, ses cheveux parfumés de myrrhe et de se hâter de venir près de lui. Mais si son odieux portier, dit-il à son page, t'oppose quelque obstacle, reviens sans retard, mes cheveux blanchissants ont bien calmé mes esprits, naguère si avides de querelles et de violents débats.

> Lœnit albescens animos capillus
> Litium ; et rixæ cupidos protervæ.

Quel changement! Horace est sur son déclin, il ne saurait plus écrire ses odes à Pyrrha, à Lydie, à Vénus...

L'amour pour lui est devenu une simple affaire physiologique. Le cœur est muet, la tête est froide.

La chair seule frémit, l'âme n'a plus de fièvre.

Dans un bizarre accès de misanthropie, il va indirectement nous faire entendre une nouvelle tirade sur l'amour. Et, idée assez burlesque, il confiera le rôle de confident au phallus d'un citoyen malheureux en ménage : « Que cherches-tu ? dit à celui-ci ce phallus philosophe...

« Est-ce que je te réclame des appas issus du sang illustre d'un consul et qu'une robe longue cache à tous les yeux, lorsque soudain s'allument mes désirs ? »

> Quid vis tibi ? numquid ego a te
> Magno prognatum deposco consule cunnum,
> Velatum que stola, mea quum conferbuit ira ?

C'est à Villius, gendre de Sylla, que cet organe s'adresse avec cette désinvolture toute plébéienne. Fausta, sa femme, lui en a fait voir de toutes les couleurs, et il profite de l'occasion pour lui donner les conseils que réclame sa vanité.

« Cesse donc, ajoute-t-il, de peur du repentir, de courir après ces grandes dames dont le commerce doit produire plus de peine que de jouissance réelle. Pour être chargée de perles et d'émeraudes, la grande dame n'a ni la cuisse plus moelleuse, ni la jambe mieux faite. Que dis-je ? bien souvent on trouve mieux chez les courtisanes. Ajoutons que la marchandise chez celles-ci n'est point fardée : elles montrent au grand jour ce qu'elles veulent vendre : et s'il est en elles quelque chose de remarquable, elles n'en font point parade, comme aussi elles ne cherchent point à cacher ce qu'elles ont de défectueux. »

Nous ne pouvons donner toute la tirade, mais dans les vers qui suivent on trouve la preuve que les femmes de l'aristocratie romaine ne possédaient pas toutes les perfections physiques : Point de hanches chez l'une, le nez gros, la taille courte et le pied long chez l'autre.

Depygis, nasuta, brevi latere ac pede longo **est.**

De ce monologue, Horace arrive à convenir qu'il préfère les amours faciles et commodes.

Non ego ; namque parabilem amo Venerem facilemque.

Il n'y a pas d'erreur, le piment est nécessaire, c'est l'âge critique qui arrive ! Le gladiateur va quitter l'arène et déposer les armes. Pour les vigoureux assauts dans lesquels il brillait dans sa jeunesse, ses forces ne sont plus suffisantes. Il serait peut-être obligé de demander grâce et de devenir la risée de la galerie.

Solve senescentem mature sanus equum, ne
Peccet ad extremum ridendus, et ilia ducat.

Vers imités par Boileau :

Malheureux! laisse en paix ton cheval vieillissant,
De peur que tout à coup, efflanqué, sans haleine,
Il ne laisse en tombant son maître sur l'arène.

Ceci s'adresse à la fois aux amoureux à che-

veux blancs, aux ministres, aux généraux, aux
poètes, aux professeurs qui vieillissent et qui ne
veulent pas entendre sonner l'heure de la retraite. La congestion, le ramollissement, l'apoplexie les attendent. Au lieu de se retirer dans
toute leur gloire, ils vont jusqu'à ce qu'on leur
signifie brutalement leur congé en bonne forme.
Ces vieillards entêtés, en résistant aux conseils
de la raison, ne veulent pas comprendre les
sourires malicieux des jeunes qui escomptent
leur position, ni les paroles de pitié des femmes
qui les ruinent avec méthode ; il faut qu'ils
soient gâteux pour qu'ils se décident à partir !
Et quelle triste chose que ce gâtisme sénile qui
condamne l'homme à assister progressivement à
sa propre déchéance !

Horace a donc eu le sort commun, il voit le
monde de travers, il ne se rend pas compte de
ce qu'il éprouve :

« Moins sain d'esprit que de corps, écrit-il
à son ami Celsus, je ne veux rien écouter, rien
savoir de ce qui pourrait me soulager :

> Sed quia mente minus validus quam corpore toto,
> Nil audire velim, nil discere, quod levet ægrum :

« Je m'irrite contre les médecins les plus experts
et contre mes amis de leur empressement à me
guérir de cette langueur. (*Veternum*, espèce
d'hypocondrie très bien décrite sous le nom de
stolidum veternum dans l'ode *Ad Coloniam*,
de Catulle.)

Fidis offendar medicis, irascar amicis,
Cur me funesto properunt arcere veterno ;

« Je cours après tout ce qui peut me nuire et
fuis tout ce que je sais pouvoir m'être salutaire ;
enfin, semblable à une girouette, à Rome je
voudrais être à Tibur, à Tibur je voudrais être
à Rome. »

Quæ nocuere sequar ; fugiam quæ profore credam ;
Romæ Tibur amem ventosus, Tibure Romam.

La maladie dont souffre Horace, c'est bien la
sénilité ; sa diathèse goutteuse est arrivée à la
période de la cachexie, l'organisme commence à
avoir conscience de son incurabilité. C'est à ce
moment que Musa, son médecin, l'engage à ces-
ser les eaux sulfureuses de Baïa, qui lui étaient
contraires, et l'envoie à Salerne.

Encore quelques années, et ses organes vont
perdre leur activité, ses forces iront en s'affai-
blissant, ses dents tomberont, sa peau deviendra
sèche et ridée. Heure psychologique de la vie où
les poètes, plus que les autres hommes, aperçoivent leurs amantes avec toutes leurs infirmités
physiques et morales ! Ils vont nous donner en
effet la description de l'amour à l'état pathologique. Cherchons un peu, et nous allons voir
Horace parler ainsi à une ancienne connaissance :

« — Que veux-tu de moi, femelle, vraiment
digne d'avoir pour mâles de noirs éléphants ?

Pourquoi m'envoies-tu ces présents et ces lettres d'amour? Je ne suis pas assez jeune pour toi et j'ai l'odorat trop fin.

« Jamais chien bien dressé n'a mieux senti la piste d'un sanglier que je sens tes narines polypeuses et tes aisselles velues, à l'odeur de bouc. »

> Namque sagacius unus odoror
> Polypus an gravis hirsutis cubet hircus in alis
> Quam canis acer, ubi lateat sus.

« Quelle sueur suinte de tes chairs lymphatiques, quel infect parfum répandent tes membres, lorsque tout est prêt pour le sacrifice et que tu te hâtes d'assouvir la rage indomptée de tes sens!... La céruse, le fard de crocodile, coulent alors en ruisseaux sur tes joues; et, dans sa fureur lascive, elle fait trembler le lit et le plancher... »

Voilà Horace devenu bien matérialiste, lui, le poète des élégances ! Et ce n'est pas tout.

A une vieille courtisane qui, elle aussi, lui fait des propositions, notre épicurien va lui adresser cette réponse peu galante :

« — Quoi! tu voudrais que j'usasse mes forces en l'honneur de tes appas centenaires ! toi dont les dents sont noires; toi, dont le front est sillonné de rides ; toi, dont le corps décharné n'offre que des restes hideux à l'œil qui ose en affronter le spectacle! Mais tu crois peut-être que mes désirs sont excités par ta gorge pendante, pareille aux mamelles d'une jument, par ce ventre flétri, par

ces cuisses grêles placées sur des jambes bouf-
fies?...

Comparons ce portrait de la vieille courtisane
romaine à celui qu'un poète moderne a fait de
la prostituée du XIXe siècle :

La poussière de riz blafarde son cou maigre
Et ses cheveux tordus en un chignon épais,
A l'âcre odeur du roux mélangeant l'odeur aigre
Des parfums éventés qu'on achète au rabais.

Dans l'alcool fraudé pour l'ivresse du vice,
Elle a déjà perdu le sexe de sa voix,
Et, comme Jean Hiroux parlant à la justice,
Le mot reste étranglé dans son gosier de bois.

Son haleine est fétide et vous souffle au visage
La putréfaction de ses poumons malsains.
Sa volupté cynique a l'aspect de la rage :
On voit qu'elle a connu beaucoup de médecins.

La luxure de ces filles vieillies n'inspire plus
que répulsion et dégoût aux poètes. « On voit
qu'elle a connu beaucoup de médecins », cette
phtisique qui est devenue aphone, à la suite
d'une laryngite causée par l'alcool et la syphilis.
On pourrait en dire autant de cette pensionnaire
des loges de Subure dont les jambes sont œdé-
matiées, dont la peau flasque et les muqueuses
suintantes portent les empreintes de la débauche
et du libertinage : elle aussi a dû connaître,
comme l'autre, beaucoup de médecins !...

Voilà l'oraison funèbre des Musettes, et des
Lydies faite par les poètes mêmes qui ont, dans
leur jeunesse, chanté leurs amours.

CATULLE

Catulle fut l'ami de Cicéron et de Cornélius Nepos ; il vint à Rome très jeune et fut élevé sous la tutelle de Manlius. Il était riche, aimable et beau, doué d'une santé robuste, nécessaire à la vie joyeuse qu'il menait et aux fatigues qui suivent toujours les nuits de plaisir et les voluptueuses insomnies.

Dorat a fait pour lui ces vers :

> *A celui des Romains*
> *Qui le plus fripon de la ville,*
> *Allait dupant entre deux vins*
> *Juventia pour Ipsithylle ;*
> *Et, dans des réduits clandestins,*
> *Arrangeant d'amoureux quadrilles,*
> *Faisait des soupers libertins*
> *Avec des garçons et des filles.*

. . . .

Malgré cela, Catulle fut un charmant poète ; on trouve dans ses œuvres un grand nombre de jolies pièces échappées à sa muse dans la double ivresse de l'amour et du vin. Un des plus sé-

vères critiques du xviiie siècle, disait que ces
poésies étaient « de petits chefs-d'œuvre, où il
n'y a pas un mot qui ne soit précieux, mais
qu'il est aussi impossible d'analyser que de traduire. Celui qui pourra expliquer le charme des
regards, du sourire, de la démarche d'une
femme aimable, celui-là pourra expliquer le
charme des vers de Catulle... »

Ses épigrammes ne ressemblent pas malheureusement à ses élégies, et passer de celles-ci à
celles-là, c'est sortir d'un boudoir parfumé pour
entrer dans un infect lupanar. Mais, nous médecins, ne sommes-nous pas habitués à ces sortes
d'antithèses? Le physiologiste s'intéresse à tout ce
qui se présente à son observation.

Si dans ses madrigaux il n'y a pas beaucoup
de choses à commenter, au point de vue scientifique, on y trouve quelques bijoux littéraires
admirablement ciselés, qui nous appartiennent
comme à tout le monde : les œuvres d'art ne
déparent jamais la maison du médecin.

Donc, quelques lignes seulement sur ses
amours. Et d'abord un sourire à l'heureux pas-
sereau qui faisait les délices de Lesbie.

Passer, deliciæ meæ puellæ.

Caché dans le sein de sa jeune maîtresse, n'y
touchons pas surtout; car on ne peut l'exciter du
doigt sans craindre sa morsure. Mais voici une
ceinture que nous avons le droit de regarder;
c'est celle d'Atalante, que l'appas des pommes
d'or fit enfin tomber.

Zonam insinuit.

Cette ceinture, toutes les jeunes grecques et
les jeunes romaines la portaient comme l'emblème de la virginité, jusqu'au moment où un
mari l'enlevait, comme un ornement inutile et
un trophée de sa victoire. On sait que, malgré
leur corruption, les Romains honorèrent toujours la virginité, comme on le voit dans les
chœurs du *Chant nuptial*, et dans les strophes
inimitables de la *Veillée des fêtes de Vénus.
Pervigilium Veneris.*

Inhabile aux plaisirs dont la jeunesse abuse.

la vieillesse est morose et on l'entend gron-
der contre les jeunes qui ne vivent que pour
l'amour. Voilà ce qu'a dit Catulle à Lesbie dans
une autre de ses odes qu'on n'apprend pas au
lycée :

> Vivamus mea Lesbia, atque amemus
> Rumoresque senum severiorum.
>
> . . . .

Desforges-Maillard est un de ceux qui ont le
mieux traduit le sentiment exquis qu'il y a dans
le poète latin; il l'a imité dans les vers suivants :

> *Vivons, aimons, ma Lesbie,*
> *Méprisons des vieillards les murmures jaloux.*
> *S'ils étaient dans un âge à jouir de la vie,*
> *Ils en jouiraient mieux que nous.*
>
> *Si dans l'humide sein de l'onde*
> *Le soleil meurt le soir, il renaît le matin ;*

Mais quand le sort cruel nous fait sortir du monde,
Nous n'avons pas de lendemain.

. . . .

Mais Lydie n'était pas la fidélité même. Comme l'a dit Gallus, pour toutes ses pareilles, son cœur était inconstant :

Fœmina natura varium et mutabile semper.

Catulle lui en fait des reproches dans ces vers connus de tous les amants :

Lesbie jure qu'elle me préfère au monde entier. Jupiter lui-même verrait dédaigner son hommage. Mais les serments d'une femme sont écrits sur l'aile des vents et sur le cristal des ondes.

Sed mulier Cupido quod dicit amanti,
In vento, et rapida scribere oportet aqua

Épigramme imitée par un de nos vieux poètes dont les stances sont d'une charmante simplicité :

Philis, auprès de cet ormeau
Ou paissait son petit troupeau,
Estant toute triste et pensive,
De son doigt escrivant un jour
Sur le sablon de cette rive :
Alcidon est mon seul amour.

Un petit vent qui s'élevait,
En même instant qu'elle écrivait
Cette preuve si durable,
Effaça sans plus de longueur
Sa promesse sur le sable,
Et son amour dedans son cœur.

L'amour, dans le cœur de Catulle, n'excluait

pas l'amitié. On peut en juger par sa lettre à Véranius, en apprenant son prochain retour d'Espagne. Il terminait, selon l'usage chez les anciens, par ces mots :

Penché sur ton cou, je baiserai tes yeux et ta bouche.

> Applicansque collum
> Jucundum os oculosque suaviabor.

Cicéron et Pline donnent de ce baiser d'amitié des raisons assez curieuses. « C'est parce que, dit le premier, les yeux sont la fenêtre de l'âme. » — « C'est parce que, dit le second, un baiser imprimé sur les yeux pénètre jusqu'au cœur. »

Dans l'ode à Ipsithille, le poète, aussi infidèle que sa maîtresse, sollicite de celle-ci un rendez-vous d'amour :

> Jube ad te veniam meridiatum.

ce qui ne signifie pas qu'il veut aller la trouver pour *faire la méridienne*, mais pour quelque chose de mieux. Car il faut savoir que les parties fines commençaient au milieu du jour. Ovide nous le dit :

> Æstus erat *mediamque* dies exegerat horam;

Après avoir recommandé à Ipsithille d'écarter les importuns, il lui promet des choses charmantes, prouesses que condamne l'hygiène :

> ..... Paresque nobis
> Novem continuas fututiones.

« Prépare-nous, lui dit-il, NEUF couronnes ! »
C'est du moins ainsi que nous croyons devoir
traduire. Cependant Parthénius comprend par
là les neuf figures de l'Arétin. L'abbé Marolle,
cité par François Noël, partage cette opinion et
traduit la phrase ainsi : « Et de neuf façons
qu'il y a de caresser, quand on est de bonne
humeur, n'en oublie pas une. »

Volpi a médité sur l'épithète *continuas*; il la
trouve hyperbolique. Pour en déterminer le
sens précis, il s'appuie sur ce qu'Ovide appelle
continuare puellam, c'est-à-dire mettre de la
suite, de la tenue, dans les devoirs qu'on rend
à une femme...

Catulle termine son ode ou plutôt sa lettre à
Ipsithille, qu'il appelle poétiquement ma douce,
mea dulcis, mes délices, *meæ deliciæ*, les
charmes de ma vie, *mei lepores*, par ces deux
vers trop réalistes :

> Nam pransus jaceo, et satur supinus
> Pertundo tunicamque, palliumque.

Ils ont été rendus de différentes manières par
les commentateurs français :

Pour Pezay, *Nam pransus* signifie : J'ai tant
mangé que ma veste crève, — ce qui a fait dire à
une jolie femme, qu'à la place d'Ipsithille, elle
aurait envoyé à Catulle, pour toute réponse, une
dose d'émétique.

Marolle comprend la chose autrement; il in-
terprète ces mots ainsi : « Et dans l'oisiveté

où je me trouve, je pousse ma robe et mon manteau. »

A cette traduction beaucoup trop fidèle, je
préfère celle de Mérard de Saint-Just, qui a
toute la délicatesse de la poésie française :

> *Veux-tu, ma charmante friponne,*
> *A ton amant donner un rendez-vous ?*
> *De ton logis éloigne les jaloux,*
> *Arrange-toi pour n'aller chez personne ;*
> *Mais brûle des parfums et va cueillir des fleurs.*
> *Jonche ton lit d'œillets, de roses, d'anémones,*
> *Sur le chevet mets neuf couronnes,*
> *Nous les offrirons aux neuf Sœurs.*
> *Si tu consens à tout, que soudain je l'apprenne.*
> *Je chante en attendant, et je ris tour à tour :*
> *Par les plaisirs où se livrait Silène,*
> *Je me prépare aux combats de l'amour.*

Les poésies de Catulle contiennent, au point
de vue de l'étude des mœurs romaines, des documents très curieux. C'est par elles que nous
avons appris la coutume qu'avaient certaines
familles patriciennes de donner à leurs fils, à
partir du jour de leur puberté, un jeune esclave,
qui partageait leur lit, et qui était destiné à satisfaire leurs premiers élans voluptueux. Nous
trouvons la preuve de ce fait, que notre civilisation moderne condamnerait avec raison comme
une monstruosité et un attentat à nos lois [1],

---

1. La loi française condamnait autrefois non seulement
ceux qui *rem habent cum masculo*, mais encore ceux qui
accedunt ad mulierem præposterá venere. Ces actes, quelque
honteux qu'ils soient, ne figurent plus dans notre législation pénale. Pour tomber sous l'application de la loi, il faut
qu'il y ait outrage public à la pudeur, ou attentat avec violence, ou *minorité* de la victime.

dans l'*Épithalame de Julie et de Mallius* Dans aucune de ses pièces, Catulle n'a été animé d'un souffle poétique plus pur, pour célébrer le mariage des deux fiancés. Après avoir invoqué sur eux le fils de Vénus Uranie, après avoir décrit les sentiments de pudeur, d'affection filiale de la jeune épousée à laquelle il promet un mari toujours aimant et toujours fidèle, il s'adresse à celui-ci et lui rappelle qu'il doit congédier *son* jeune esclave (*concubinus*) :

« Tu dois renoncer, lui dit-il, à ce jeune esclave qui offrait des distractions à tes jeunes et impatients désirs. Et si ces plaisirs pouvaient être PERMIS à la fougue de ta jeunesse, les chastes lois de l'hymen te les interdisent désormais. »

> Dicere male te a tuis
> Unguentate, glabris, marite,
> Abstinere, sed abstine ;
> Scimus hæc tibi quæ *licent*
> Sola cognita : sed marito
> Ista non eadem licent.

Qu'on remarque le mot *licent*.

Quant au petit jeune homme, qu'Apulée appelait *internuculus*, Catulle l'avertit que son rôle est fini et qu'on n'a plus besoin de ses services. Il l'engage à « jeter des noix aux enfants » pour occuper ses loisirs :

> Neu nuces pueris, neget
> Desertum domini audiens
> Concubinus amorem.

C'était, en effet, un usage de jeter des noix

aux enfants, quand l'épouse entrait dans la maison de son mari.

François Noël pense que l'on faisait ainsi pour prouver que celui-ci ne devait plus prendre part aux amusements de l'enfance, d'où *nuces relinquere* dans Perse, pour dire *ad virilia transire*. Mais il est bien possible aussi que ce soit pour engager ces enfants à faire du bruit, et à couvrir la voix de la victime pendant la consommation du mystère nuptial. Toujours est-il que la jeune femme mettait fin à ces caprices contre nature, en faisant tomber sous le fer les cheveux du mignon de son époux. Cette opération était faite, dès le lendemain des noces, soit par le barbier, soit, d'après Martial, par l'épouse elle-même.

Quelle différence entre ces mœurs et celles de la première période historique, où la force physique était fille de la Liberté, où Caton le Censeur devenait encore père à l'âge de quatre-vingts ans, où Proculus, tribun des légions romaines, écrivait à Métianus :

« *Centum ex Sarmata virgines cepi. Ex his una nocte decem inivi; omnes tamen quod in me erat mulieres intra dies X reddidi.* »

Dix vierges faites femmes en une nuit, et cela pendant dix jours consécutifs! La vigueur de ce général romain prouve que sa puberté s'était passée sans le *concubinus* de Mallius.

Quelle puissance physique et morale peut-on demander, en effet, à des hommes qu'on a conviés, pendant leur jeunesse, aux sensations énervantes de l'onanisme et de la pédérastie? Que deviendront-ils plus tard sous l'influence de pareils principes, pendant l'oisiveté de la dictature impériale, avec l'abondance que donnent de grandes richesses? Et quelle éducation ces débauchés précoces pourront-ils donner à leurs femmes? Celles-ci apprendront forcément à connaître certaines excitations des organes génitaux et éprouveront, par conséquent, les mêmes phénomènes morbides que l'homme.

Dans la satire contre Mamurra et César, Catulle leur reproche leur vie honteuse; il les trouve bien faits l'un pour l'autre, « *tous deux flétris de stigmates indélébiles*, tous deux infatigables athlètes dans la lice amoureuse, tous deux rivaux des deux sexes et portant les hideuses cicatrices de la débauche. »

> ..... Maculæ pares utrisque,
> Impressæ resident, nec eluentur.
> Morbosi pariter, gemelli utrique
> Uno in lecticulo, eriduli ambo.

L'expression dont se sert le poète, *Maculæ resident*, montre combien ces taches étaient profondes. Claudien a rendu la même pensée par ce demi-vers :

> Vitii inolevit imago.

Ces dermatoses devaient se rapporter à une maladie causée par la débauche, comme l'indique le mot *morbosi*, à cette affection vénérienne dont furent frappés les Scythes, *morbo muliebri*, suivant l'expression d'Hérodote.

Quand César, le mari de toutes les femmes et
la femme de tous les maris, eut connaissance de
cette satire, il invita Catulle à dîner, et celui-ci
accepta. A partir de ce moment, il décocha ses
épigrammes sur de moins grands personnages.

En voici une qui nous offre un certain intérêt
médical ; elle est adressée à un pauvre hère du
nom de Rufus, qui n'a ni feu, ni esclaves, ni
coffre-fort ; ni punaises, faute de lit ; ni araignées,
faute de maison. Sa femme, son père et lui
pourraient broyer des pierres ; ils se portent
bien tous les trois et ils digèrent à merveille.

Bone nam valetis omnes, pulchre concoquitis.

Certainement, ajoute-t-il, le soleil, le froid et
la faim vous ont collé la peau sur les os, au point
qu'on vous voit le jour à travers. Mais vous n'en
êtes que plus heureux.

Sueur, expectoration, catarrhe nasa., toutes
ces infirmités te sont inconnues.

> A te sudor abest, abest saliva,
> Mucusque, et mala pituita nasi.

Autre avantage qui a sa valeur : ton podex est
plus propre qu'une salière, car tu ne vas pas dix
fois par an à la garde-robe.

> Quod culus tibi purior salillo est,
> Nec toto decies cacas in anno.

Et encore n'est-il pas de fèves ni de cailloux
aussi durs que ce que tu fais ; tu peux t'éviter
ainsi des frais de serviette, sans crainte de te
salir les doigts.

7

> Atque id durius est faba et lapillis,
> Quod tu si manibus teras, fricesque,
> Non unquam digitum inquinare possis.

Comptes-tu pour rien, Rufus, tous ces avantages ? Cesse donc d'ambitionner la fortune, et sens tout le prix de ton bonheur.

On ne peut pas être plus railleur envers un pauvre diable.

Catulle a dédié une de ses odes *à sa campagne*, en reconnaissance de la guérison qu'il y a trouvée, lorsqu'il était atteint d'une mauvaise toux.

> Malamque pectore expuli tussim.

O champ de mes pères, dit-il, c'est à toi que je dois de m'être débarrassé de cette fièvre catarrhale et de cette toux déchirante, par le repos et des infusions d'ortie.

> Hic me gravedo frigida, et frequens tussis
> Quassavit, usquedum in tuum sinum fugi,
> Et me recuravi otioque et urtica.

Il n'y a pas encore bien longtemps qu'on employait en médecine les semences d'une espèce d'ortie, *l'urtica urens*, contre les maladies de poitrine. Le sirop d'ortie a été également préconisé contre l'hémoptysie et certains accidents de la phtisie pulmonaire. Ce n'est pas nouveau.

Les anciens connaissaient aussi les vertus des plantes alimentaires.

Martial a célébré les propriétés aphrodisiaques des oignons, tant en raison de leur goût qu'à

cause de leurs qualités excitatrices [1]. Il disait :
Si ta femme est vieille, si tes membres ont perdu
toute vigueur, tu ne peux rien faire de mieux que
de manger de l'oignon.

> Cum sit anus conjux et sint tibi mortua membra
> Nil aliud bulbis quam satur esse potes.

Il disait des truffes, qu'après les champignons,
elles sont les premiers des fruits de la terre... ;
il s'y connaissait.

Ovide, de son côté, a préconisé la blanche
échalote qui croît dans nos jardins, *Allium Ascalonicum*, et qui, d'après lui, était fortement
aphrodisiaque, *herba salax*.

Avant de quitter ce sujet, rappelons que, dans
une de ses odes à Lesbie, Catulle a fait allusion
au fameux silphion qui croît dans les champs
parfumés de Cyrène :

> Laser piciferis jacet Cyrenis.

---

1. Au nombre des aphrodisiaques, il faut ajouter le satyrion qui, d'après Pline, était un fort stimulant pour l'appétit charnel. Les Grecs prétendaient que cette racine, en la tenant seulement dans la main, excitait des désirs amoureux, et plus fortement encore si on en buvait une infusion dans du vin ; c'est pour cette raison qu'on en faisait boire aux béliers et aux boucs trop longs à saillir. On éteint, ajoute-t-il, les ardeurs produites par le satyrion en buvant de l'eau de miel et une infusion de laitue. C'est la même plante qu'Apulée, le médecin, nomme *priapiscon* ou *testiculum leporis*, et qui est connue aujourd'hui sous le nom de *satyrium hircinum*, genre de la famille des Orchidées, qui croît dans les endroits humides et qui exhale une forte odeur de bouc. Les Grecs donnaient en général le nom de satyrion à toute espèce de boisson propre à exalter ou ranimer les désirs.

En raison de son odeur agréable, quelques auteurs ont pensé qu'il s'agissait du benjoin.

C. Castel [1] nous a dit que le Lazer, *lazantium* ou *silphium* est une plante fameuse de l'antiquité qui, depuis longtemps, a échappé aux recherches des modernes. Il paraît qu'elle ne croissait qu'en Libye, proche de la grande Syrte, aux environs de Cyrène, qui l'avait fait graver sur ses monnaies. Il fut défendu, dans les premiers temps, par une ordonnance publique, d'en emporter hors du pays. Dans la suite, les Cyrénéens se relâchèrent de cette sévérité ; mais comme cette plante s'accoutumait difficilement à un autre terrain et qu'elle perdait de sa qualité, la gomme du lazer de Cyrène n'en garda pas moins son prix dans le commerce, où elle se vendait au poids de l'argent. On la conservait dans le trésor public des villes, avec les matières les plus précieuses.

L'histoire nous apprend que César enleva quinze cents livres de lazer du trésor de Rome, lorsqu'il le força après la fuite de Pompée. La médecine l'employait tant intérieurement qu'extérieurement. Elle faisait aussi usage des autres parties de la plante. La tige, mangée bouillie ou cuite sous la cendre, était un purgatif aussi doux qu'efficace ; et la racine, prise en breuvage, un excellent contrepoison. Les feuilles mêmes, mêlées avec de la salade. fortifiaient l'estomac et parfumaient l'haleine.

1. C. Castel, *Les Plantes*, poème. Paris, 1797.

En continuant notre lecture, nous allons voir que Catulle a indiqué un caractère de présomption assez curieux de la grossesse. Dans une de ses pièces héroïques, *les Noces de Thétis et de Pélée*, il félicite les heureux amants; il les engage à se hâter de céder à leurs brûlants désirs. « Épouse chérie, dit-il à Thétis, rends-toi aux vœux de l'époux qui t'adore, demain à l'aube du jour, ta nourrice curieuse s'applaudira de ne pouvoir plus ceindre ton col de cygne avec le collier de la veille. »

> Non illam nutrix orienti luce revisens
> Hesterno collum poterit circumdare filo.
> Currite ducentes subtemina, currite, fusi.

Les matrones prétendaient, à ce signe, reconnaître la grossesse des nouvelles mariées.

Elles avaient encore un autre moyen de connaître la virginité des filles : On mesurait avec un fil la grosseur de la gorge. Ensuite, la jeune personne soupçonnée prenait dans ses dents les deux extrémités du fil magique. Si la tête passait dans le tour que ce fil pouvait former, il était certain que la jeune fille n'était plus vierge.

Cabanis[1] a fait remarquer que le premier essai des plaisirs de l'amour est souvent nécessaire pour compléter le développement des organes qui en sont le siège, et la sensibilité de ces organes n'existe tout entière qu'après s'être exercée. Aussi le gonflement général de toutes les parties

---

1. Cabanis, *Rapports du physique et du moral de l'Homme*, 8ᵉ édition, par L. Peisse. Paris, 1844.

où se trouvent situées les glandes, notamment celui du sein et de la face antérieure du cou est-il souvent la suite de cette vive commotion.

Tous les organes chez la femme sont susceptibles de ces turgescences spontanées, car ils sont entourés et pénétrés par un tissu cellulaire plus abondant; et ce tissu prend toujours lui-même une part active à l'état des parties auxquelles il se trouve uni. Ce n'est donc pas sans raison qu'on considère encore aujourd'hui le gonflement subit du cou chez les jeunes filles comme un signe de défloraison.

Examinons maintenant les épigrammes:

Dans celle contre Egnatius, Catulle dit que celui-ci a des dents belles et la bouche toujours ouverte pour rire.

« Tu n'es cependant, lui dit-il, ni un Romain, ni un Sabin, ni un Étrurien, ni un citoyen d'un pays quelconque de l'Italie où l'on se rince la bouche avec de l'eau pure. »

> Si Urbanus esses, aut Sabinus, aut Tiburs,
> Aut Transpadanus, ut meos quoque attingam
> Aut quilibet, qui puriter lavit dentes.

« Mais tu es un Celtibérien, ajoute-t-il, tu es de ce pays dont les habitants enlèvent chaque matin le tartre de leurs dents roussâtres avec ce liquide que tout le monde a pissé. Ainsi, plus tes dents sont blanches, plus leur éclat trahit la dégoûtante recette que tu puises dans ton vase de nuit. »

Nunc Celtiber es : Celtiberia in terra,
Quod quisque minxit, hoc solet sibi mane
Dentem atque russam defricare gingivam.
Ut quoque iste vester expolitior dens est,
Hoc te amplius bibisse prædicet loti.

On voit avec quel mépris Catulle traite ce Celtibérien qui « prend son dentifrice dans sa table de nuit », suivant l'expression de Pezay, — avec quel orgueil de Latin il affirme que cette sale habitude n'existe pas chez le Lombard *transpadanus*, ni chez le Toscan *etruscus*, et encore moins chez le Romain *urbanus*. Il faut qu'il soit de la Celtibérie pour faire sa toilette avec cette chose,

Quod quisque minxit.

Pour lui, Egnatius est donc un être malpropre, mal élevé, un étranger qui a une manie,

Qui hunc habet morbum,

dont les mœurs ne sont pas celles des pays civilisés.

Strabon et Diodore disent, en effet, que les Espagnols se lavaient non seulement les dents, mais tout le corps avec leur urine, et cela par raison d'hygiène !

Maintenant, il faut bien convenir qu'il y a des Celtibériens partout, aujourd'hui comme autrefois.

Comme on le voit, il n'était pas toujours aimable notre poète. Ses épigrammes à Émilius et au nouveau marié de Colonia le prouvent amplement.

Pour le premier, qui n'a que le tort d'être laid et d'avoir des maîtresses, sa plume mordante a tracé ces lignes : On ne saurait dire ce qu'il y a de plus sale et de plus immonde ou de sa bouche ou de son podex : il a des dents longues d'un pied,

> Præterea rictum, qualem diffissus in æstu
> Meientis mulæ cunnus habere solet.

« et sa bouche, fendue jusqu'aux oreilles, ressemble à la vulve épanouie d'une mule qui urine pendant les chaleurs de l'été. »

M. Ménière, à qui nous empruntons cette traduction, fait observer, à ce propos, combien Catulle, si charmant dans ses tendresses, est implacable dans ses haines.

A l'autre, qui vient de se marier à une très jolie fille, il souhaite de lui voir faire un plongeon du haut du pont de la ville, « pour secouer la ridicule léthargie dont il est atteint ».

> Si pote stolidum repente excitare veternum.

L'homme en question n'est qu'un imbécile, dit Catulle. Il se soucie de sa jeune épouse comme d'un poil de sa barbe ; et, couché près d'elle, il reste immobile comme une souche. Aussi insensible aux charmes de la belle que si elle n'était pas à ses côtés, ce sot ne voit rien, n'entend rien, ne sait s'il existe ou non et il ignore même de quel sexe il est.

Voilà pour Catulle un crime abominable qui mérite une punition exemplaire. En revanche, il

s'en prend à un autre qui n'a pas le même
défaut. Il a enlevé à son ami, à Virron, la
femme qui faisait son bonheur.

Pour consoler celui-ci, notre satirique lui
annonce que son rival est devenu goutteux, en
se livrant avec elle à tous les excès vénériens. De
plus, son aisselle a la senteur exécrable du bouc.
Cette double infirmité le venge donc en même
temps de tous les deux. Car chaque fois qu'ils
font l'amour, il l'infecte par ses fétides exhalaisons, et lui-même ajoute aux douleurs de la
goutte qui le tuera prochainement.

> Nam quoties futuit, toties ulciscitur ambos;
> Illam affligit odore, ipse perit podagra.

Voilà donc l'amour classé par Catulle dans
l'étiologie de la goutte ! mais ces exhalaisons
fétides n'ont jamais été reconnues par aucun cli-
nicien comme un symptôme de la diathèse goutteuse.

TIBULLE

Albius Tibullus fut une des gloires poétiques du siècle d'Auguste. Il appartenait à l'une des plus illustres familles de Rome ; et, tout jeune encore, il fut attaché à l'état-major de Val. Messala, général d'armée, avec lequel il fit plusieurs expéditions. Mais, après la guerre contre les Aquitains, il renonça à la carrière des armes, et s'adonna complètement à la poésie et à l'amour. Il eut pour amis Ovide et Horace. L'ami de Mécène, dans une de ses épîtres, a loué ses belles qualités ; en raison de l'incertitude de la vie, il l'engageait naturellement à jouir des jours que le ciel lui avait accordés. Voici la première partie de son épître [1].

De mes faibles écrits, judicieux critique,
Aux champs près de Pedum, quelle œuvre poétique
Dois-tu dans ton désir enfanter, Albius?
Par le nombre des vers vaincras-tu Cassius?
Dois-je plutôt penser que dans ta solitude
Méditer la sagesse est ton unique étude?

1. Traduction de ***.

Favori de Vénus, la fortune te rit;
Aux agréments du corps, tu joins ceux de l'esprit.

Comme on le voit, Tibulle avait reçu en partage le talent, la richesse, la beauté et les plus brillantes qualités du cœur. Il a cherché ses inspirations élégiaques dans ses amours pour Délie, Nééra, Némésis et Sulpicia, hétaïres remarquablement distinguées par leur esprit et leur beauté, qui furent successivement ou alternativement ses maîtresses. Puis il mourut dans tout l'éclat de sa gloire, dans les bras de Délie et de Némésis, qui, au moment suprême, couvraient sa noble figure de leurs baisers et de leurs caresses.

Tibulle a laissé à la postérité un chef-d'œuvre de poésie légère, un des bijoux de la littérature latine.

Son éloge a été fait par tous les lettrés.

Mirabeau disait de lui: Ce délicieux Tibulle qu'il faut lire, relire, savoir par cœur et relire encore.

« C'est le poète du sentiment, a dit Laharpe, il est supérieur à tous ses rivaux. Son style est d'une élégance exquise, son goût est pur, sa composition irréprochable. Il y a un charme d'expression qu'aucune traduction ne peut rendre, et il ne peut être bien senti que par le cœur. Son harmonie délicieuse porte au fond de l'âme les impressions les plus douces : c'est le livre des amants... Il a de plus ce goût pour la campagne qui s'accorde si bien avec l'amour : car la nature est toujours plus belle quand on n'y voit qu'un seul objet. Heureux l'homme d'une imagination tendre et flexible, qui joint au goût des voluptés délicates le talent de les retracer, qui occupe ses heures de loisir à peindre ses moments d'ivresse, et arrive à la gloire en chantant ses plaisirs ! »

Dans ses œuvres. qui ne sont que des chants d'amour, les plus beaux qui furent jamais écrits par un homme, il y aurait peu de chose à prendre pour la médecine, si celle-ci ne s'intéressait à tout ce qui touche l'humanité, aux mœurs, aux sentiments, aux passions, qui ont une grande valeur pour ceux qui se livrent à l'étude de la biologie.

Voyons par exemple comment il a su poétiser la mort, qui n'est pour son esprit qu'un phénomène de l'existence terrestre :

Puissent mes regards te rencontrer quand sera venue ma dernière heure ! Puissé-je en mourant te presser d'une main défaillante ! Tu pleureras, Délie, quand je serai placé sur le bûcher près de s'allumer : aux larmes de la douleur se mêleront tes baisers. Tu pleureras : tes entrailles ne sont point scellées avec l'acier, ton cœur n'est point un morceau de pierre. Tout ce qui est jeune ne saurait revenir de ces funérailles les yeux secs. Mais toi, crains d'affliger mes mânes : épargne ta chevelure flottante [1], épargne tes joues délicates, ô ma Délie. Cependant, tandis que le destin le permet, que l'amour

---

1. En signe de deuil, les femmes jetaient leurs cheveux sur le tombeau des morts. C'est à cette mode qu'il faut attribuer l'invention des perruques.

unisse nos cœurs ; bientôt viendra la mort, la tête couverte d'un sombre voile ; bientôt près de moi se glissera la vieillesse paresseuse ; et l'amour et les tendres paroles ne nous siéront plus, quand nos têtes auront blanchi.

Tibulle était d'une faible constitution, et il avait le pressentiment de mourir jeune. Il dit à Messala, sous les ordres duquel il se trouvait à Corfou, dans une expédition dont l'Asie était l'objectif :

Traverse sans moi la mer Égée, mais fassent les dieux que toi et nos compagnons gardiez mon souvenir pendant que je suis retenu malade dans la Phéacie, cette contrée inconnue.

> Me tenet ignotis ægrum Pheacia terris.

Sombre mort, retiens tes mains avides, épargne-moi, — je n'ai ici ni une mère qui recueille dans sa robe de deuil mes ossements brûlés, ni une sœur qui verse sur ma cendre les parfums de l'Assyrie.

Ce passage nous fait connaître une des cérémonies de la crémation : quand le corps avait été incinéré sur le bûcher, c'était le plus proche parent du défunt qui recueillait ses restes pour les déposer dans le tombeau, après les avoir parfumés.

Tibulle implore ensuite Isis :

Déesse, dit-il, viens maintenant à mon secours, car tu peux me guérir ; les nombreux tableaux votifs suspendus aux murs des temples en sont la preuve. Délie acquittant son vœu ira s'asseoir, vêtue de lin devant ta porte sacrée; et, deux fois le jour, les cheveux épars, elle chantera tes louanges.

La coutume de suspendre les *ex-voto* des fidèles dans les églises n'est donc qu'une imitation des mœurs païennes [1]. Le recours en la puissance divine, dans les cas désespérés, est une idée essentiellement humaine, qu'on retrouve dans l'histoire de tous les peuples.

Tibulle termine ses réflexions sur la mort par ces paroles :

Mais si j'ai rempli le nombre d'années que m'accordent les destins, que l'on grave ces mots sur une pierre tumulaire :

« Ici repose Tibulle enlevé par une mort cruelle, tandis qu'il suivait Messala sur terre et sur mer. »

> Hic jacet immiti consumptus morte Tibullus
> Messalam terra dum sequiturque mari.

Après, son esprit ira, il l'espère du moins, aux Champs-Élysées ; il y sera conduit par Vénus elle-même [2] parce qu'il s'est toujours mon-

---

1. De même que les hommes s'adressaient à Priape, les femmes atteintes d'affection des organes sexuels allaient invoquer Isis. Dans les temples de cette déesse on voyait un grand nombre de peintures représentant ces organes guéris. Tibulle le dit :

> Nunc dea, nunc succurre mihi ; nam posse mederi,
> Picta docet templis multa labella tuis.

Il est bon d'ajouter qu'aux environs des temples il y avait beaucoup d'officines médicales.

2. Tibulle fait allusion aux attributions de cette divinité

tré docile aux plus tendres leçons de l'amour.

« Là, ajoute-t-il, ce ne sont que danses et chansons, les oiseaux font retentir les airs de leurs refrains, les plantes odoriférantes poussent sans culture et l'odeur des roses parfume délicieusement les campagnes. Les jeunes garçons et les jeunes filles se livrent aux plus doux jeux, et l'amour y engage de continuels combats. C'est là le séjour des amants que la mort cruelle a surpris ; on les reconnaît à la couronne de myrte qui pare leurs têtes. »

Tibulle est tout entier dans cette élégie ; il nous fait voir le paradis de ses rêves, qui vaut bien, à mon avis, ceux qu'on nous a fait connaître ; c'est le paradis de l'amour, de l'amour que les poètes, les philosophes et les naturalistes considéraient autrefois comme *l'âme du monde*.

Malgré ses appréhensions, Tibulle ne tarda pas à guérir. Mais, à peine est-il de retour, c'est Délie, sa bien-aimée, qui est malade. De quoi,

qui n'est autre chose que l'image allégorique de la puissance créatrice, qui fait succéder la mort à la vie et la vie à la mort. Elle avait, en effet, un temple à Rome où elle était adorée sous le nom de *déesse des sépulcres*.

Les anciens lui reconnaissaient plusieurs origines : par la première, elle est fille du Ciel et de la Lumière; par la seconde, elle naît de l'écume de la mer; par la troisième, elle est fille de Jupiter et de Dioné; par la quatrième, enfin, elle vient de Tyr et est appelée Astarté. On expliquait sa naissance de l'écume de la mer par l'histoire de Saturne qui mutila d'un coup de faux les parties viriles de son père Cronus, et les jeta dans la mer. En y tombant tout ensanglantées, elles produisirent une écume qui donna naissance à Vénus Aphrodite.

il ne nous le dit pas, il se contente de le lui rappeler un jour qu'elle était de mauvaise humeur :

Quand une maladie cruelle t'enchaînait sur
ton lit, c'est moi, lui dit-il, dont les vœux t'arra-
chèrent au trépas. Trois fois, je promenai autour
de toi le soufre purificateur...

> Ipseque ter circum lustravi sulfure puro.

Ainsi, il avait adressé des vœux à Hécate, en
sa qualité de reine des enfers, présidant à la
magie et aux enchantements, mais pour plus de
sûreté, il avait brûlé du soufre pour désinfecter
l'air de la malade... Et la cruelle partit malgré
toutes ces preuves d'attachement dont il lui fait
le récit. Pauvre cher poète! que va-t-il devenir
pendant la bouderie de son amante? Plus d'une
fois, dit-il, j'ai essayé de noyer mes chagrins
dans le vin, mais toujours la douleur changeait
mon vin en larmes. Bien des fois, j'ai voulu
serrer dans mes bras une beauté, mais quand
j'allais goûter le plaisir, Vénus me rappelait ma
maîtresse et trahissait mon ardeur.

> Admonuit dominæ deseritque Venus.

Alors, la belle quittait ma couche ; elle disait
qu'on m'avait jeté un sort et qu'elle possédait un
secret peu flatteur pour ma puissance virile.

> Tunc me devotum descendens fœmina dixit,
> Et pudet, et narrat scire nefanda mea.

Voilà bien la croyance populaire, *me devo-
tum* ensorcelé, celui à qui on a jeté un sort. On

a cru de tout temps au pouvoir des sorciers de
réduire à l'impuissance. C'est ce que chez nous
on appelait *nouer l'aiguillette*, à cause de l'aiguillette avec laquelle étaient attachés les hauts-
de-chausses. Voltaire en parle ainsi [1] :

> *Ami lecteur, vous avez quelquefois*
> *Ouï conter qu'on nouait l'aiguillette.*
> *C'est une étrange et terrible recette...*
> *D'un pauvre amant le feu se tourne en glace*
> *Vif et perclus, sans rien faire il se lasse,*
> *Dans ses efforts étonné de languir.*

Quant au fait que raconte Tibulle, il est très
vrai. L'impuissance passagère tient presque
toujours à une cause morale ; elle se manifeste
principalement sous l'influence de la tristesse,
de l'inquiétude, du dégoût, de la jalousie, de la
peur. L'excès des désirs, l'émotion, la crainte, la
timidité peuvent également paralyser la puissance virile chez certains hommes très vigoureux
et très bien portants. Et voici, à ce propos,
quelques histoires que raconte Montaigne :

« Je sais par expérience que tel de qui je puis res-
pondre comme de moy-mesme, en qui il ne pouvait
choir de soupçon aucun de foiblesse, et aussi peu d'en-
chantement, ayant ouï faire le conte à un sien compai-
gnon d'une défaillance extraordinaire, en quoi estait
tombé sur le point, qu'il en avait le moins de besoin
se trouvant en pareille occasion, l'horreur de ce conte
lui vint à coup si rudement frapper l'imagination, qu'il
encourut une fortune pareille, et de là fut subjet à y
rechoir, ce vilain souvenir de son inconvénient le gour-
mandant et le tyrannisant.

1. Voltaire, *La Pucelle*.

. . . . , ...

« Les mariez, le temps estant tout leur, ne doibvent ni presser ni haster leur entreprise, s'ils ne sont prest ; il vault mieux faillir indécemment à estréner la couche nuptiale, pleine d'agitation et de fiebvre, attendant une et une aultre commodité plus privée et moins alarmée, que de tomber en perpétuelle misère pour s'estre étonné et désespéré du premier refus. Avant la possession prinse, le patient se doibt, à saillies et divers temps, légièrement essayer et offrir, sans se picquer et opiniastrer à se convaincre définitivement soy-mesme. Ceulx qui sçavent leur membre de nature docile, qu'ils se soignent seulement de contre piper leur fantaisie.

« On a raison de remarquer l'indocile liberté de ce membre, s'ingérant si importunément lorsque nous en avons le plus affaire, et contestant de l'auctorité si impérieusement, avecques nostre volonté, refusant avec tant de fierté et d'obstination nos sollicitations mentales et manuelles. »

En revanche, on a constaté chez quelques hommes le pouvoir des centres nerveux d'agir à volonté sur les organes de la génération.

On a cité le cas d'un jeune homme qui, malgré les excitations réitérées d'une fort jolie fille, pouvait s'abstenir de toute érection, mais qui, à un moment donné, et sans aucune sollicitation, produisait le phénomène contraire.

Enfin, comme exemples d'impuissance par cause morale, et pour compléter cette petite digression physiologique, il me suffira de rappeler l'infériorité de la natalité pendant l'année 1793, l'année de la Terreur, ainsi que pendant les mois qui suivirent les époques d'épidémie cholérique. La vigueur génératrice diminue donc sous l'influence de toutes les grandes préoccupations morales.

Que doit croire Tibulle? Une vieille lui a affirmé que ses charmes et ses herbes avaient assez de vertu pour éteindre les feux de l'amour.

Quid credam? nempe hæc eadem se dixit amores
Cantibus aut herbis solvere posse meos.

Les herbes jouaient un grand rôle dans la thérapeutique des anciens. Les sorcières allaient les cueillir sur les tombeaux au lever de la lune; et l'on reconnaissait à ces plantes la propriété de neutraliser les charmes et de préserver des maléfices.

Pline en cite une, d'après Homère, appelée *moly* (μῶλυ), que Mercure donna à Ulysse pour se préserver des enchantements de Circé. La racine en était noire et la fleur blanche. On a cherché quelle pouvait être cette plante mystérieuse, mais personne n'a trouvé. Linné cependant a donné le nom de *moly* à un genre d'ail, *allium moly*, mais ses fleurs ne sont pas blanches; elles sont jaunes. Aussi l'appelle-t-on vulgairement *ail doré*.

Le grand naturaliste latin parle aussi d'une autre plante, le *certros*, qui ne serait que la bétoine officinale, dont les fleurs sont rouges ou blanches; ses feuilles velues et oblongues, produisent des effets sternutatoires comme le tabac. Sa racine a une odeur pénétrante, elle est émétique et purgative. Cette plante était considérée autrefois comme *panacée* et c'est d'elle sans

doute que Tibulle veut parler, quand il dit à
propos de Délia :

Je lui donnai des sucs et des herbes pour
effacer la trace bleuâtre que deux amants impri-
ment avec la dent l'un sur l'autre.

> Tum succos herbasque dedi, queis livor abiret,
> Quem facit impresso mutua dente Venus.

Dans une de ses élégies, il cite les herbes des
sept montagnes.

> De septem montibus herbas...

le laurier dont le pétillement dans la flamme
sacrée nous annonce une année heureuse, et
dont la feuille procure des songes prophétiques.
Il indique comment pour dissimuler les ravages
du temps, on se teint la chevelure avec l'écorce
verte de la noix.

> ... Coma tum mutatur, ut annos
> Dissimulet, viridi cortice tincta nucis.

Au milieu de quelques idées justes, quel mé
lange curieux de magie, de superstition, de sor-
cellerie et d'ignorance ! On se demande, malgré
cela, si les prêtres et les sibylles ne produisaient
pas certains effets extraordinaires par des moyens
naturels, si les breuvages et les philtres, en agissant sur l'imagination ou sur le système nerveux
ne disposaient pas les esprits aux illusions et
aux hallucinations. Tibulle ajoute que sa sorcière seule connaît les herbes malfaisantes de
Médée.

> Sola tenere malas Medeæ dicitur herbas.

Herbes vénéneuses, évidemment : jusquiame blanche, jaune ou noire, ciguë et stramoine qu'on n'appelle pas pour rien l'herbe des sorciers, mais dont les propriétés magiques sont bien moins grandes depuis la découverte de la chimie légale.

Pour son poète, la vieille a composé des chants à l'aide desquels on peut tromper :

Tu n'auras qu'à chanter trois fois et cracher ensuite trois fois ; il ne pourra rien croire de ce qu'on lui dirait de nous : il n'en croirait même pas ses yeux.

Cracher trois fois (*Numero Deus impare gaudet*), c'était la formalité usitée dans les enchantements. Et il ne faut pas croire que ce soit une forme poétique destinée à frapper l'esprit des lecteurs. Pline, le naturaliste, dans un chapitre consacré aux propriétés de la salive, dit qu'il faut cracher pour repousser les sortilèges.

L'esprit superstitieux des Romains tirait des présages de tout : de la rencontre d'un homme qui boitait du pied droit, d'un serpent, d'un loup, d'un renard... Ils s'effrayaient d'un tressaillement, d'un éternûment, du heurt avec le pied contre une porte, comme le dit Tibulle, — et comme l'a dit également Valère-Maxime à propos de Tibérius Gracchus. Celui-ci s'était heurté le pied avec une telle violence qu'il s'était brisé un orteil ; il ne tint pas compte de ce présage, et, bientôt après, il périt malheureusement.

Par contre, Tibulle refuse de croire aux songes et à leurs interprètes.

· « Puissiez-vous mentir, dit-il, songes mena-
çants, qui, vers la fin de la nuit, avez troublé
mon repos ! Loin d'ici, interprètes imposteurs !
emportez avec vous votre science imaginaire, et
cessez de chercher dans un songe des signes
certains. »

Il se contente de croire aux avertissements que
révèlent les fibres des entrailles des victimes
immolées aux dieux, et il offre les prémices de
ses fruits au dieu des laboureurs, « à Priape,
rougi de vermillon, qui est le gardien des vergers et qui effrayent les oiseaux avec sa faux
redoutable. »

Priape n'était pas seulement le dieu de la
luxure, il était aussi le protecteur des jardins et
des treilles dont il éloignait les voleurs et les
oiseaux. Cette divinité bizarre, à laquelle on
offrait des fleurs et des fruits, était représentée
sous la forme d'un homme avec des cornes de
bouc, des oreilles de chèvre et un phallus déme-
suré, véritable massue qui aurait pu servir à
assommer le voleur surpris. Priape était peint
au minium, afin probablement de le garantir des
influences météorologiques. C'était assez pour
lui d'être exposé aux accidents du genre de celui
dont parle Horace, quand le dieu des vergers se
plaint des magiciennes qui viennent faire leurs
enchantements aux Esquilies :

Mentior at si quid, merdis caput inquiner albis
Corvorum ; atque in me veniat mictum atque cacatum
Julius et fragilis Pediatia, furque Voranus.

« Si je mens, que les corbeaux me couvrent
la tête de leur fiente grise et que Julius et le triste
Pédatia, et ce filou de Voramus viennent p... et
c... sur moi. »

Pauvre Priape! quand un poète parle ainsi
d'un dieu tel que toi, il faut dire : les dieux s'en
vont.

En attendant, Tibulle nous fait assister à la
cérémonie *des quatre-temps*, dans laquelle on bé-
nit les champs et ceux qui les cultivent. Il nous
en fait ainsi la description :

Assistants, gardez un religieux silence, nous
allons faire la purification des moissons et des
champs, selon l'antique usage qui nous a été
transmis par nos aïeux. Bacchus, viens parmi
nous ; qu'un doux raisin soit suspendu aux
cornes de ton front ; et toi, Cérès, couronne ta
tête d'épis. En ce jour sacré, que la terre et le
laboureur se reposent, que toutes les occupations
soient consacrées aux dieux ; que la jeune fille ne
soit point assez téméraire pour mettre la main
à la laine. Et vous, éloignez-vous des autels,
vous qui avez la nuit dernière goûté les plaisirs
de Vénus. La chasteté plaît aux dieux. Allez
purifier vos mains dans l'eau d'une source...

Hum ! Tibulle nous paraît bien sévère, à
propos de cette cérémonie religieuse. Que faisaient donc, pendant ce temps-là, Délie, Némésis, Sulpicia et Nééra? Regardaient-elles
« l'agneau sacré marcher aux autels resplendis-
sants, suivi d'une foule de prêtres en robe
blanche et couronnés d'olivier » ? Elles atten-

daient sans doute la fin du service, le moment
où Tibulle, plus galant, saluait le clergé et disait
à ses esclaves : « Apportez-moi maintenant un
vin fameux de Falerne, quelques bouteilles qui
datent d'un de nos vieux consuls ; mettez en
perce un baril de Chio. Célébrons ce jour, la
coupe en main ; il n'y a pas de honte à s'arroser
un jour de fête et à marcher d'un pied chancelant... »

Constatons que les mœurs religieuses, sociales
et politiques des peuples se modifient avec le
temps, mais ne changent guère : les circonvolu-
tions cérébrales des hommes se développent
lentement.

Voyons maintenant, comme le dit Tibulle,
l'impuissance de la médecine pour guérir l'a-
mour :

Le bel Apollon lui-même fait paître les troupeaux d'Admète. Les maux de son cœur ont
résisté à la vertu des simples ; toutes les res-
sources de l'art de guérir ont échoué contre la
puissance de l'amour.

> Nec potuit curas sanare salubribus herbis
> Quidquid erat medica vicerat artis Amor.

L'or plaît aux jeunes filles, dit encore Tibulle.
Et puisqu'il en est ainsi, vienne la rapine, puisqu'il faut à Vénus des richesses. Ma Némésis
nagera dans le luxe ; en allant à travers la ville,
elle attirera tous les regards par la magnificence
avec laquelle je l'entretiendrai. Qu'elle porte ces

fins tissus où les femmes de Cos entremêlent l'or et la soie...

Cette puissance de l'or, nous la retrouvons mentionnée chez tous les auteurs latins, grecs, français... poètes et prosateurs, sacrés ou profanes.

Sans nul doute, a dit Horace, l'argent, ce roi du monde, donne une épouse avec une dot, du crédit, des amis, une famille, une belle figure : Vénus et l'Éloquence favorisent quiconque a la bourse pleine.

> Icilicet uxorem cum dote, fidemque, et amicos,
> Et genus et formam regina pecunia donat :

Et Boileau, d'après Horace, en parle ainsi :

> *Quiconque est riche est tout. Sans sagesse il est sage,*
> *Il a sans rien savoir la science en partage.*
> *Il a l'esprit, le cœur, le mérite, le rang,*
> *La vertu, la valeur, la dignité, le sang.*
> *Il est aimé des grands; il est chéri des belles :*
> *Jamais surintendant ne trouva de cruelles,*
> *L'or même à la laideur donne un teint de beauté.*
> *Mais tout devient affreux avec la pauvreté.*

Un autre poète, dont je regrette de ne pouvoir dire le nom, nous peint avec éloquence le pouvoir de ce corps simple métallique, le plus malléable des métaux :

> *L'or, c'est la clef magique ouvrant toutes les portes,*
> *C'est le doigt enlaçant les fleurs aux feuilles mortes,*
> *Le laid avec le beau; c'est l'agent infernal*
> *Qui pose un front ridé sur un sein virginal.*

Malheureusement, l'or est peu employé en

médecine ; nous savons tous cette vérité profes-
sionnelle... avec laquelle nous terminerons cette
petite digression philosophique.

Dans le livre III de ses œuvres, Tibulle écrit
à ses amis ces lignes :

« Vous êtes maintenant aux eaux de l'Etrurie
qu'il faut se garder de visiter pendant les
ardeurs de la Canicule, mais qui méritent la préférence sur les eaux sacrées de Baïes, maintenant
que le printemps vermeil amollit le sein de la
terre. »

> Vos tenet, Etruscis manat quæ fontibus unda,
>   Unda sub æstivum non adeunda Canem,
> Nunc autem sacris Baiarum maxima lymphis,
>   Quum se purpureo vere remittit humus.

Il y avait, en effet, des eaux thermales très
fréquentées en Etrurie, et les plus célèbres étaient
celles de Tayrum, aujourd'hui connues sous le
nom de *Bagni di Vicarello,* près de la ville
d'Acqua-Pendente.

Cependant, quoi qu'en dise Tibulle, les eaux
de Baïes jouissaient d'une très grande réputation.
La ville de Baiæ, située à quelques lieues de
Naples, s'élevait en amphithéâtre sur une colline
demi-circulaire qui dominait la mer. La mode
voulait que tout riche romain y eût sa maison de
campagne et y vînt passer l'arrière-saison. On y
voit encore des ruines de toute beauté, mais dont
la majeure partie est sous la mer : celles des bains
de Néron, du palais de Jules César, des villas de
Cicéron et d'Agrippine, des temples de Vénus, de

Diane, de Mercure, etc. La salubrité des eaux de
Baïes, leur situation dans la plus belle partie de la
Campanie, y attiraient une affluence considérable, qui le plus souvent venait y chercher piu-
tôt le plaisir que la santé.

Incidemment, l'auteur des élégies parle des
eaux de Marcia, qui se trouvaient à l'extrémité
de l'Abruzze et qui furent amenées à Rome par
un aqueduc. D'après Pline, il n'y avait pas au
monde d'eau plus fraîche et qui eût des effets
plus salutaires. Les Romains étaient nos maîtres
en fait d'hydrothérapie.

· Mais ni les eaux thermales ni la médecine ne
purent guérir Cérinthe, la plus charmante vierge
dont Tibulle s'éprit follement un jour. C'est en
vain que notre poète dit à Apollon, dieu de la
médecine :

Exauce mes vœux et guéris les maux d'une
jeune fille. Crois-moi, hâte-toi et bientôt tu ne
regretteras pas d'avoir donné à la beauté les
secours de la médecine.

> Huc ades, et teneræ morbos expelle puellæ,
> Crede mihi, propera, nec te jam, Phœbe, pigebit
> Formosæ medicas applicuisse manus.

Empêche l'étisie de consumer ses membres
décolorés et de flétrir une peau si blanche.

> Effice ne macies pallentes occupet artus
> Neu notet informis candida membra color.

Viens, dieu puissant ; apporte avec toi les sucs
et les secrets magiques qui soulagent la souffrance

Sancte, veni, tecumque feras, quicumque sapores,
   Quicumque et cantus corpora fessa levant.

C'est en vain qu'il invoque Apollon, qu'il lui
montre la gloire qu'il y aurait pour lui, en sau-
vant un seul mortel, d'en rappeler deux à la vie
et que tous les dieux envieront son art salutaire,

   Optabunt artes et sibi quisque tuas,

Cérinthe est en proie à une maladie de langueur,
à la phtisie peut-être ! la fièvre tourmente maintenant ses membres fatigués,

   Nunc vexat corpora fessa calor.

Et si Tibulle ne nous dit pas la fin de la maladie, nous avons les éléments nécessaires pour
en assurer le pronostic.

Contentons-nous de savoir que, malgré son
ardent amour pour lui, elle a dû céder à la violence de sa douleur et qu'elle lui en demande
pardon en vers d'une puissante harmonie poétique :

Que je ne sois plus, ô ma vie ! l'objet de tes
brûlantes pensées, comme je l'étais, il y a peu de
jours ; si la folie de la jeunesse m'a fait com-
mettre quelque faute dont je me repente plus que
de t'avoir laissé seul la nuit dernière, dans le
désir que j'avais de te cacher la fièvre qui me
dévorait...

   Ardorem cupiens dissimulare meum.

Assez maintenant sur les amours et sur cette
existence torrentueuse du tendre Tibulle. Lui-

même semblait aspirer quelquefois à une vie plus calme, quand il envisageait l'époque où la jeunesse nous abandonne fatalement.

C'est alors qu'il disait :

« N'est-il pas mille fois plus digne d'envie le sort de celui que la vieillesse paresseuse surprend dans une humble chaumière entouré de ses enfants ? Il garde lui-même ses brebis, son fils fait paître les agneaux ; et son épouse fait tiédir l'eau pour le délasser de ses fatigues.

« Que ce bonheur soit le mien ! Qu'il me soit permis de voir mes cheveux blanchir et de raconter dans ma vieillesse les histoires du vieux temps. »

> Sic ego sim ! liceatque caput candescere canis,
> Temporis et prisci facta referre senem.

Tibulle avait raison : c'est là qu'est la vérité.

PROPERCE

Encore un esprit délicat qui n'a vécu que pour l'amour et que l'amour a fait poète : Properce.

Il est né en Ombrie, à Spello ou Mévanie, en l'an 697 de la fondation de Rome. Sa famille le destinait au barreau. Pendant qu'il faisait ses études, il eut pour maîtresse la douce Lycinna, qui ne mit aucun obstacle à sa carrière ; mais, quelques années après, il devint épris de Cynthie, qui résista d'abord à ses feux, et pour laquelle il composa ses premières poésies. Cette passion lui révéla son talent, et il abandonna ses cours de droit pour se consacrer entièrement aux muses. Cela lui attira les faveurs de Mécène et l'amitié d'Ovide, de Gallus et de tous les poètes célèbres de son époque. Ce fut donc au milieu d'eux et auprès de Cynthie que s'écoula, presque sans nuage pour l'insouciant Properce, une vie toute de poésie et d'amour.

On a dit de lui qu'il chantait ses sensations plutôt que sa maîtresse, et que cette fougue ardente qui le caractérise était bien plus dans son imagination que dans son cœur. Elle était cependant bien séduisante, cette Cynthie à laquelle il disait :

« Toi, à qui Phœbus accorde le don des vers, à qui Calliope prête volontiers sa lyre ; toi, dont les discours ont un agrément sans égal ; qui réunis aux talents de Minerve toutes les grâces de Vénus, et qui, avec tant d'avantages, es toujours sûre de charmer mon existence. »

Mais Properce était pareil à « cet enfant du siècle » dont Alfred de Musset nous a fait l'histoire : tempérament nerveux, mobile, avide de sensations, comme il s'en produit à un moment donné de la vie des peuples, à l'apogée de toutes les civilisations.

A peine, en effet, a-t-il achevé d'écrire ces paroles empreintes de la passion la plus vraie, que nous le voyons immédiatement nous faire le récit d'une soirée d'orgie, pendant laquelle il avait oublié et ses protestations d'amour et ses promesses de bonheur. Il raconte ainsi la chose :

Je me traînais d'un pas alourdi par le vin ;

Ebria quum multo traherem vestigia baccho ;

des esclaves, secouant leurs torches, dissipaient devant moi l'obscurité d'une nuit avancée. Cependant l'ivresse ne m'avait pas ôté le complet usage de mes sens ;

Nondum etiam sensus deperditus omnes ;

et je m'approche avec peine du lit de Cynthie, contre lequel je cherche un appui !...

N'est-ce pas là l'ivresse aristocratique qui succède aux libations copieuses d'un bon dîner, qui ne se traduit physiquement que par une démarche chancelante et par une exagération dans les sentiments : colère ou tendresse, lesquelles, avec un équivalent de plus, peuvent souvent se transformer, suivant les sujets, ou en une brutalité dangereuse ou en un attendrissement larmoyant. Mais Properce avait le vin aimable et voluptueux :

« Je me sentais, ajoute-t-il, embrasé d'une double ardeur. »

Et quamvis duplici correptum ardore juberent.

« Deux dieux puissants, Bacchus et l'Amour, m'engageaient à passer mon bras sous sa tête, à lui ravir un baiser, et, la main sur ses charmes, à me préparer au combat... »

Il faut lire la fin, c'est parfaitement décrit.

Dans une des élégies suivantes, nous le voyons analyser sa passion pour Cynthie, et chercher le moyen de consacrer ses veilles à des travaux sérieux.

Hélas ! on se distrait, dit-il, mais l'on ne peut jamais arracher l'amour de son cœur,

Differtur, nunquam tollitur ullus amor,

car ce n'est pas seulement la beauté de Cynthie qui m'a séduit, quoique son teint le dispute aux lis en blancheur, et qu'il rappelle le vermillon d'Ibérie mêlé aux neiges de Thrace, ou la feuille de rose nageant sur le lait le plus pur ; ce ne

sont pas non plus ses cheveux flottants sur un
cou d'albâtre, ni ses yeux, flambeaux étincelants, lumières de ma vie, ni ces brillantes
étoffes que nos belles tirent d'Arabie... Cynthie
ne danse-t-elle pas, au sortir d'un festin, avec
plus de grâce qu'Ariadne conduisant les chœurs
des Bacchantes? Son archet ne le dispute-t-il
pas à celui des Muses lorsqu'elle essaye de
savants accords sur le luth d'Éolie? Ses écrits
l'emportent sur ceux de Corinne elle-même et la
célèbre Érinne n'oserait rivaliser avec elle de
poésie...

Il ne faudrait pas conclure de ce tableau que
nous fait Properce de sa maîtresse que les
femmes de la Rome antique avaient toutes une
intelligence aussi développée et une instruction
aussi complète que la blonde Cynthie. Quoique
les découvertes anthropologiques nous montrent
une capacité crânienne presque égale entre les
hommes et les femmes de l'antiquité, il faut bien
se rappeler que les matrones étaient presque
illettrées, et que les hétaïres seules recevaient
cette grande éducation et ces talents qui les faisaient rechercher par les poètes et les philosophes.
Ceci nous explique l'influence que les femmes
galantes exerçaient alors sur les hommes des
classes supérieures et principalement sur la jeunesse.

« C'est ainsi, comme le dit Properce, que le
jeune homme, qui d'abord repousse l'amour
avec fierté, se trouve bientôt vaincu par lui et se
courbe à tous ses caprices. »

> Sic primo juvenes trepidant in amore feroces,
> Dehinc domiti post hæc æqua et iniqua ferunt.

Et il n'y a pas que les adolescents qui succombent, il y a aussi les généraux victorieux, les orateurs éloquents, les grands politiques.

Il y eut aussi, ajoute Properce, Mélampe, qui fut surpris à dérober les troupeaux d'Iphicus par amour pour la beauté de Péro, — Mélampe, le médecin célèbre, un fils d'Apollon !

Comment donc expliquer cette puissance ? Notre poète va nous le dire :

Ni les herbes, ni les nocturnes enchantements de Médée, ni les breuvages préparés de la main de Périmédée elle-même ne peuvent rien contre l'amour. C'est un ennemi qui vient sans dire pourquoi, qui frappe sans se faire voir, et dont les coups ne sont pas moins sensibles pour être mystérieux.

Le malade n'a pas besoin des médecins, ni d'un bon lit,

> Non eget hic medicis, non lectis mollibus æger ;

Les intempéries et le grand air ne lui sont pas nuisibles : il se promène et tout à coup ses amis étonnés apprennent son trépas, tant les ravages du mal sont imprévus.

> Huic nullum cœli tempus et aura nocet.
> Ambulat ; et subito mirantur funus amici.
> Sic est incantum, quidquid habetur amor.

A la description symptomatique que Properce nous donne de son mal d'amour, on pourrait croire à un cas foudroyant comme on n'en voit plus de notre temps. Or, cela devait être très grave, puisqu'il ajoute :

« Je souhaite à mon ennemi, si j'en ai, qu'il aime une maîtresse ; à mon ami, l'amour d'un jeune garçon.

> Hostis si quis erit nobis, amet ille puellam,
> Gaudeat in puero, si quis amicus erit.

Heureusement, la pédérastie n'était pas le défaut de Properce, et, s'il s'exprime ainsi, c'est qu'il était malheureux en amour. Cynthie a été infidèle : aux instigations d'une vieille procureuse appelée Acanthis, elle s'est livrée pour de l'or ! Écoutons les malédictions que profère *ad Anum* notre infortuné poète :

Corruptrice infâme ! que la terre couvre de ronces ton ignoble tombeau ; que ton ombre tourmentée par la soif éprouve le supplice que tu redoutes... Fléau des unions les mieux assorties, tu aurais forcé Pénélope elle-même à oublier son Ulysse ! — Ordonne, et l'aimant n'attirera plus le fer, et l'oiseau déchirera lui-même son propre nid.

Par ses flatteries perfides, Acanthis a attiré dans le vice l'amante du poète ; elle a fait miroiter à ses yeux les trésors et les riches étoffes de l'Orient ; elle lui a appris enfin l'art de la galanterie :

« Diffère sous mille prétextes, lui disait-elle, la nuit qu'un amant sollicite, et l'amour n'en sera que plus vif et plus empressé. S'il a, dans sa co-

lère, dérangé ta chevelure, fais-lui acheter la
paix par de riches présents. Aiguise sa jalousie
en laissant traîner des lettres sur ta toilette ; que
ton cou lui offre toujours la trace récente de
quelque morsure qui puisse être attribuée à une
lutte voluptueuse. Que ton portier soit empressé
à ouvrir aux prodigues ; mais, pour celui qui se
présente les mains vides, qu'il dorme sans rien
entendre derrière ses verrous. Reçois le soudard
qui n'est pas fait pour l'amour et le matelot aux
mains endurcies, s'ils ont de l'or à t'offrir. A
quoi te serviront les vers des poètes : ce sont
des paroles inutiles, si elles ne sont pas accom-
pagnées des tissus précieux de Cos, ou de l'or
qui donne seul une valeur aux accords de la lyre.
En un mot, profite de ta jeunesse, de ta fraîcheur, des belles années qu'épargnent encore les
rides, et crains que le temps n'efface quelque
chose de ta beauté. »

« Tel était, pour corrompre le cœur de ma
Cynthie, le langage que lui tenait Acanthis, dont
on comptait les os à travers la peau décharnée. »

La vengeance n'est pas seulement le plaisir
des dieux ; c'est aussi celui des amants trompés.
Properce s'est aperçu qu'Acanthis, l'infâme procureuse de Cynthie, était gravement malade ; il
s'en réjouit et court sacrifier une blanche co-
lombe sur l'autel de Vénus, qui vient de frapper
l'infâme d'une bonne broncho-pneumonie.

« J'ai vu, dit-il, une toux opiniâtre gonfler le
cou ridé d'Acanthis, et des crachats sanguino-
lents sortir de ses dents cariées,

Vidi ego rugoso tussim concrescere collo,
Sputaque per dentes ire cruenta cavos,

et son âme impure s'exhaler sur le grabat de ses
ancêtres.

Atque animam in tegetes putrem exspirare paternas.

Cela n'a pas été long.
Quant à la cérémonie funèbre, voici :
Quelques bandelettes attachèrent les cheveux
rares de la vieille ; et sur la tête on lui mit un
vieux bonnet dont la crasse avait rongé la couleur,

Et immundo pallida mitra situ.

Pour l'accompagner au bûcher : sa chienne.
Ses cendres furent placées dans une amphore
vieille et fêlée, puis enfouies sous un figuier sauvage.
Vous qui aimez, ajoute Properce, en guise
d'épitaphe, n'épargnez pas les pierres à son tombeau ni les malédictions à ses cendres.
Quelque temps après, Cynthie mourait, sans
personne auprès d'elle pour lui fermer les yeux,
sans personne près du bûcher pour arroser sa
cendre. Properce écrivit cependant pour elle
une de ses dernières élégies. Il disait :
« Les mânes ne sont point une chimère ; et tout
ne meurt pas avec nous ; l'ombre pâle échappe
au bûcher...

Sunt aliud Manes ; letum non omnia finit ;
Luridaque evictos effugit umbra rogos.

En vain voulut-il oublier celle qui avait absorbé sa vie ; il chanta l'ivresse qui ranime la
verve du poëte...

       Ingenium potis irritet Musa poetis...

Il fit dresser le festin sous le délicieux ombrage du bois sacré, la rose couronna son front
de ses caresses, il vida la coupe pleine de Falerne, et trois fois on répandit sur sa chevelure
les parfums [1] de la Cilicie.

Properce avait été frappé au cœur par la mort
de son amante, il la suivit de près : Quand on
ne vit que pour l'amour, on meurt jeune.

1.   [Terque lavet nostras spica Cilissa comas.

Quelle est la plante désignée par *spica*, qui servait à parfumer les huiles destinées aux soins de la chevelure? Pour
Dioscoride, ce serait le nard, et d'après Pline le safran ou
l'iris. Je pense qu'il s'agit tout simplement du nard d'Italie,
Lavandula spica, — la lavande que les anciens employaient
également pour bains et lotions.

VIRGILE

Virgile est né à Andes, village situé sur les bords du Mincio, près de Mantoue, le 15 octobre de l'an 70 av. J.-C., et 684 de la fondation de Rome. Il appartenait à une famille de riches cultivateurs. On lui fit donner une brillante éducation, d'abord à Crémone et à Milan, et ensuite à Naples, où il étudia successivement la philosophie, les belles-lettres, les mathématiques et la médecine : les fortes études littéraires sont loin d'être incompatibles avec celles des sciences. De même, la profondeur de ses pensées et la justesse de ses expressions se ressentent de son érudition scientifique et de l'esprit d'observation qu'il puisa dans celle-ci.

Comme Horace, Properce et Tibulle, Virgile prit le parti de Brutus contre Octave, et, après la victoire de Philippes, ses biens furent confisqués ; mais, grâce à l'intervention de Mécène, le protecteur des poètes latins, il fut bientôt remis en possession du domaine paternel. Son histoire politique se termine là.

Virgile était une nature d'élite; il était sensible, affectueux, modeste, observateur, ennemi de la discorde et des guerres civiles, des luttes et des dissensions. Sa timidité était excessive ; son front était de ceux que la pudeur offensée peut couvrir de rougeur, comme l'a dit Sénèque : *ad eo illi ex alto suffusus est rubor,* — mais de ceux aussi qu'on abandonne facilement aux baisers d'une amante. Virgile, l'ami d'Horace, avait le cœur tendre, et il ne sut pas toujours résister aux attraits et aux coquetteries de Vénus. Il n'oublia jamais cependant de conserver dans sa conduite la plus grande dignité et cette délicatesse native des hommes supérieurs. Il fut poète dans toutes les circonstances de sa vie, poète épique, élégiaque, didactique, passionné pour tout ce qui était beau et grand; il fut poète comme Homère. C'était un charmeur en mission sur la terre. Il a chanté l'amour de la patrie, il a inspiré aux peuples des sentiments nobles et généreux, il a été un bienfaiteur de l'humanité.

Cependant, malgré la mansuétude de son caractère, il était parfois d'humeur assez difficile. D'après Dacier et d'autres commentateurs, c'est de lui qu'Horace disait dans une de ses satires :

Il est trop susceptible, il ne sait pas se prêter au persiflage de nos railleurs. On peut sourire à la vue de cet homme à la chevelure sauvage, à la robe traînante, aux chaussures trop larges pour ses pieds..., mais il est bon, c'est le meil-

leur des hommes et des amis, et cette grossière
enveloppe cache un esprit sublime.

Iracundior est paulo...

Au physique, Virgile était grand, élancé,
d'une constitution faible. Il avait le teint hâlé
du paysan, des traits fins encadrés par une longue chevelure. Le climat humide et marécageux
(*impaluda*) de Mantoue lui causa plusieurs affections bronchiques qui le forcèrent à quitter ce
pays, dont le ciel nuageux et les verdoyantes
prairies plaisaient à sa nature rêveuse et mélan-
colique. Il passa donc sa vie tantôt à Naples,
tantôt à Rome, où il mourut à l'âge de quarante-
neuf ans, au retour de son voyage en Grèce, où
il avait fait un séjour de trois ans.

Jetons maintenant un coup d'œil médical et
scientifique sur ses œuvres.

Quand on relit les *Bucoliques* et les *Géorgiques*, on est profondément surpris des connaissances étendues de Virgile en botanique, en
agriculture, en hygiène : Il enseigne l'art qui
produit les riantes moissons, la saison où il faut
retourner la terre et marier la vigne à l'ormeau,
les soins qu'il faut donner à la reproduction du
bétail et des abeilles. Il sait quelles sont les
terres qui sont propres aux différentes cultures,
l'influence des vents, les procédés de l'expérience, les traditions locales, les productions de
chaque contrée. Tel terrain convient aux cé-
réales, tel autre à la vigne, tel autre aux arbres
et aux prairies : De même, le Tmolus, dit-il,

nous envoie son safran, l'Inde son ivoire, les plaines de Saba leur encens, le noir Chalybe son fer, le Pont son fétide castoreum.

Il conseille de ne jamais mettre du blé deux années de suite dans la même terre, de le rem placer par des pois secs, de la vesce légère ou d'amers lupins. « Mais, dit-il, écarte le lin, l'avoine, le pavot soporifique; ces plantes dessèchent la terre, *à moins que d'épais fumier et les sels de la cendre ne raniment sa vigueur épuisée.* » Les premiers étaient l'engrais, qui modifie la nature chimique du sol, les seconds étaient l'amendement, qui modifie sa nature physique et stimule sa végétation.

Nous ne le suivrons pas dans ses savantes leçons d'agriculture, et nous nous arrêterons à la description d'un arbre dont il signale les différentes propriétés sans lui donner de nom :

« La Médie produit ce fruit salutaire dont les sucs amers et la saveur persistante chassent des veines, avec une si puissante activité, le poison qu'y a versé une marâtre, en y mêlant des paroles magiques. Cet arbre est grand; il ressemble beaucoup au laurier; et, sans l'odeur qu'il répand au loin, ce serait le laurier. Sa feuille résiste à tous les vents et sa fleur est extrêmement tenace. Les Mèdes s'en servent pour parfumer leur haleine et leur bouche infecte, et pour soulager les vieillards asthmatiques[1].

1. Virgile, *Géorgiques.*

Animas et olentia Medi
Ora fovent illo, et senibus medicantur anhelis.

Quel est cet arbre ? Plusieurs botanistes pensent que c'est le citronnier, dont le suc du fruit, par son action fébrifuge, pouvait bien chasser des veines les miasmes marématiques désignés par le poète comme un poison versé par une marâtre. Je donne cette explication qui me paraît plausible, en raison de l'étiologie fantastique que les anciens donnaient aux maladies épidémiques. Quant à l'action antispasmodique du citron dans l'asthme sénile, on pourrait facilement la contrôler, ce qui, je crois, n'a pas encore été fait.

Dans le douzième livre de l'*Énéide*, nous trouvons un autre exemple des connaissances de Virgile en botanique médicale.

Énée vient d'être blessé à la jambe par une flèche, son sang coule, il y a hémorragie. C'est Vénus qui apporte elle-même au chirurgien le vieux Iapis, la plante dont l'infusion doit servir à laver la plaie. C'est le dictame aux feuilles cotonneuses et à la fleur de pourpre, bien connue de la chèvre sauvage quand elle est blessée par une flèche. Vénus donne à la préparation une plus grande vertu, en y mêlant les sucs de l'ambroisie et de l'odorante panacée.

Iapis, sans connaître la puissance de cette eau, procède au pansement de la blessure. Et soudain la douleur a fui tout entière le corps d'Enée, et le sang s'est arrêté au fond de la blessure.

Subitoque omnis de corpore fugit
Quippe dolor ; omnis stetit imo vulnere sanguis.

Or, le dictame cueilli sur le mont Ida par la déesse n'est pas autre chose que le fameux dictame de Crète, espèce d'*Origanum*, de la famille des Labiées. Il était célèbre, anciennement, pour la guérison des blessures, et il fait encore partie de la thérapeutique moderne ; il entre dans l'électuaire diascordium et dans la confection du safran composé.

Quant aux sucs salutaires de l'ambroisie et de l'odorante panacée que Vénus fait entrer dans son liquide hémostatique, on suppose qu'il s'agit du *Chenopodium ambrosioïdes*, dont le maté ou thé du Paraguay n'est qu'une variété.

Nous venons de voir Virgile botaniste, nous allons l'interroger maintenant comme hygiéniste.

Si on ne connaissait pas de son temps les théories microbiennes actuelles, on soupçonnait déjà qu'un principe morbide provenant d'un organisme malade fût capable de contagionner un individu sain. Les observateurs de l'antiquité n'ignoraient pas non plus que les maladies infectieuses proviennent d'un foyer d'émanations délétères et que l'air leur servait de véhicule dans leur propagation.

Mélibée dit, en effet, à Tityre :

« Tes brebis pleines n'auront point à souffrir d'un pâturage inaccoutumé, et, devenues mères, elles ne craindront pas la *contagion* d'un troupeau voisin.

Non insueta graves tentabunt pabula fetas,
Nec mala vicini pecoris contagia lædent.

Dans le livre III des *Géorgiques*, Virgile nous donne une description très curieuse d'une célèbre épizootie. Cette maladie, dit-il, attaque les bergeries et enlève les troupeaux. Jadis, *un air pestilentiel*, s'embrasant de tous les feux de l'automne, fit périr tous les animaux domestiques et même les animaux sauvages, empoisonna les lacs et infecta les pâturages. D'abord un feu brûlant courait de veine en veine, desséchait les membres de l'animal, bientôt gonflés d'une liqueur corrosive qui, lentement, calcinait et dévorait leurs os.

Les bœufs présentent des symptômes différents : leurs flancs s'affaissent, une morne stupeur appesantit leurs yeux éteints et leur tête alourdie se penche sous son poids vers la terre. Ils vomissent un sang mêlé d'écume, et poussent un profond et long gémissement avant de mourir.

La rage s'empare des chiens, le porc est suffoqué par une toux violente qui serre sa gorge ulcérée. Le cheval abattu et triste se détourne des fontaines et du pied frappe sans cesse la terre ; son oreille est baissée, une sueur intermittente froide survient aux approches de la mort ; sa peau desséchée se durcit et résiste à la main qui la touche. Bientôt les yeux s'enflamment ; du fond de la poitrine la respiration sort difficilement, entrecoupée quelquefois de pénibles gémissements et de longs soupirs qui tendent les flancs de l'animal. De ses narines jaillit un sang noir, et sa langue rude et aride obstrue son gosier. Enfin arrive la mort, au milieu des convulsions dans lesquelles se débat l'animal.

Dans le bercail, la mort amoncelle les cadavres qui tombent par lambeaux en une dégoûtante dissolution, avant qu'on les enfouisse dans les fosses profondes ; car l'eau et le feu ne pouvaient purifier leurs peaux. On se gardait bien de tondre les brebis mortes de la *contagion* ou de toucher à ses tissus empoisonnés.

Malheur à qui eût osé s'en revêtir !

A l'instant son corps se couvrait de pustules ardentes ; de ses membres infects coulait une sueur immonde, et bientôt au seul contact de ce vêtement, il périssait consumé par le feu sacré.

> Verum etiam invisos si quis tentarat amictus,
> Ardentes papulæ, atque immundus olentia sudor
> Membra sequebatur ; nec longo deinde moranti
> Tempore contactos artus sacer ignis edebat.

Voilà la pustule maligne inoculée à l'homme par les matières virulentes provenant des dépouilles des animaux atteints des maladies charbonneuses. Virgile décrit parfaitement l'inflammation gangréneuse, l'escarre qui apparaît ensuite, ainsi que les symptômes généraux, adynamiques et ataxiques qui accompagnent la dernière période de la maladie, quand un traitement convenable n'est pas venu à temps en arrêter l'évolution.

Il est vraiment curieux de voir l'auteur de l'*Enéide* nous révéler ses connaissances en art vétérinaire. Si vous le désirez, il vous apprendra, en effet, les causes et les symptômes des maladies qui attaquent les troupeaux :

Morborum quoque te causas et signa docebo.

La gale immonde infecte les brebis.

Turpis oves tentat scabies.

Les ronces déchirent leur peau et déterminent des abcès. Quel est le remède ? Il faut les baigner dans l'eau courante, dit-il au berger,

Ou bien, enduis leur corps, privé de sa toison,
De la graisse, du soufre et des sucs de l'oignon;
Joins-y des verts sapins la racine visqueuse
Et la fleur d'anticyre, et le bitume noir,
Et le marc de l'olive enlevé du pressoir;
Ou plutôt, pour calmer la sourde violence
D'un mal qui se nourrit et s'accroît en silence,
Hâte-toi, que l'acier, sagemeut rigoureux,
S'ouvre au sein de l'ulcère un chemin douloureux.

Après la ponction du foyer purulent, il faudra dans un autre cas employer la saignée :

Même quand la douleur pénétrant jusqu'aux os,
D'un sang séditieux fait bouillonner les flots,
Sous les pieds des brebis que la fièvre ravage
Qu'à ces flots jaillissants le fer ouvre un passage.

C'est le traitement antiphlogistique qu'il faut employer aussi chez les chiens et cochons atteints d'esquinancie (*angina*).

Car d'une horrible toux les accès violents
Etouffent l'animal qui s'engraisse de glands.

Passons aux maladies des abeilles maintenant, qu'il diagnostique d'après les symptômes suivants : leur couleur change, une horrible maigreur les défigure ; puis on les voit enlever de la ruche les cadavres de leurs compagnes ; elles se suspendent enchaînées par les pattes au seuil de la ruche, ou bien elles restent enfermées dans leurs cellules, où elles languissent, abattues par la faim, engourdies par le froid.

Pour guérir l'essaim, Virgile conseille de brûler dans l'habitation du galbanum odoriférant. Il faut les nourrir avec du miel mélangé à de la noix de gale pilée, des roses sèches, du vin doux, du thym de l'Hymette, de la centaurée odorante et de l'*aster amellus*.

Remarquons qu'à part la dyssenterie et le vertige, les apiculteurs modernes n'ont pas découvert d'autres signes de cette maladie, qui reconnaît pour cause une production cryptogamique dans l'estomac des abeilles. Et remarquons aussi que le traitement employé aujourd'hui est à peu près le même que celui que conseille Virgile, — traitement dans lequel entrent des agents auxquels nous reconnaissons des propriétés antiseptiques, comme le thym et le galbanum.

Encore un exemple de l'utilité de l'empirisme en médecine :

L'hygiène nous a fait connaître l'action du sel sur l'organisme : il excite la muqueuse buccale, augmente la sécrétion de la salive et du mucus, provoque l'appétit et stimule la production du suc gastrique.

D'après les expériences faites sur les bestiaux par quelques physiologistes, il paraît certain que le sel ajouté à la ration de fourrage modifie favorablement la qualité de la viande et possède sur leur organisme une influence réelle au point de vue de leur engraissement.

Or, voyez ce que recommande Virgile aux éleveurs de son temps :

Porte toi-même à tes brebis le cytise et le lotos en abondance, assaisonne de sel l'herbe que tu leur présentes à la bergerie ; le sel irrite leur soif, gonfle leurs mamelles, et donne à leur lait une saveur plus délicate.

> Ipse manu salsasque ferat præsepibus herbas,
> Hinc et amant fluvios magis, et magis ubera tendant,
> Et salis occultum referunt in lacte saporem.

Nous venons de voir Virgile vétérinaire, nous allons le voir maintenant anatomiste.

Dans les batailles à l'arme blanche dont il nous fait le récit, il nous donne la description des luttes corps à corps que se livrent ses héros. Mais il n'est point possible d'en retirer des renseignements capables d'intéresser l'art chirurgical. Nous ne pouvons que constater que le poète savait quelles étaient les régions du corps où il fallait frapper pour tuer sûrement son adversaire.

C'est ainsi que le jeune Almon reçoit au col une blessure mortelle d'où s'échappe un flot de sang ; les carotides avaient été atteintes évidemment.

. . . . . Hæsit enim sub gutture vulnus, et udæ
Vocis iter, tenuemque inclusit sanguine vitam.

Lagus reçoit une flèche dans le dos qui lui sectionne la colonne vertébrale et la moelle ; le jeune Pallas est frappé d'un coup d'épée dans la poitrine avec pénétration du poumon et du cœur, et Turnus tombe de la même manière sous le fer d'Enée. Celui-ci, il est vrai, est blessé aussi par un trait, dans le bas de la jambe. C'est Iapis qui fait l'extraction du fer à l'aide d'une pince mordante, après avoir largement débridé la plaie ; — Iapis était le père d'Iasus, qui avait préféré à la gloire militaire la culture de la science et la connaissance de l'art de guérir.

Scire potestates herbarum usumque medendi
Maluit, et mutas agitare inglorius artes.

C'est debout qu'Enée subit l'opération, appuyé sur une longue javeline, entouré de ses amis qui se désolent, mais insensible à leurs plaintes.

Le savant chirurgien, la robe retroussée, selon l'usage de son illustre maître Péon, se hâte d'employer tous les moyens que fournissent à son art la dextérité de la main et la puissance des herbes d'Apollon.

Ille retorto
Pœnium in morem senior succintus amictu.
Multa manu medica Phœbique potentious herbis
Nequidquam trepidat.

Nous savons le reste, nous avons vu comment le pansement fut fait et l'hémorragie arrêtée.

Parmi les nombreuses narrations de ces combats individuels, qui se terminent toujours par un coup porté dans les organes essentiels de la vie, il est curieux de lire la description de la mort de cette vierge superbe, fille du roi des Volsques, qui soutenait, avec tant de vaillance, à la tête de son escadron d'amazones, la lutte des Latins commandés par Turnus contre les Troyens d'Énée :

Camille a reçu une flèche en pleine poitrine, au-dessous du sein, elle tombe inanimée ; ses paupières s'affaissent sous le froid de la mort et son visage perd les brillantes couleurs qui l'animaient. Après avoir dit quelques paroles d'adieu à Acca, sa sœur, ses mains défaillantes abandonnent les rênes, son corps glisse jusqu'à terre ; puis, sous le froid qui glace ses membres, elle s'affranchit peu à peu des liens du corps ; elle penche son cou languissant et sa tête que la mort a saisie, et laisse glisser ses armes de sa main.

On voit que Virgile a su éviter l'erreur grossière dans laquelle tombent presque tous les romanciers et les dramaturges ; il a fait le tableau des principaux signes de la mort : Perte des facultés sensoriales, face cadavéreuse, décoloration de la peau, refroidissement du corps, etc., mais il n'a pas parlé de la rigidité cadavérique qui n'apparaît jamais avant une heure, dans la mort accidentelle. Avis donc aux comédiens qui tombent comme une planche au moindre coup d'épée, s'appliquant à montrer au public la raideur d'un « maccabée » de vingt-quatre heures.

Encore une particularité intéressante : un nouveau combat vient de s'engager entre les deux armées. Enée a frappé Théron, il retire son épée sanglante de sa poitrine et la plonge dans celle de Lichas, qui trouve la mort par le fer, après avoir dû la vie à celui-ci. Or, il faut savoir que Lichas avait été consacré à Phébus le jour où il fut *retiré du sein de sa mère expirante par le fer de l'opérateur.*

> Inde Lichan ferit, exsectum jam matre perempta,
> Et tibi, Phœbe, sacrum, casus evadere ferri
> Quod licuit parvo.

Voilà un cas d'hystérotomie que tout le monde ne connaissait peut-être pas !

Enfin, puisque nous sommes sur la question des accouchements, mentionnons la fin de la quatrième églogue où il dit ceci :

Commence, enfant, à connaître ta mère à son sourire, ta mère qui a, *pendant dix mois*, souffert tant d'ennuis pour toi.

> Incipe, parve puer, risu cognoscere matrem,
> Matri longa decem tulerunt fastidia menses.

C'est la preuve que depuis bien longtemps déjà les gestations de trois cents jours avaient été observées [1].

---

1. C'est une erreur de croire que les anciens comptaient toujours dix mois de gestation. Dans une élégie de Gallus, l'amant de Lycoris ne regrette que son éloignement de celle qu'il a laissée seule, en proie au courroux de ses parents et affligée d'une maladie de neuf mois.

> Heu jaceat menses paene sepulta novem !
> Nec tantum morbus, quantum gravat ira parentis.

D'après cela, il nous sera bien permis de conclure que si l'histoire de la médecine a peu de choses à prendre dans les poèmes épiques, il s'en trouve encore assez pour ne pas les négliger complètement, comme l'a dit Daremberg[1].

Quand on ne peut pas faire une abondante moisson, comme dans Martial, Plaute, Juvénal, il faut se contenter de glaner, et la gerbe est encore présentable.

Un des principaux caractères de l'esprit de Virgile est un amour ardent de la nature, du monde physique et du monde moral. Poursuivons donc notre étude des *Géorgiques*, étude peut-être plus littéraire que médicale, mais néanmoins intéressante.

Lisons cette jolie description du renouveau : « Il rend aux bois leur feuillage, aux forêts leur sève. Au printemps, la terre se gonfle, impatiente de recevoir les germes créateurs. Alors, le puissant dieu de l'air descend en pluies fécondes dans le sein de son épouse joyeuse; et, s'unissant à son vaste corps, il vivifie les semences qu'elle a reçues. Les bosquets retentissent du chant harmonieux des oiseaux et les troupeaux revolent aux plaisirs de l'amour. »

Delille a rendu avec un grand bonheur d'expression ce mariage de l'air avec la terre :

Alors la terre, ouvrant ses entrailles profondes,
Demande de ses fruits les semences fécondes,

1. Daremberg, *Histoire des Sciences médicales*. Paris. 1870.

Le dieu de l'air descend dans son sein amoureux,
Lui verse ses trésors, lui darde tous ses feux,
Remplit ce vaste corps de son âme puissante :
Le monde se ranime et la nature enfante.

Un peu plus loin, nous allons voir le même sentiment exprimé avec une plus grande énergie encore :

« Ainsi, dit-il, tous les êtres qui peuplent la terre, hommes, bêtes fauves, troupeaux » habitants des eaux et des airs, s'abandonnent aux transports et aux ardeurs de l'amour, car celui-ci exerce sur tous le même empire... Que n'ose point un jeune homme, quand l'implacable amour dévore de ses feux ses veines brûlantes ?

> Quid juvenis, magnum qui versat in ossibus ignem
> Durus amor ?

La nuit, au plus fort de l'orage, il traverse une mer converte de ténèbres. Vainement sur sa tête le ciel s'ouvre et la foudre éclate, vainement l'onde se brise avec fracas contre les rochers ; rien ne peut l'arrêter, ni la voix de ses malheureux parents, ni le désespoir d'une amante dont la mort doit suivre son trépas.

Delille a magnifiquement rendu l'idée du poète latin. Qu'on en juge par ces quelques vers :

Amour, tout sent tes feux, tout se livre à ta rage :
Tout, et l'homme qui pense et la brute sauvage,
Et le peuple des eaux et l'habitant des airs.
Amour tu fais rugir les monstres des déserts.

Si nous nous plaçons au point de vue physiologique, nous verrons que Cabanis a traité de main de maître cette intéressante question de l'amour physique. Il a cherché à se rendre compte de l'action qu'exerce la chaleur en général sur les organes de la génération, dont elle paraît être, dit-il, le stimulant le plus efficace et le plus constant. Et il montre la métamorphose que l'adolescence amène chez le garçon [1] :

« Le nouveau besoin qui se fait sentir à lui produit dans le jeune homme un mélange d'audace et de timidité ; d'audace, parce qu'il sent tous ses organes animés d'une vigueur inconnue ; de timidité, parce que la nature des désirs qu'il ose former l'étonne lui-même, que la défiance de leur succès le déconcerte. »

L'adolescence est aussi le renouveau de la vie.

Comme les poètes, les hygiénistes ont donc mentionné l'action du printemps sur la fonction de reproduction, mais là encore, nous voyons les premiers nous apprendre avant les savants les secrets mystérieux de la *nature*, que les étymologistes font dériver très justement du mot *nasci*, naître.

Aussi, a dit Virgile, doit-il être considéré comme heureux celui qui connaît les secrets de la nature.

Felix qui potuit rerum cognoscere causas.

Mais, c'est par un travail opiniâtre qu'on ar-

---

1. Cabanis, *Mémoire sur l'influence des sexes*, in *Rapports du physique et du moral*. Édition L. Peisse. Paris, 1844.

rive à comprendre ses principaux phénomènes
et qu'on triomphe de toutes les difficultés;

Labor omnia vincit improbus.

« C'est en y pensant toujours, » répondait
Newton à ceux qui lui demandaient comment il
était arrivé à formuler les lois de la gravitation
universelle. Il a fallu qu'ils y réfléchissent longtemps aussi les observateurs de l'antiquité qui,
par intuition, étaient arrivés à découvrir les
origines de la terre.

Virgile, par la bouche de Silène, les décrit
ainsi :

« Dans l'immensité du vide s'étaient rassem-
blés les principes créateurs de la terre, des mers,
de l'air et du feu. De ces premiers éléments sorti-
rent tous les êtres. Le globe, d'abord sous l'aspect
d'une molle argile, s'arrondit et devient une
masse solide ; puis, peu à peu, elle se durcit et
force Thétis à se renfermer dans ses limites. La
terre fut grandement étonnée aux premiers
rayons du soleil, à la vue des nuages s'élevant
dans l'espace pour retomber en pluie du haut
des airs, des forêts montrant leur cime naissante
et les animaux errant sur les montagnes inconnues. »

Ainsi parla ou chanta Silène devant les bergers
qui l'avaient surpris dormant dans le fond d'une
grotte, les veines gonflées par le vin qu'il avait bu
la veille,

Inflatum hesterno venas.

Près de lui se trouvait sa couronne de fleurs,

tombée de sa tête pendant son sommeil, mais sa lourde coupe était toujours suspendue à sa ceinture par une anse archi-usée.

Dans le groupe des bergers se trouvait Eglé, la plus belle des naïades. A vous, mes chansons, avait-il dit aux premiers, mais à Eglé, je réserve une autre récompense...

Carmina vobis, huic aliud mercedis erit...

Il ne dit pas quelle sera cette récompense qu'il offrira à la belle. Il faut le deviner. Pour moi, cela devait être une rose, si l'on songe à l'histoire de la naissance de cette fleur à laquelle présida Silène. Parny nous l'a dit d'ailleurs en ces vers charmants, qu'on aime toujours à relire :

Lorsque Vénus, sortant du sein des mers,
Sourit aux dieux, charmés de sa présence,
Un nouveau jour éclaira l'univers.
Dans ce moment la rose prit naissance.
D'un jeune lis elle avait la blancheur ;
Mais aussitôt le père de la treille,
De ce nectar dont il fut l'inventeur,
Laissa tomber une goutte vermeille
Et pour toujours il changea sa couleur.
De Cythérée elle est la fleur chérie,
Et de Paphos elle orne les bosquets.
Sa douce odeur aux célestes banquets
Fait oublier celle de l'ambroisie.
Son vermillon doit parer la beauté.
C'est le seul fard que met la volupté.
A cette bouche où le sourire joue,
Son coloris prête un charme divin ;
De la Pudeur elle couvre la joue
Et de l'Aurore elle rougit la main.

Dans un autre passage, Virgile cherche une comparaison pour peindre le désespoir d'Orphée qui, pour la seconde fois, a perdu Eurydice. Et cette comparaison, il la trouve dans les gémissements de Philomèle redemandant ses petits à l'oiseleur qui les lui a ravis :

> Qualis populea mœrens Philomela sub umbra
> Amissos queritur fetus, ...

> *Telle sur un rameau, pendant la nuit obscure,*
> *Philomèle plaintive attendrit la nature ;*
> *Accuse en gémissant l'oiseleur inhumain*
> *Qui, glissant dans son nid une furtive main,*
> *Ravit ces tendres fruits que l'amour fit éclore*
> *Et qu'un léger duvet ne couvrait pas encore.*

Voyons encore quelle puissance de pensée et quelle force d'expression dans ces vers qu'il consacre aux damnés qui expient aux enfers les crimes qu'ils ont commis sur terre :

« Non, quand j'aurais cent bouches, cent langues et une voix de fer, je ne pourrais jamais dire tous les genres de crimes, ni passer en revue tous les supplices. »

Nous suivrons cet exemple, et nous ne dirons rien de toutes les passions, de tous les vices dont le médecin est souvent lui aussi le témoin et quelquefois le confident discret. Nous constaterons simplement qu'un des principaux mobiles de la perversité humaine est la cupidité, l'amour des richesses, les instincts mégalomanes des bourgeois comme des paysans.

« A quoi ne pousses-tu pas le cœur des hommes, exécrable soif de l'or ! »

C'est Virgile qui parle :

> Quid non mortalia pectora cogis,
> Auri sacra fames !

Ensuite il nous montre couverts de sang les frères divisés par l'intérêt :

> . . . . . Gaudent perfusi sanguine fratrum
> Exsilioque domos et dulcia limina mutant,
> Atque alio patriam quærunt sub sole jacentem.

Un frère égorge un frère, et va, sous d'autres cieux,
Mourir loin des lieux chers qu'habitaient ses aïeux.

· Mais, il est un crime qu'il flétrit plus encore parmi tous ceux que renferment les enfers, c'est celui de l'homme qui a vendu sa patrie à prix d'or, et l'a livrée au pouvoir d'un tyran.

> Vendidit hic auro patriam, dominumque potentem
> Imposuit ;

Ces vers, il faudrait les graver sur les murs de nos forteresses.

LUCAIN

Né à Cordoue en l'an 39 de J.-C., de parents appartenant à l'ordre équestre, Marcus Annæus Lucanus fut amené tout jeune à Rome où il fit ses études. Son oncle, Sénèque le philosophe, le fit entrer à la cour impériale et le donna comme émule à Néron dont il était le gouverneur. Les deux jeunes gens furent d'abord amis, mais il ne tardèrent pas à se brouiller, à la suite d'un concours de poésie dans lequel Lucain fut vainqueur. Néron irrité fit défendre à son condisciple de lire des poésies en public et sur le théâtre. Jalousie d'empereur.

Lucain se consacra alors à son travail de la *Pharsale*. Ennemi du despotisme, il entra dans la conspiration de Pison, fut arrêté, et n'échappa au supplice qu'en se faisant ouvrir les veines. Il avait vingt-sept ans !

La *Pharsale* est un poème épique écrit sur la guerre civile de César et de Pompée et dont le but réel est l'apologie de la liberté. Pour nous, nous n'avons à rechercher dans cette œuvre que les passages qui nous intéressent, et ils sont nombreux, car Lucain appartenait à l'école stoïcienne dont l'érudition scientifique était considérable.

En voici d'abord un remarquable exemple :

Dans son premier chant, l'auteur de la *Pharsale* nous montre César franchissant le Rubicon, l'ancienne frontière de la Gaule, et marchant sur Rome qu'abandonnent immédiatement Pompée et ses partisans, les sénateurs et les notables. La panique est complète, les habitants courent consulter les devins étrusques. Aruns, le plus fameux, ordonne de purifier les murs de la ville et de se préparer à célébrer une cérémonie expiatoire, car les dieux avaient fait éclater au ciel, sur la terre et sur les mers mille prodiges effrayants. On avait vu dans la nuit obscure des astres inconnus, des lueurs traversant l'immensité des airs et une comète déployer sa redoutable chevelure. Au milieu d'une sénérité trompeuse, des éclairs étincelants se succédaient et la foudre sans nuage et sans bruit était tombée sur le Capitole...

Alors, tandis que les prêtres, les augures, les dépositaires des oracles et les sacrificateurs, suivis des citoyens affolés par la peur, parcouraient en procession les vastes détours de l'enceinte de Rome, *Aruns ramasse les feux de la foudre et les dirige dans la terre qui les reçoit dans son sein avec un murmure étouffé.*

> . . . . . . Aruns dispersos fulminis ignes
> Colligit et terræ mœsto cum murmure condit.

« Aruns était un savant, dit le Dr Ménière, et peut-être lui doit-on quelque chose qui ressemble au paratonnerre. » Ce commentaire ne me paraît pas exact.

N'était-ce pas plutôt avec une espèce de cerf-volant, attaché à une corde conductrice, qu'Aruns fit descendre la foudre dans le sol ?

Les historiens nous ont appris, en effet, que les Grecs et les Etrusques avaient étudié l'électricité atmosphérique et que Numa Pompilius était arrivé à attirer l'électricité des nuages, (*Eripuit cœlofulmen*), bien avant Franklin pour lequel Turgot a composé son fameux vers.

On sait aussi que cette expérience de physique est très dangereuse et que l'opérateur est exposé à être foudroyé. C'est ce qui arriva à Tullius Hostilius, successeur de Numa, qui, d'après Pline, « fut frappé d'un coup de foudre dans le moment où il imitait maladroitement le procédé de Numa pour faire descendre le tonnerre. » Tite-Live [1] a confirmé le fait et le genre de mort de Tullius Hostilius, tout en ajoutant qu'il assistait à ce moment à une cérémonie religieuse. Sénèque, le philosophe, qui nous a initié aux connaissances que possédaient les anciens sur la foudre et ses effets sur l'homme et les animaux, avait déjà constaté le phénomène du *choc en retour*, qu'on explique aujourd'hui par la commotion produite par la réunion des deux fluides électriques décomposés par influence [2].

1. Tite-Live, lib. V, cap. XXXI.
1. Bien avant les Étrusques, 332 ans av. J.-C. un phi-

Quant à l'emploi thérapeutique de l'électricité, les médecins de l'antiquité ne connaissaient d'autre machine électrique que la torpille, *torpedo*[1]. Les médecins grecs et romains employaient cet appareil électrique vivant comme un puissant agent thérapeutique[1] ; ils connaissaient d'ailleurs pour les avoir soigneusement étudiées, les sensations et les commotions qu'occasionne ce poisson sur le corps humain. Aristote dit que la torpille « produit un engourdissement chez les poissons dont elle veut faire sa proie et qui deviennent alors d'une capture facile. » Scribonius Largus, médecin romain, écrivait au temps de J.-C. : « Contre la goutte, il faut, pendant les accès de douleur, mettre sous le pied du malade, sur un rivage, une torpille noire vivante jusqu'à ce qu'une torpeur se fasse sentir dans tout le pied et dans tout le tibia jusqu'au genou. Cela enlève la douleur pour le présent et remédie au mal pour l'avenir. » — Ce remède aurait guéri Anthéro, affranchi de Tibère.

Pline rapporte qu'on facilitait les accouchements par l'emploi des torpilles. Dioscoride, qui vivait au premier siècle de notre ère, indique l'application *in loco* des torpilles vivantes pour

losophe grec, Théophraste, avait découvert la propriété de l'ambre jaune (ηλεκτρον) d'attirer, lorsqu'il a été frotté, les corps légers tels que les barbes de plume, les brins de paille, les feuilles sèches, etc.

1. Dujardin-Beaumetz, Article Électricité médicale du *Dictionnaire de thérapeutique*.

la guérison des maux de tête opiniâtres et les chutes du rectum. Galien corrobore le fait : « Ayant imaginé, dit-il, de mettre une torpille vivante en contact avec la tête d'une personne atteinte de céphalalgie, parce que je pensai que cet animal pouvait être un remède *calmant* comme tous ceux qui engourdissent la sensation, j'ai vu qu'il en était ainsi. »

Que ressort-il de cet exposé historique ? La preuve que les Grecs et les Romains ont connu et étudié les phénomènes électriques et employé l'électricité comme agent thérapeutique.

Revenons maintenant à la cérémonie prescrite par le prêtre dépositaire des oracles. Il a voulu persuader au peuple qu'il a désarmé le bras de Jupiter, en attirant la foudre dans le sol, dans le lieu choisi par lui pour cela (*Bidental*), comme l'indique Frédéric Creuzer[1]. Mais ce n'est pas tout. Aruns demande qu'on jette dans les flammes le fruit monstrueux que la nature égarée forme dans un sein qu'elle condamne à la stérilité.

> Monstra jubet primum, quæ nullo semine discors
> Protulerat natura, rapi, sterilique nefandos
> Ex utero fetus infaustis urere flammis.

Il s'agit évidemment ici des différentes dégénérescences du produit de la conception, des môles, *Graviditas vesicularis, Hydrometra hy-*

1. Creuzer, *La symbolique et la mythologie des peuples anciens.*

datica, *Hydrops uteri vesiculosus*. Il est probable que ces faux germes dont le mode de formation était inconnu alors, devaient être conservés, dans un but quelconque, et devaient faire partie du laboratoire mystérieux des Aruspices. Retenons cependant de ce passage que les anciens connaissaient ces produits d'une conception imparfaite, que, d'après les expressions de Lucain, ils ne pouvaient confondre avec les tumeurs utérines, productions pathologiques étrangères à la fonction de reproduction.

Après cette opération, Aruns fait amener sur l'endroit où la foudre est entrée un taureau que les sacrificateurs vont immoler. A cette occasion, Lucain nous donne une description anatomo-pathologique des viscères de l'animal qui prouve beaucoup en faveur de son imagination. Il dit : le sang qui s'échappe de la plaie est un noir poison, les intestins de la victime sont couverts de taches livides, le foie nage dans du sang corrompu, le poumon est flétri, le cœur abattu, l'enveloppe des intestins déchirée et sanglante, etc.

Aussi, Aruns peut-il dire avec raison qu'il a trouvé l'enfer dans les flancs de ce taureau et qu'il faut craindre d'horribles malheurs.   .

Après lui, Nigidius Figulus prend la parole. Ce pythagoricien célèbre pour lequel « le monde tournait aussi vite que la roue d'un potier », qu'une longue étude avait admis, dit Lucain, aux secrets des dieux et à qui les sages de Memphis l'auraient cédé dans la connaissance des étoiles et dans celles des nombres qui règlent les mouvements célestes, fit aux assistants une conférence d'astrologie, sur les signes qu'il avait aperçus dans les constellations, et qu'il termina par cette conclusion politique :

Si Orion brille d'un si vif éclat, c'est que la rage des combats va s'allumer, c'est que les crimes vont prendre le nom de vertus, parce qu'un tyran approche de Rome et qu'il n'y a plus de liberté pour elle qu'au sein de la guerre civile.

Cette rage des combats, ces cruautés sanguinaires des champs de bataille, Lucain nous en donnera la description, en anatomiste. Tout d'abord, il nous fait ce tableau des scènes lugubres qui se passaient à Rome : les femmes dépouillées de leurs parures allant se réfugier dans les temples où elles poussent des gémissements horribles, les vieillards rappelant avec une tristesse navrante l'époque de la terreur au temps de Marius et les terribles vengeances de Sylla [1], le suicide de

1. Ces deux hommes, qui firent couler tant de sang humain et dont la rivalité fut si fatale à la liberté, moururent de maladies très différentes. Plutarque nous en a décrit les symptômes :

« Marius, dit-il, ne fut alité que pendant sept jours. Son ambition démesurée parut surtout dans sa maladie, par un délire où il tomba ; car il rêva qu'il conduisait une armée romaine contre Mithridate et qu'il lui livrait bataille. Il faisait les mêmes gestes et les mêmes mouvements qu'il était accoutumé de faire dans les combats, et jetait les mêmes commandements et les mêmes cris de victoire, tant son envie de commander et sa jalousie naturelle avaient empreint dans son cœur cette forte et violente passion d'avoir cette guerre à conduire. —

Catulus qui, pour échapper à la jalousie de son ancien collègue du consulat, « s'enferma dans sa chambre et y fit allumer un grand brasier dont la vapeur l'étouffa. »

Lucain nous fait raconter ensuite le meurtre du frère de Marius, les souffrances qu'on fit endurer à ce malheureux : Nous l'avons vu, dit le narrateur, ce corps défiguré dont chaque membre n'était plus qu'une plaie, percé de coups, dépouillé par lambeaux. Il n'avait pas encore reçu le coup mortel, et, par un excès inouï de cruauté, l'on prenait soin de ménager sa vie. Ses mains tombent sous le tranchant du glaive, sa langue arrachée palpite encore, et, toute muette qu'elle est, frappe l'air. L'un lui tranche

• Sylla, comme Marius, s'était livré à toutes sortes de débauches. Il avait un abcès dans le corps ? Cet abcès vint enfin à pourrir ses chairs et à les changer toutes en poux, de manière que, quoiqu'on en ôtât jour et nuit une quantité épouvantable, ce qu'on en ôtait n'était rien au prix de ce qui s'y engendrait de nouveau par une succession continuelle, et que ses habits, ses bains, ses purifications et sa table même étaient aussitôt comme inondés du flux intarissable de cette vermine et de cette corruption, tant il en sortait avec abondance. Il était obligé de se jeter dans l'eau plusieurs fois par jour, pour laver et nettoyer ce misérable corps : mais tout cela était inutile, car le changement de sa chair en cette pourriture surmontait ses efforts par sa promptitude et la quantité effroyable de cette vermine résistait à tous les bains. La veille du jour où il mourut, il s'emporta tellement contre le questeur Granius, qu'à force de crier et de se tourmenter il fit crever son abcès et rendit beaucoup de sang. Cela ayant épuisé ses forces, il passa la nuit dans une agonie fort douloureuse. »
Voilà un bel exemple de phthiriase que nous traiterions aujourd'hui avec succès par des bains sulfureux ou de sublimé !

les oreilles, l'autre le nez ; celui-ci arrache de leurs orbites ces yeux qui ont assisté au supplice de tous les membres...

Maintenant les rivaux sont en présence. César a poursuivi Pompée en Grèce où sont concentrées toutes ses forces, ayant près de lui, pour soutenir ses efforts, deux cents sénateurs parmi lesquels Cicéron et Caton dont le suffrage valait une armée. César a établi son camp près de Dyrrachium, sur les hauteurs ; et les troupes de Pompée sont dans la plaine, couvrant cette ville. Bientôt toute la campagne est ravagée, il n'y a plus de fourrage pour la cavalerie, les chevaux meurent, leurs cadavres amènent dans le camp de Pompée de malsaines exhalaisons et déterminent une épidémie de typhus qui fait de nombreuses victimes. Quel est le véhicule de la contagion ? C'est l'eau, dit Lucain, plus facile encore et plus prompte que l'air à contracter un mélange impur qui porte dans les entrailles un poison dévorant.

> Inde labant populi, cœloque paratior unda
> Omne pati virus, duravit viscera cœno.

Labant qui signifie chanceler, perdre l'équilibre, indique bien l'état de torpeur et de stupeur dans lequel tombent les malades atteints du typhus sidérant, typhus des armées.

La peau se sèche et noircit, ajoute Lucain, les yeux s'éteignent ; la tête, lasse et appesantie, ne peut plus se soutenir, la fièvre est intense.

Jam riget atra cutis, distentaque lumina rumpit :
Igneaque in vultus, et sacro fervida morbo
Pestis abit, fessumque caput se ferre recusat.

Les cas deviennent foudroyants : Le ravage
que fait le mal est à chaque instant plus rapide.
Il n'y a plus aucun intervalle entre la santé et la
mort ; dès qu'on se sent frappé, on expire :

Jam magis atque magis præceps agit omnia fatum ;
Nec medii dérimunt morbi vitamque, necemque.

La contagion se nourrit et s'accroît par le
nombre de ses victimes et l'unique sépulture
accordée à ces malheureux, c'est de les traîner
hors des tentes.

Sed languor cum morte venit, turbaque cadentum
Aucta lues, dum mixta jacent incondita vivis
Corpora : nam miseros ultra tentoria cives
Spargere funus erat.

Lucain se montre franchement contagioniste ;
et il a raison. Il ne blâme pas cependant le
Commandement de l'incurie dont il a fait
preuve en ne brûlant pas les cadavres et en ne
prenant aucune précaution pour empêcher l'ex-
tension de l'épidémie. Il se contente d'ajouter :
Ces souffrances eurent un terme, quand le vent
de la mer s'éleva derrière le camp, lorsque
l'aquilon purifia l'air et que les vaisseaux apportèrent des grains étrangers.

Nous voyons d'après cela que l'encombrement
et les privations furent une des causes qui prési-
dèrent à cette affection typhique dans l'armée de
Pompée. Lucain d'ailleurs a eu raison de con-

sidérer comme en étant l'origine l'infection produite par les cadavres des chevaux, et cette
observation vient à l'appui du rapport de
M. Jaccoud à l'Académie de médecine, en 1874.
dans lequel il démontrait que « l'accumulation
de produits animaux en état de fermentation ou
de décomposition peut, en dehors de tout encombrement humain, provoquer l'explosion du
typhus. »

Pendant que les soldats de Pompée étaient
décimés par l'épidémie, l'armée de César, libre
sur des collines spacieuses, n'avait à souffrir ni
de la corruption des eaux, ni des miasmes délétères, mais elle était en proie à une famine horrible : Ne pouvant se ravitailler par mer, les
hommes, pressés par la faim, disputaient la
pâture aux animaux ; ils broutaient les feuilles
des buissons et mordaient à l'écorce des arbres.
Ils déracinaient des plantes dont la nature leur
était inconnue et qui pouvaient être des poisons
mortels. Tout ce que le feu pouvait amollir,
tout ce qui cède à une dent avide, tout ce qui
peut passer dans l'estomac, même en déchirant
le palais, des mets jusqu'alors inconnus à l'homme
les soldats se les arrachaient, et malgré cela ils
continuaient à assiéger un ennemi chez qui tout
était en abondance.

Cependant leurs forces n'étaient pas encore
épuisées, comme le prouve la défense héroïque
qu'ils opposèrent à une sortie de Pompée,
défense dans laquelle le centurion Scæva fit des
prodiges de valeur, occupant seul contre une

légion une partie du rempart, « repoussant l'ennemi à coups de pieux et de leviers, tranchant à coups d'épée les mains de ceux qui s'attachaient aux murs, écrasant la tête des assaillants avec une pierre, en faisant au loin jaillir la cervelle, leur brûlant les yeux et le visage avec une torche enflammée... »

D'ailleurs, si les légionnaires souffraient de la faim, l'armée de Pompée avait souffert jadis plus cruellement encore de la soif. En Espagne, sur le sommet aride des collines d'Hilerda, la cavalerie de César l'avait cernée et séparée de la plaine par un fossé profond. Immédiatement cette malheureuse armée vint à manquer d'eau. Vainement on creuse la terre pour trouver des sources; César, prévoyant qu'il pouvait réduire l'ennemi par la soif, ne lui a pas permis d'en embrasser une seule dans son enceinte. La pénible recherche des eaux a rendu plus intolérable aux hommes la sécheresse de l'air qu'ils respirent. Ils n'osent même pas employer le secours des aliments pour réparer leurs forces défaillantes. Ils fuient les tables, car pour eux la faim est un soulagement.

> Nec languida fessi
> Corpora sustentant epulis, mensasque perosi
> Auxilium fecere famem.

S'ils aperçoivent quelque humidité sur la terre amollie, ils arrachent à deux mains la glèbe et ils la pressent sur leurs lèvres desséchées. S'il trouvent une eau croupissante, couverte d'un noir limon, toute l'armée s'y précipite et se dispute ce breuvage impur. Le soldat expirant boit des eaux dont il n'eût pas voulu comme médicament...

Le dernier degré de la soif arrive : la flamme dévore leurs entrailles ; leur langue aride et raboteuse se durcit dans leur bouche embrasée ; leur veines sont vides ; leurs poumons qu'aucune humeur n'arrose, laisse à peine un étroit passage à l'inspiration et à l'expiration, et leur haleine brûlante déchire leur palais que la sécheresse a fendu.

> Torrentur viscera flamma,
> Oraque sicca rigent squamosis aspera linguis.
> Jam marcent venæ, nulloque humore rigatus
> Aeris alternos angustat pulmo meatus,
> Rescissoque nocent suspiria dura palato.

Leur gorge haletante, dans l'ardeur de la soif, aspire avidement les vapeurs de la nuit. Et ce qui redouble leur supplice c'est de voir couler sous leurs yeux l'Èbre impétueux et la Sègre tranquille, et de périr de soif à leur vue.

Les généraux cèdent enfin à la nécessité, on capitule. Lucain nous montre les malheureux soldats accourant aux fleuves ouverts maintenant devant eux ; ils se couchent sur le rivage et troublent ces eaux dont ils peuvent enfin s'abreuver. Il en est qui s'étouffent par trop d'avidité, sans pouvoir éteindre la soif qui les dévore... Peu à peu les forces leur reviennent et l'armée se ranime.

Cette description est écrite de main de maître

Le poète a bien compris que cette privation absolue de liquide devient rapidement un véritable supplice, surtout sous un climat où la chaleur excessive détermine des pertes continuelles à la surface de la peau et de la muqueuse pulmonaire. Il n'a rien oublié, ni la fièvre, ni la gastro-entérite, qui surviennent à un moment donné et provoquent l'inappétence et le pyrosis qui brûle le tube digestif.

Lucain termine cette intéressant page de physiologie par une réflexion très juste et très philosophique.

O prodigue débauche, dit-il, ô faste insensé de l'opulence! désir ambitieux des mets les plus rares! vaine gloire des somptueux festins! venez apprendre avec quoi l'homme soutient et prolonge sa vie, à quoi la nature a réduit ses besoins. Pour ranimer ces malheureux, il n'était pas nécessaire d'avoir un vin fameux versé dans une coupe d'or. Il n'a fallu qu'un peu d'eau pure pour les rappeler à la vie. Un fleuve et Cérès, cela suffit aux hommes :

> Satis est populis fluviusque Ceres.

Arrivons maintenant à la lutte suprême qui doit être décisive et mettre fin à la rivalité des deux grands ambitieux de Rome. Sextus, l'indigne fils du grand Pompée, a peur et veut consulter les oracles. Il vient d'arriver en Thessalie où croissent en abondance les plantes vénéneuses et les herbes que Médée chercha en vain dans la Colchide. Il se présente chez la plus savante

des Hémonides, la magicienne Erichto. Les
charmes de l'enchanteresse sont capables d'inspirer l'amour à des cœurs qui jamais n'y auraient
été sensibles. Par elle, de sages vieillards brû-
lent d'une flamme insensée ; deux époux, que ni
le penchant, ni le devoir, ni la douce puissance
de la beauté n'attirent, un nœud magique les en-
chaîne et rien ne peut les en dégager. A sa voix,
l'ordre des choses est renversé, les lois de la
nature sont interrompues ; le monde emporté
dans son cours rapide reste tout à coup immobile, et le dieu qui imprime le mouvement aux
sphères est tout étonné de sentir que leurs pôles
sont arrêtés.

La farouche Erichto habite parmi les tombeaux ; lorsque la nuit est noire et le ciel ora-
geux, elle erre dans la campagne et attire comme
Aruns les feux de la foudre.

Nocturnaque fulgura captat.

Elle dit à Sextus : « pour toi qui veux connaître
l'avenir, tout va parler. Puisqu'un carnage ré-
cent nous a fourni des morts en abondance,
enlevons-en un qui n'ait pas perdu toute la
chaleur de la vie et dont les organes encore
flexibles forment des sons à pleine voix ; n'atten-
dons pas que ses fibres desséchées par le soleil
ne puissent plus nous rendre que des accents faibles et confus. »

Elle part vers le champ de bataille et rapporte
un corps dont le poumon est intact ; « *alors
après avoir pratiqué une plaie nouvelle, elle*

*verse dans ses veines un sang nouveau plein de
chaleur.* »

> Pectora tunc primum ferventi sanguine supplet
> Vulneribus laxata novis.

Étant donné que la magicienne a choisi un
sujet qui n'avait pas perdu toute la chaleur de
la vie, on est presque en droit de penser qu'il
s'agit là d'une transfusion du sang. Cela ne peut
s'entendre autrement.

La sorcière lave ensuite les os avec un liquide
sanieux auquel elle mélange une forte dose
« de virus lunaire », disent, sans paraître comprendre cette expression, tous les traducteurs.

> Taboque medullas
> Abluit; et virus large lunare ministrat.

Si nous considérons que Virgile s'est servi du
mot *virus* pour désigner la semence génitale,
nous verrons que Ménière a eu raison de traduire *virus lunare* par sang menstruel, auquel les
Anciens attribuaient des propriétés étranges et
dont l'apparition devait concorder avec une des
phases de la lune.

Passons sur tous les autres ingrédients qui
entrent dans cette mixture magique, et regardons
Erichto furieuse, en apercevant devant elle l'esprit de son sujet, qui considère en tremblant ce
corps livide et glacé qui va encore lui servir de
prison. Car ces veines ouvertes, cette poitrine
déchirée, ces plaies profondes l'épouvantent. Le
malheureux ! on lui enlève le plus grand bien-
fait de la mort, l'avantage de ne plus mourir.

> Pavet ire in pectus apertum,
> Visceraque, et ruptas letali vulnere fibras.
> Ah miser! extremum cui mortis munus iniquæ
> Eripitur, non posse mori.

Erichto s'adresse alors aux divinités infer-
nales ; et « immédiatement on voit une chaleur
soudaine pénétrer le sang du cadavre. Ce sang
commence à couler dans toutes les veines. Dans
son sein glacé jusqu'alors, les fibres tremblantes
palpitent, et la vie rendue à ce corps qui en avait
oublié l'usage se mêle avec la mort. Les muscles ont repris leur vigueur, les nerfs leur res-
sort ; le cadavre ne se lève point peu à peu et en
s'appuyant sur ses membres ; il se dresse tout à
la fois. Ses yeux ouverts sont immobiles ; ce
n'est pas le visage d'un homme vivant mais
d'un homme qui va mourir ; la raideur de la
mort et sa pâleur lui restent. Il paraît stupide
d'étonnement de se voir rendu au monde. »

Constatons que ces symptômes ressemblent
un peu à l'état d'un individu qui sort de léthargie ou de mort apparente, état qui se prolonge
plus ou moins longtemps et pendant lequel il y
a suspension plus ou moins complète de tous les
phénomènes vitaux.

Quant à ce que Lucain lui fait dire. Il faut s'y
attendre : une mort glorieuse est réservée à
Pompée et à ses amis, mais Pluton fait préparer les plus affreuses tortures pour les vainqueurs...

Pendant que le jeune Sextus écoutait la magicienne Erichto, un autre officier était allé au

temple de Delphes pour consulter aussi l'oracle. C'était Appius. Les portes du temple étaient fermées depuis que les rois, qu'effrayait l'avenir, avaient imposé silence aux dieux. Ainsi les voûtes de l'antre étaient muettes et les trépieds dès longtemps immobiles, lorsque Appius, pour approfondir les secrets du destin de Rome, va réveiller ces profondeurs. Il ordonne au ministre d'Apollon d'ouvrir le sanctuaire et de livrer au dieu la Pythonisse pâlissante, la chaste Phémonoé.

Le pontife va la prendre et la conduit jusqu'au vestibule, mais elle résiste et ne veut pénétrer dans l'antre d'où s'exhalent des gaz toxiques. Or, Appius s'irrite de ne pas voir les trépieds en mouvement et menace de mort l'innocente vierge. Elle consent alors à se laisser pénétrer du dieu qui s'empare de ce corps fragile, dès que l'âme en est chassée. Elle parle, elle fait à Appius une communication qui n'intéresse que son sort. Apollon lui a fermé la bouche.

« Trépieds, dépositaires des destins, confidents des secrets du monde, ajoute le poète, pourquoi craindre de révéler le secret de notre ruine ? »

> Custodes tripodes fatorum, arcanaque mundi
> Cur aperire times. . . . . ?

La Pythie sort alors du temple, et le dieu la possède toujours. Tantôt son visage est glacé, tantôt il est menaçant et terrible ; il n'est pas deux instants le même, tout à coup couvert d'une pâleur livide ou d'une brûlante rougeur. Son sein est soulevé par de violents soupirs. Elle se réveille, mais Apollon verse le Léthé dans son âme et en efface les secrets de l'avenir; il défend au médium de se souvenir.

Telle était la cérémonie qui se passait dans le temple de Delphes, quand on venait consulter les prêtresses. Mon opinion est que celles-ci seraient actuellement considérées comme des sujets très remarquables ; on en verrait dans les services de Charcot et du D⁣ʳ Luys. Puel les mettrait en catalepsie, et les jeunes de la Faculté étudieraient sur elles les effets de la suggestion mentale : tous remplaceraient avec avantage les pontifes de Delphes, — et comme eux sauraient mettre les trépieds en mouvement... C'est le mouvement sans contact.

Nous sommes maintenant à la veille de la grande bataille de Pharsale. Voici les légions qui s'avancent des deux côtés animées d'une égale fureur. Pendant que Pompée est encore sous l'influence d'un songe heureux et ne se décide qu'à regret à livrer la bataille dernière, César presse, anime ses soldats, se multiplie, leur indique la région du corps où il faut frapper. Pendant l'action, il examine les cadavres épars dans cette vaste plaine et ferme lui-même les plaies de ceux des siens qui respirent encore et qui perdent leur sang.

> Vulnera multorum totum fusura cruorem
> Opposita premit ipse manu.

Dans ces funérailles du monde, j'aurais honte, dit Lucain, de donner des larmes à ces morts innombrables, d'observer d'un œil curieux chacun des mourants.

Tel soldat foule aux pieds ses propres entrailles éparses sur le sol ; tel autre rejette avec le souffle vital le trait enfoncé dans sa gorge. Il y en a qui tombent sur le coup, d'autres qui restent encore droits malgré les mutilations de leurs membres. La poitrine de celui-ci est clouée sur le sol par la flèche, les veines rompues de celui-là laissent le sang jaillir dans l'air et arroser les armes de l'ennemi...

Lucain continue avec un grand luxe de détails la description des plaies produites par les armes blanches, des hémorragies qui les compliquent et du genre de mort qu'elles déterminent. Nous ne nous arrêterons pas devant le triste tableau de ce champ de bataille où parmi les monceaux de cadavres, entre les petites mares de sang coagulé se meut un homme : César contemple son triomphe ! Bientôt on lui apportera la tête de Pompée qu'un traître aura frappé de son poignard au moment où le général vaincu abordera sur la terre d'Egypte. Et il l'a reconnaîtra bien cette tête : pour lui, on fera une préparation anatomique, que Lucain nous décrit ainsi :

« A l'aide d'un art impie, on a ôté le sang desséché autour de la tête, on a enlevé le cerveau, on a séché la peau, et quand toute l'humeur souillée est épuisée, on a versé le suc qui conserve et raffermit la face. »

> Tunc arte nefanda
> Submota est capiti tabes, raptoque cerebro
> Exsiccata cutis, putrisque effluxit ab alto
> Humor, et infuso facies solidata veneno est.

Lucain nous montre ensuite l'austère Caton ralliant les débris de l'armée de Pompée dans les déserts de la Libye. Sous cette zone, les rayons du soleil devenaient plus ardents, les sources d'eau beaucoup plus rares. Au milieu des sables, on arrive dans une oasis infestée de serpents.

Les soldats qui ont vu sur les bords de la source se dresser les terribles ophidiens redoutent de boire une eau que leur présence a empoisonnée. Caton leur explique que leur frayeur est vaine.

« Sans doute, dit-il, la morsure des serpents est venimeuse, le poison que leur dent distille est mortel, mais seulement quand il se mêle avec le sang, l'eau dans laquelle ils nagent ne l'est pas. »

Les accidents que cause la morsure des serpents corroborent les paroles de Caton. Une dipsade mord un jeune porte-enseigne, du nom d'Aulus, qui est pris d'une soif inextinguible et mortelle. Sabellus mordu à la cuisse par un seps succombe avec des symptômes effrayants. Le venin de l'aspic des rives du Nil, après avoir coagulé le sang dans les veines de Lévus, amène une mort plus prompte que la coupe du magicien arabe qui contient l'herbe qui imite l'encens ? Le céraste, vipère cornue, fait aussi de nombreuses victimes.

Lucain parle encore d'autres serpents, le ja-
culus, le prester, l'hæmorrhoïs, le paréas, qui
probablement n'existent que dans son imagination de poète. Mais il nous fait connaître une
tribu de la Libye, celles des Psylles, qui n'a
rien à craindre des serpents, tous savent les
charmer. Leur morsure d'ailleurs ne peut rien
sur eux, ils sont invulnérables; car ils inoculent
à leurs enfants le venin de l'aspic pour savoir si
leur sang contient un mélange adultère.

> In terra parvus quum decidit infans,
> Letifica dubios explorant aspide partus.

Les Psylles accompagnent l'armée de Caton,
ils la protègent contre les serpents, les éloignent
du camp, en brûlant à l'entour des herbes odo-
rantes; la centaurée, le peucédanum (fenouil),
l'érica, le mélèze et l'aurone.

Mais si durant le jour un soldat était piqué,
le Psylle lui porte secours; il lave la plaie avec
sa salive, prononce des paroles magiques, et,
« penché sur le blessé, suce sa plaie livide, aspire le venin, l'exprime avec ses dents et crache
la mort. »

> Tunc superincumbens pallentia vulnera lambit,
> Ore venena trahens, et siccat dentibus artus,
> Extractamque tenens gelido de corpore mortem
> Exspuit.

Nous arrêterons là notre étude sur la *Pharsale*. Nous laisserons César entrer triomphant
dans Alexandrie, disperser toutes les forces en-
nemies et marcher sur Utique défendue par Ca-

ton. Après la bataille de Thapsus, le célèbre
stoïcien protège la fuite de ses compagnons et
ne songe qu'à mourir. Il s'endort après avoir
lu les entretiens de Platon sur l'immortalité de
l'âme, et à son réveil il se perce la poitrine de
son épée. Le chirurgien, appelé pour arrèter
l'hémorragie, fait un pansement ; mais Caton
lève l'appareil et meurt baigné dans son sang.

Lucain a consacré au grand philosophe les
plus beaux passages de son œuvre ; il le fait
voir après Pharsale ranimant les courages,
s'opposant à la désertion, rendant hommage à
la mémoire de Pompée, reconnu par tous enfin comme le plus sûr appui de la patrie chancelante.

Son patriotisme cependant fut peut-être
poussé un peu loin dans ses rapports avec sa
femme. On est homme avant d'être citoyen :
Marcia lui avait donné trois enfants.

Satisfait de ce résultat, il la céda alors à son
ami Hortensius dont la femme était stérile, afin
qu'elle porte dans une maison nouvelle les
fruits de sa fécondité, et que son sang maternel
soit le lien de deux familles.

Après la mort d'Hortensius, Marcia, les cheveux épars, le sein meurtri, revint trouver
Caton et lui parla ainsi :

« Tant que mon âge et mes forces m'ont permis d'être mère, j'ai fait ce que tu as voulu,
j'ai subi la loi de deux hyménées. A présent
que mes entrailles épuisées ne sauraient plus
enfanter, je reviens à toi, dans l'espoir de ne

plus être livrée à personne. Rends-moi les
chastes nœuds de mon premier hymen, rends-
moi le nom d'épouse et qu'on puisse écrire sur
mon tombeau : *Marcia, femme de Caton...* »

Le grand philosophe accueille la chaste matrone, mais tout préoccupé des malheurs de la
guerre civile, malgré sa sensibilité à l'amour, il
s'interdit le lit nuptial et la sévérité de sa vertu
résiste aux plaisirs légitimes...

Comme antithèse, Lucain nous fait le récit
des faiblesses de César pour l'impudique Cléo-
pâtre. Elle vient de se rendre auprès du général
victorieux, où Ptolémée, son frère et son époux,
est en otage. Affectant la douleur, qui la rend
plus belle encore, dans un désordre favorable à
la volupté, l'héritière de Lagus s'approche lentement de César.

Le discours qu'elle lui adresse pour obtenir
la restitution de ses Etats eut vainement flatté
l'oreille farouche du vainqueur, mais le charme
de sa beauté se communique à sa prière, et plus
éloquents que sa voix, ses yeux impurs parlent
et persuadent. Puis, après avoir séduit son juge,
elle emploie une nuit honteuse à l'enchaîner.

> Exigit infandam, corrupto judice, noctem.

Voilà ce que les séductions féminines font des
soldats heureux ! D'ailleurs, au milieu du luxe et
des magnificences de cette civilisation égyptienne
aussi corrompue que grandiose, dont Lucain
nous donne la description, en présence de cette
superbe courtisane couronnée, aussi captivante
par son esprit que par sa beauté, l'austère Caton
lui-même aurait-il su résister...

LUCRÈCE

Lucrèce appartenait à l'une des plus grandes familles de Rome ; il descendait, dit-on, de Spurius Lucretius dont la fille, la célèbre Lucrèce, fut violée par Sextus, fils de Tarquin le Superbe. Il était contemporain et ami de Cicéron et de Catulle. Il se suicida à l'âge de 44 ans, en l'an 55 (av. J.-C.), dans un accès de mélancolie provoquée par la jalousie de sa maîtresse.

Son poème *de Rerum natura*, — très exactement traduit par Lagrange, — est un véritable traité en vers de physique, de métaphysique et de physiologie. Sa philosophie se rapprochait beaucoup du positivisme moderne. Il était l'ennemi des idées superstitieuses, et il nous apprend lui-même qu'il devint anti-religieux (on dit aujourd'hui anti-clérical), dès qu'il s'aperçut que la religion s'était mise au service des partis politiques et qu'elle approuvait les crimes commis pendant les guerres civiles.

Comment se fait-il qu'une œuvre scientifique ait été présentée sous la forme d'un poème didactique ? Lucrèce nous le dit dans son premier chant dédié à son ami Memmius :

Apprends, lui dit-il, les vérités qui me restent à te découvrir. Je n'ignore pas combien elles sont obscures ; mais l'espérance de la gloire aiguillonne mon courage, et verse dans mon âme la passion des muses, cet enthousiasme divin qui m'élève sur la cime du Parnasse, dans des lieux jusqu'ici interdits au mortels. J'aime à puiser dans des sources inconnues ; j'aime à cueillir des fleurs nouvelles, et à ceindre ma tête d'une couronne brillante dont les muses n'ont encore paré le front d'aucun poète : d'abord parce que mon sujet est grand, et que j'affranchis les hommes du joug de la superstition ; ensuite parce que je répands des flots de lumière sur les matières les plus obscures et les grâces de la poésie sur une philosophie aride. Et n'ai-je pas raison ? Je fais comme les médecins qui, pour engager les enfants à boire l'absinthe amère, dorent d'un miel pur les bords de la coupe, afin que leurs lèvres, séduites par cette douceur trompeuse, avalent sans défiance le noir breuvage, — heureux artifice qui rend à leurs jeunes membres la vigueur et la santé :

> Sed potius tali facto recreata valescat.

Ainsi, le sujet que je traite, étant trop sérieux pour ceux qui n'y ont pas réfléchi, et rebutant pour le commun des hommes, j'ai emprunté le langage des muses, j'ai corrigé l'amertume de la philosophie avec le miel de la poésie, espé-

rant que, séduit par le charme de l'harmonie,
tu puiseras dans mon ouvrage une profonde connaissance de la nature.

Or, cette profonde connaissance de la nature
réside, d'après Lucrèce, dans l'hypothèse des
atomes qui sont doués d'un mouvement essentiel, très rapide, à peu près perpendiculaire,
mais jamais parallèle. Il discute et réfute le système d'Anaxagore d'après lequel les os sont
formés d'un certain nombre de petits os, les
viscères d'un certain nombre de petits viscères,
le sang de la réunion de plusieurs gouttes de
sang.

> Ossa videlicet e pauxillis atque minutis
> Ossibu', sic et de pauxillis atque minutis
> Visceribus viscus gigni, sanguemque creari
> Sanguinis inter se multis cœuntibu' guttis.

En un mot, d'après cette théorie, tous les
corps seraient composés de l'assemblage d'éléments similaires, ce que Lucrèce ne peut
admettre, car pour lui chaque organe se forme
de matériaux étrangers.

Le corollaire de cette théorie atomique est contenu dans son axiome : « Rien ne vient de rien,
rien ne retourne dans le néant. »

> At neque reccidere ad nihilum res posse, neque autem
> Crescere de nihilo, testor res ante probatas.

D'ailleurs, ajoute-t-il, puisque les aliments
accroissent le corps en le nourrissant, il s'ensuit
nécessairement que nos veines, notre sang, nos

os et nos nerfs sont formés de parties hétéro-
gènes.

> Præterea, quoniam cibus auget corpus alitque
> Scire licet nobis venas, et sanguem, et ossa,
> Et nervos alienigenis ex partibus esse.

Les idées de Lucrèce ont été reprises de nos
jours par le Dr Büchner[1]. L'intervention de la
force créatrice est inutile, d'après le poète, pour
expliquer les phénomènes ; et la force est inhé-
rente à la matière, d'après le second, car elle
n'est plus qu'une de ses propriétés, et la divinité
elle-même, pour Lucrèce, ne peut tirer l'être du
néant.

> Nullam rem e nihilo gigni divinitus unquam.

En d'autres termes, la matière existe parce
qu'elles existe, et la force ne se manifeste que
parce que les atomes la produisent ; — mais le
mouvement ? il ne peut l'expliquer, puisque la
matière est inerte et que la force qu'elle puise
en elle-même est sous sa dépendance, et, par
conséquent, privée d'intelligence.

Le matérialisme moderne est encore à la hau-
teur de celui de Lucrèce ; il a la prétention de
vouloir résoudre des questions de haute philosophie avec les procédés du positivisme scientifique. C'est là qu'est l'erreur. Où en arrive-t-il
avec cette adaptation des révélations du laboratoire à l'étude de la psychologie ? A nier l'esprit et à considérer l'espèce humaine comme

---

1. Büchner, *Force et Matière*.

douée d'un instinct analogue à celui des poissons
et des oiseaux. Cette erreur a fait sa réapparition
avec les élèves d'Auguste Comte et la philosophie positive. Quoi qu'il en soit, la lecture de
l'œuvre de Lucrèce ne manque pas d'un grand
intérêt pour le public médical, et il y a lieu d'en
faire l'analyse.

Nous trouvons[1] cette ingénieuse comparaison
de la vie : un feu immortel qui se transmet d'être
à être, de génération à génération. Ainsi, dit-il,
jamais les éléments ne se fixent ; l'univers se
renouvelle tous les jours, les mortels se prêtent
mutuellement la vie pour un moment. On voit
des espèces se multiplier, d'autres s'épuiser ; un
court intervalle change les générations, et, comme
aux courses des jeux sacrés, nous nous passons
de main en main le flambeau de la vie.

> Nec remorantur ibi ; sic rerum summa novatur
> Semper, et inter se mortales mutua vivunt.
> Augescunt aliæ gentes, aliæ minuuntur,
> Inque brevi spatio mutantur sæcla animantum,
> Et quasi cursores, vitaï lampada tradunt.

. Il continue :

La vie n'est entretenue par les efforts de la
nature que pendant un temps déterminé ; elle
reste un moment en équilibre et elle disparaît
quand la nature met un frein à ses accroisse-
ments. En effet, les corps qui s'élèvent lentement et progressivement à l'état de maturité ac-
quièrent plus qu'ils ne dissipent, parce qu'alors

1. Livre II, vers 74.

toute la substance des aliments circule avec facilité dans les veines.

> Dum facile in venas cibus omnis diditur.

Il faut convenir que nos corps font des pertes considérables, mais il les répare avec usure jusqu'au terme de leur accroissement.

> Nam certe fluere ac decedere corpora rebus
> Multa, manus dandum est : sed plura accedere debent,
> Donicum olescendi summum teligere cacumen.

Alors, les forces se perdent insensiblement, la vigueur s'épuise et l'animal va toujours en déclinant.

> Inde minutatim vires, et robur adultum
> Frangit, et in partem pejorem liquitur ætas.

Les sucs alimentaires ne se répandent plus en entier ni avec facilité dans les veines, et la nature n'est pas assez riche pour réparer les flots de matière qui s'échappent sans cesse du corps de l'animal. Il faut donc que la machine périsse étant plus faible contre les attaques extérieures ; car la nutrition ne se fait plus dans la vieillesse et celle-ci n'a plus la force de lutter contre les influences morbides qui l'assiègent.

> Nec tudi tantia rem cessant extrinsecus ullam
> Corpora conficere, et plagis infesta domare.

Ainsi, ajoute Lucrèce, tous les corps ont besoin d'être réparés et renouvelés par les aliments et les sucs nourriciers qui soutiennent l'édifice entier de la machine. Mais le mécanisme ne peut durer éternellement, parce que les canaux nourriciers ne sont pas en état de recevoir toujours autant de substance qu'il en faudrait et la nature ne peut fournir sans cesse aux réparations.

Croirait-on que cette page sur la nutrition a été écrite, il y a près de vingt siècles, par un poète latin ? Nous y trouvons très bien exprimée l'idée de la circulation des produits de la digestion dans les veines, des aliments servant aux réparations de la machine, des sucs nourriciers qui soutiennent l'édifice. Mais ce n'est pas autre chose que le fait du liquide nutritif, de la lymphe plastique, qui sort au travers des parois des vaisseaux capillaires par transsudation, pour aller humecter et nourrir tous les tissus. La connaissance de ces phénomènes me paraît vraiment extraordinaire dans l'ignorance complète où étaient les élèves d'Épicure de la double circulation sanguine, et par conséquent de la tension du sang dans les vaisseaux entretenant et régularisant la sortie du liquide nourricier.

Lucrèce se montre souvent profond observateur dans son poème, physiologiste et même pathologiste. Dans son quatrième livre, il tâche d'expliquer comment les objets extérieurs agissent sur l'esprit par l'intermédiaire des sens. Il admet que toutes nos sensations sont produites par des corpuscules invisibles qu'il appelle *simulacres*, des espèces de *membranes* détachées de la surface des corps qui s'introduisent dans notre organisme et impressionnent diversement notre esprit. Ces simulacres sont d'une ténuité et d'une subtilité inconcevables et se divisent en plusieurs classes. Une de celles-ci est ainsi décrite : « Ce sont des *animalcules* si petits que le tiers de leur grosseur est un atome invisible.

Primum animalia sunt jam partim tantula, eorum
Tertia pars nulla ut possit ratione videri :

« Que penserons-nous donc de leurs intestins, de leur cœur, de leurs yeux, de leurs membres, de leurs articulations ? Quelle finesse ! Comment peut-on concevoir un tissu aussi subtil et aussi délicat ? »

A quelles découvertes devait mener cette idée de Lucrèce si les anciens avaient connu le microscope ! N'y a-t-il pas dans ces vers comme une vague intuition des microbes, des microzymas, des infiniment petits si grandement à la mode aujourd'hui ?

La matière produit également, d'après Lucrèce, des émanations qui sont aussi des simulacres d'une espèce particulière. Des surfaces de tous les corps émanent incessamment des corpuscules et c'est par eux que se produit la *vision*, car ils nous font juger non seulement de la couleur, de la grandeur et de la figure des objets, mais encore de leur distance et de leur mouvement.

Cette théorie en vaut bien une autre, et peut-être l'éminent Crookes (de Londres), l'auteur du quatrième état de la matière, y trouverait-il quelque chose se rapprochant de sa découverte.

Lucrèce explique la sensation du *son* de la même manière. Les corpuscules viennent frapper l'organe de l'ouïe et quand ils sont façonnés par la langue et les lèvres, ils forment des *paroles*, et quand ils sont répercutés par des corps solides, par des rochers, ils forment les *échos*.

Ces mêmes corpuscules, en agissant sur la langue et le palais, et sur la membrane des fosses nasales, produisent la *saveur* et l'*odorat*.

Quant au *toucher* il est produit par l'impression immédiate des objets et non par les émanations qui agissent sur les autres sens.

Il serait trop long d'analyser les théories de Lucrèce sur les *idées* et les *sensations*.

Notons cependant ce passage :

Quand la bile prédominante allume la fièvre ou quand une autre cause produit en nous la maladie,

Quippe, ubi quoi febris, bili superante, coorta est,
Aut alia ratione aliqua est vis excita morbi,

comme alors l'harmonie de notre corps se trouble et que les principes se déplacent, les corpuscules qui autrefois avaient de l'analogie avec nos organes cessent d'en avoir et ceux qui amènent la douleur sont les seuls qui puissent s'y introduire.

Quant à la sensation de la faim et de la soif, voici comment il l'explique : l'exercice et le mouvement rendent les émanations des corps plus abondantes, la transpiration en fait sortir aussi une grande quantité. Ces pertes raréfient le corps, affaiblissent la machine et déterminent un état douloureux d'épuisement. On a donc recours aux aliments, qui, en se disséminant dans tous les interstices, soutiennent les membres, réparent les forces, remplissent les conduits que le besoin de manger avait dilatés. Les breuvages, de leur côté, se répandent dans toutes les parties qui ont besoin d'humidité ; ils dissipent les tourbillons de chaleur qui dévoraient l'estomac, et éteignent ces feux brûlants qui desséchaient et consumaient les membres.

La théorie de Lucrèce n'est pas inférieure à celle de la physiologie moderne qui se contente de nous apprendre que la faim est une sensation interne liée à l'ensemble des phénomènes de nutrition, et que la soif est une sensation analogue coïncidant avec la diminution dans la proportion des parties liquides de l'économie.

Après nous avoir dit quelques mots sur le sommeil, qu'il considère tantôt comme un changement de siège de l'esprit, tantôt comme une absence de celui-ci, — état pendant lequel le corps s'affaiblit, tous les membres languissent, les bras tombent, les paupières se ferment, — Lucrèce nous parle des songes.

Les objets habituels de nos occupations, dit-il, ceux qui ont exigé le plus de contention de la part de l'esprit sont ceux qui reparaissent le plus souvent dans nos songes. Les avocats croient plaider des causes et interpréter les lois,

le général livrer des combats et des assauts, le
pilote lutter contre les vents; — moi-même je
n'interromps pas mes travaux pendant la nuit;
je continue d'interroger la nature et d'en dévoi-
ler les secrets. Ceux qui ont assisté aux spec-
tacles voient en songe les acteurs bondir et mouvoir leurs membres avec souplesse; ils entendent
les accords de la lyre et le doux langage des
cordes; ils retrouvent la même assemblée et la
même variété de décorations dont brillait la
scène.

Et de quels grands mouvements l'esprit humain n'est-il pas agité pendant le sommeil!
Combien de vastes projets formés et exécutés en
un moment!...

En revanche, d'autres ne sont occupés que des
besoins matériels de la vie. Les enfants endor-
mis, croyant lever leurs vêtements auprès d'un
bassin ou d'un tonneau coupé, se soulagent sans
défiance du besoin qui les presse, et inondent
ainsi les riches tapis que Babylone a colorés
pour leur lit.

Avouons que les sciences médicales n'ont pas
ajouté grand'chose à cette page de physiologie,
qu'on pourrait fort bien comparer à ce qu'on a
écrit sur les fonctions du système nerveux, à
propos du sommeil.

Lucrèce ne considère, dans son chapitre sur
la génération, que la sécrétion spermatique, les
pollutions et les excès qu'elle entraîne, et la
stérilité. En voici quelques passages qui nous
paraissent dignes d'être cités :

Quand la première effervescence de l'âge se fait sentir au cœur des jeunes gens, quand le temps a mûri dans leurs membres les germes prolifiques;

> Tum quibus ætatis freta primitus insinuantur,
> Semen ubi ipsa dies membris matura creavit;

une foule de *simulacres*, émanés des corps de toute espèce, s'offrent à eux sous les traits de la beauté jointe à la fraîcheur du jeune âge, provoquent l'organe rempli du suc générateur, et, ouvrant à leur imagination ardente le sanctuaire de la volupté, excitent en eux un épanchement séminal abondant dont leurs vêtements sont souillés.

> Profundant
> Fluminis ingentes fluctus, vestemque cruentent.

Ce sont les pollutions nocturnes de la puberté.

L'amour va maintenant entrer en scène. Lucrèce nous le décrit en ces lignes :

Le cœur que Vénus a blessé, soit en empruntant les traits délicats d'un jeune garçon, soit en armant de tous ses feux une femme séduisante, se porte vers l'objet d'où le coup est parti, pour s'unir à lui, pour l'inonder des flots de son amour : car la passion n'est que le pressentiment de la volupté. Voilà notre Vénus, voilà l'origine du nom de l'Amour; voilà la source de cette douce rosée qui s'insinue goutte à goutte dans nos cœurs, et devient ensuite un océan d'inquiétudes. Car, dans l'absence de l'objet aimé, les simulacres assiègent toujours notre âme, et son nom retentit doucement à nos oreilles. Mais l'amour est une plaie qui s'envenime et s'aigrit quand on l'entretient; c'est une frénésie qui s'accroît, une maladie qui s'aggrave de jour en jour, si l'on n'étouffe le mal dans son origine, en variant ses plaisirs pour faire prendre un nouveau cours aux transports de la passion.

Lucrèce ne s'en tient pas là; il continue à faire l'éloge de l'amour physique qu'il considère comme le seul vrai. Et il termine ainsi :

Enfin, lorsque deux jeunes corps réunis jouissent de leur vigueur, lorsqu'ils frémissent aux premiers accès du plaisir,

> Denique cum membris collatis flore fruuntur
> Ætatis, cum jam præsagit gaudia corpus,

que Vénus est sur le point de féconder le sein maternel, les deux amants se serrent étroitement et joignent leurs lèvres. Leurs bouches confondent leurs haleines.

> Atque in eo est Venus ut muliebria conservat arva,
> Affigunt avide corpus, junguntque salivas
> Oris, et inspirant pressantes dentibus ora;

C'est assez; l'acte de la copulation et celui de la fécondation nous paraissent suffisamment expliqués.

Voyons ce que dit le poète des excès vénériens. D'abord, on ne les rencontre que dans les ardeurs morbides de l'amour passionné. Les

forces s'épuisent par la fatigue, dit-il ; les amants
s'illusionnent sur des perfections qui n'existent
pas et se montent l'imagination. Leur maîtresse
est-elle noire, c'est une brune piquante ; est-elle
sale et dégoûtante, elle dédaigne la parure ;
louche, c'est la rivale de Pallas ; maigre et
décharnée, c'est la biche du Ménale ; est-elle
toute petite, c'est une des Grâces, l'élégance
incarnée ; est-ce une géante, elle est majestueuse ;
elle bégaye et articule mal, c'est un aimable
embarras ; elle est taciturne, c'est la réserve de
la pudeur ; exténuée par la toux, c'est une beauté
languissante ; d'un embonpoint monstrueux,
c'est Cérès ; enfin un nez camus paraît être le
siège de la volupté et les lèvres épaisses semblent appeler le baiser.

Ces amants ne sont pas seulement victimes
de leur fatal aveuglement : du sein même du
plaisir sort je ne sais quelle amertume et l'on
cueille des épines au milieu des fleurs...? Les
maux d'une passion désespérée frappent tous
les yeux et ils sont innombrables, — tant au
physique qu'au moral.

Autre question très curieuse, — l'ATAVISME !
Lucrèce en parle savamment, comme on va le
voir :

Lorsque, dans l'ivresse du plaisir, le sein
avide de la femme a absorbé les germes produc-
teurs, les enfants ressemblent au père ou à la
mère, selon que la semence de l'un ou de l'autre
a dominé.

Passons sur cette erreur de sécrétion qui est

pardonnable à un poète qui écrivait, il y a une vingtaine de siècles. « Mais, ajoute-t-il, *il arrive aussi que les enfants ressemblent à leurs aïeux ou à leurs ancêtres les plus éloignés*, parce que souvent les deux époux renferment en eux un grand nombre de principes qui, transmis de pères en pères, viennent primitivement de la tige même.

> Fit quoque in interdum similes existere avorum
> Possint, et referant proavorum sæpe figuras.

« C'est à l'aide de cette multitude de principes que la puissance créatrice varie les figures et *reproduit en nous les traits, la voix, la chevelure de nos aïeux*, parce que ces parties de nous-mêmes sont formées par des germes fixes, ainsi que le visage, le corps et les membres. »

Nous n'avons pas à examiner si l'explication que donne Lucrèce est juste ou non, nous n'avons à voir que le fait, — dont M. Dally[1] n'a pas fait mention. Il dit au contraire : « On ne doit pas oublier que la question de l'atavisme, envisagée sous son jour physiologique, est toute nouvelle; celle de l'hérédité en général compte à peine deux ou trois traités spéciaux[2], et ce n'est pas sans étonnement que nous avons constaté que, dans les traités de physiologie les plus justement classiques, il est à peine fait mention de cette puissante propriété. »

---

1. Dally, article Atavisme du *Dictionnaire encyclopédique des Sciences médicales.*
2. Lucas, *Traité de l'hérédité naturelle.* Paris, 1847-1850.

Notre savant confrère définit ainsi l'atavisme :

La réapparition dans un individu ou dans un groupe d'individus de caractères anatomo-physiologiques, positifs ou négatifs, que n'offraient point les parents immédiats, mais qu'avaient offerts leurs ancêtres directs ou collatéraux. Les caractères transmis par l'atavisme sont de tous les ordres, normaux, pathologiques, tératologiques, intellectuels et moraux.

D'après les *Bulletins de la Société d'anthropologie*, M. Dally constate qu'il arrive dans les familles qui possèdent des portraits généalogiques, toute ressemblance ayant cessé depuis plusieurs générations, que l'on trouve tout d'un coup la reproduction exacte des traits de l'un des ancêtres. Ces faits ont été mis en évidence principalement dans certains cas relevés chez les races croisées et colorées : Martin de Moussy a observé des familles chez lesquelles, « au bout de plusieurs générations, il y a toute une série d'enfants, portant beaucoup plus que leur père et leur mère les signes d'un mélange africain, remontant au moins à une cinquième génération antérieure. » Il cite encore une dame dont le père était quarteron, et dont la mère offrait des traces de sang indigène; mariée à un Anglais de race pure, elle eut dix-neuf enfants, qui tous « offraient des traces non équivoques de ce seixième de sang africain. »

On a cité, ajoute M. Dally, un grand nombre de faits où des époux dont les parents étaient roux d'un côté ou de l'autre, mais qui eux-

mêmes ne l'étaient pas, avaient donné naissance
à des enfants à cheveux roux. Ceux qui sup-
posent, avec M. de Quatrefages[1], que certains
types d'hommes primitifs étaient roux, peuvent
considérer comme ataviques tous ces cas d'éry-
thrisme. D'après Broca, les mêmes phénomènes
se présentent dans des familles à cheveux noirs
où l'on a conservé le souvenir d'un croisement
avec la race blonde.

Nous pourrions mentionner des faits plus
nombreux et non moins intéressants sur l'atavisme, mais cela nous éloignerait de notre sujet. Donc, qu'il nous soit permis de conclure
que c'est à tort qu'on considère cette question
comme entièrement neuve. Les élèves d'Épicure
la connaissaient et avaient même cherché à en
expliquer les causes.

Lucrèce termine ce chapitre de la génération
par quelques considérations sur la stérilité.

Il enseigne très justement que c'est de la superstition de croire que la divinité prive quelques
hommes de la faculté de propager leur espèce
et qu'il est ridicule de l'implorer par des prières
et des sacrifices pour obtenir la fécondation de
leurs épouses. C'est en vain, dit-il, qu'ils fatiguent
les divinités et les oracles. Les femmes demeurent
stériles quand la semence est trop fluide ou trop
épaisse : trop fluide, elle ne se fixe pas aux lieux
destinés à la recevoir, elle se résoud aussitôt en
liqueur et s'écoule sans effet; trop épaisse, sa

1. Quatrefages, *Hommes fossiles et hommes sauvages.*
Paris, 1884.

consistance l'empêche de s'élancer assez loin, de pénétrer avec facilité dans ses réservoirs.

En effet, ajoute-t-il avec raison, la différence de l'organisation en met une grande dans les unions. Il y a des hommes plus féconds avec certaines femmes, et des femmes qui reçoivent plus aisément de certains hommes le fardeau de la grossesse. Beaucoup de femmes ont langui stériles sous plusieurs hymens, qu'un époux plus conforme à leur tempérament a enrichies d'une nombreuse famille; et des maris, après plusieurs mariages infructueux, ont trouvé dans une nouvelle compagne des soutiens pour leur vieillesse; tant il importe que les tempéraments des époux se conviennent mutuellement.

La qualité des aliments est encore une chose qu'il faut observer. Il y en a qui épaississent le fluide générateur; il y en a qui l'atténuent et le dissolvent.

La manière dont on se livre à l'amour n'est pas non plus à négliger, dit-il encore; on croit communément que l'union des époux doit se faire sur le modèle de l'accouplement des quadrupèdes, parce que dans cette attitude la situation horizontale de la poitrine et l'élévation des reins favorisent davantage la direction du fluide générateur. Mais il ne faut pas que la femme excite par des mouvements lascifs l'ardeur de l'époux et sollicite un épanchement immodéré qui l'épuise. Ces mouvements sont un obstacle à la fécondation; ils ôtent le soc du sillon et détournent les germes de leur but.

Laissez aux courtisanes ces criminels artifices pour éviter le désagrément des grossesses fréquentes et pour rendre à leurs amants les transports de l'amour plus delicieux : nos épouses n'ont pas besoin de ces transports.

Ainsi finit le 4ᵉ livre de Lucrèce, qui n'est qu'un exposé de la science d'Épicure que l'auteur, non seulement regarde comme un dieu, mais élève même au-dessus des divinités, dont les découvertes, utiles au genre humain, ont mérité l'apothéose.

Lucrèce explique la cause des maladies contagieuses par la présence dans l'atmosphère d'une infinité de corpuscules de toute espèce, dont les uns nous donnent la vie, les autres engendrent la maladie et la mort. Quand le hasard a fait naître, ajoute-t-il, un grand nombre de ces derniers, l'air se corrompt et devient mortel. Ces maladies actives et pestilentielles nous sont transmises d'un climat étranger par la voie de l'air, comme les nuages et les tempêtes, ou s'élèvent du sein même de la terre, dont les glèbes humides ont été putréfiées par une alternative déréglée de pluies et de chaleur.

Parmi les conditions qui président à l'évolution des épidémies, nos hygiénistes placent en première ligne : la température, les climats, l'altitude, la latitude, les conditions locales, le mode de propagation, etc.

Lucrèce n'a pas oublié de mentionner l'influence des climats. Quelle différence, dit-il, entre l'atmosphère des Bretons et celle de l'Égypte !

Nam quid Britannum cœlum differe putamus,
Et quod in Ægypto est !

Quelle différence entre le climat du Pont et celui de ces vastes régions qui s'étendent depuis Gades jusqu'aux peuples brûlés par le soleil ! Ces quatre pays exposés à quatre climats divers diffèrent par la nature des maladies auxquelles ils sont sujets,

Et morbi generatim sæcla tenere.

C'est ainsi, ajoute Lucrèce, que l'éléphantiasis est une maladie qui naît sur les bords du Nil,

Est elephas morbus, qui propter flumina Nili,

au milieu de l'Egypte et nulle part ailleurs. Le climat de l'Attique est contraire aux jambes ; celui des Achéens, malsain pour les yeux ; d'autres pays attaquent d'autres parties du corps : toutes ces différences viennent de l'atmosphère.

Après ces préliminaires sur l'action que les climats, les vents, les pays exercent sur les hommes, Lucrèce arrive à la description de la peste d'Athènes, qui est un petit chef-d'œuvre de littérature médicale. Il en fait l'étiologie dans les termes suivants :

Née au fond de l'Egypte, après avoir traversé les espaces immenses d'air et de mer, elle vint fondre sur les habitants de l'Attique, qui tombèrent en foule sous les coups de la maladie et de la mort.

Voici quels étaient les prodromes :

Le mal s'annonçait par un feu dévorant qui se portait à la tête; les yeux devenaient rouges et enflammés. L'intérieur du gosier était baigné d'une sueur de sang noir, et le canal de la voix était fermé et resserré par des ulcères.

> Principio, caput incensum fervore gerebant,
> Et duplices oculos suffusa luce rubentes.
> Sudabant etiam fauces intrinsecus atro
> Sanguine, et ulceribus vocis via septa coibat.

La langue, souillée de sang, était doulou-reuse, immobile, rude au toucher.

Lucrèce arrive aux symptômes de la maladie.

Tous les soutiens de la vie, dit-il, s'ébranlaient à la fois.

> Omnia tum vero vitaï claustra lababant.

La bouche exhalait une odeur fétide, semblable à celle des cadavres corrompus, l'âme perdait toutes ses forces, et le corps languissant parais-sait déjà toucher le seuil de la mort. A ces maux insupportables se joignaient le tourment d'une inquiétude continuelle, des plaintes, des gémis-sements qui épuisaient les malades.

Le corps tout entier était rouge, comme si leurs ulcères eussent été enflammés ou que le feu sacré se fût répandu sur leurs membres.

> Et simul ulceribus quasi inustis omne rubere
> Corpus, ut est, per membra sacer cum diditur ignis.

Le feu sacré, *ignis sacer*, c'est l'érysipèle, que certains commentateurs ont traduit par épilepsie, *morbus sacer.* La comparaison n'est pas mauvaise pour désigner cette rougeur particulière de la peau.

Lucrèce complète la symptomatologie par une chaleur ardente qui se faisait sentir dans tous les organes et une soif inextinguible qui les poussaient à se jeter dans l'eau des rivières et à boire immodérément.

Bientôt la douleur ne leur laissait plus aucun repos, l'insomnie était continuelle, leurs membres étendus perdaient tout mouvement, et la médecine balbutiait en tremblant, à leurs côtés,

> Mussabat tacite medicina timore.....

Nous avons le droit de dire que de nos jours, sur les champs de bataille de la science, les médecins peuvent quelquefois être très embarrassés, mais ils ne tremblent pas. Les victimes du devoir professionnel ne se comptent plus...

Ce grand drame pathologique se terminait par une agitation considérable, des bourdonnements continuels dans les oreilles, une respiration vive et précipitée, des sueurs profuses, la sécheresse de la bouche, des frissons et de la raideur des muscles des mains.

Enfin, ajoute Lucrèce, dans les derniers moments, leurs narines étaient resserrées et effilées.

> Item ad supremum denique tempus
> Compressæ nares, nasi primoris acumen
> Tenue,

leurs yeux étaient renfoncés, leurs tempes creuses, leur peau froide et rude, leurs lèvres amincies, leur front tendu et saillant. La mort arrivait après huit ou neuf jours de souffrance.

Parmi les particularités qu'offrait la maladie, Lucrèce parle de certains malades qui ne succombaient qu'après une période de rémission, soit à la suite d'une hémorragie nasale très abondante, soit à la suite de troubles nerveux. Il arrivait aussi que les organes de la génération étaient atteints, de telle façon que les malheureux, dans l'espoir d'éviter la mort, s'empressaient de les abandonner au fer.

> Et graviter partim metuentes limina lethi
> Vivebant ferro privati parte virili.

Quant au traitement, il n'y avait **pas**, dit Lucrèce, de remède sûr ni général ; et le même breuvage qui avait prolongé la vie aux uns était dangereux pour les autres. Dernier détail à signaler : les cadavres étaient inhumés ou portés sur le bûcher, au gré des familles, et sans le contrôle du gouvernement, avantage que nous ne possédons pas encore.

Nous avons assez parlé de cette peste, nous allons voir maintenant Lucrèce psychologue.

Il considère d'abord que l'esprit et le corps ne font qu'un, et il veut le prouver ainsi : L'esprit étant tourmenté par les soucis, la tristesse et l'effroi comme le corps par la douleur et la maladie doit, comme lui, participer à la mort.

Dans les maladies physiques, souvent la raison s'égare, le délire et la démence s'emparent de l'esprit. Quelquefois une violente léthargie la plonge dans un assoupissement profond et éternel. Le malade n'entend pas la voix, ne reconnaît pas les traits de ceux qui l'entourent et qui s'efforcent de le rappeler à la vie.

Puisque la contagion de la maladie gagne ainsi l'âme, il faut donc en conclure qu'elle est aussi sujette à la dissolution, car une expérience souvent répétée nous apprend que la douleur et la maladie sont les deux ministres de la mort.

Cet argument n'est pas fort, car l'esprit ne peut se manifester qu'à l'aide d'un encéphale sain et tous ses efforts restent impuissants avec un organe malade. La même observation s'adresse au délire alcoolique, qu'il décrit de la manière suivante :

Lorsque la partie subtile du vin,

> Vini acris vis.

on dirait aujourd'hui la partie alcoolique, a été introduite dans le corps de l'homme,

> Penetravit hominem

et a fait couler son feu dans ses veines,

> Et in venas discessit diditus ardor,

pourquoi ses membres sont-ils pesants, sa démarche incertaine, ses pas chancelants, sa langue embarrassée, son esprit incohérent, ses yeux flottants ?

> Consequitur gravitas membrorum, præpediuntur
> Crura vacillanti, tardescit lingua, madet mens,
> Nant oculi ?

Pourquoi ces cris, ces hoquets, cette modification profonde du caractère que l'ivresse traîne à sa suite ? Que signifient-ils, sinon que *la force du vin* attaque l'âme elle-même au fond de nos corps ? Or, toute substance qui peut être troublée et altérée sera nécessairement détruite et privée de l'immortalité, si elle est exposée à l'action d'une cause supérieure.

Laissons de côté la question philosophique de Lucrèce, et il nous restera une description curieuse de l'ivresse au deuxième degré.

Sans transition, — et peut-être avec raison, — il nous montre un accès d'épilepsie, à propos duquel il renouvelle son raisonnement sur l'état d'inertie de l'âme pendant la durée du drame pathologique :

D'autres fois, dit-il, un malheureux attaqué d'un mal subit tombe tout à coup à nos pieds comme frappé de la foudre. Sa bouche écume, sa poitrine gémit, ses membres s'agitent ; il se raidit, se débat, se met hors d'haleine, se tourmente et se meut en tout sens :

> Quin etiam, subita vi morbi sæpe coactus,
> Ante oculos aliquis nostros, ut fulminis ictu,
> Concidit, et spumas agit, ingemit, et tremit artus,
> Desipit, extentat nervos, torquetur, anhelat
> Inconstanter et in jactando membra fatigat.

Lucrèce achève ensuite le tableau de la névrose convulsive qui sera ainsi d'une parfaite exactitude clinique ; il dit :

Les désordres psychiques arrivent ultérieurement, provoqués par le trouble de l'esprit et de l'âme, qui exercent en désordre leurs facultés. Puis, quand l'accès morbide est passé, le malheureux se relève, d'abord en chancelant, et recouvre peu à peu l'usage de ses sens et de sa raison.

> Tum quasi vacillans primum consurgit, et omnes
> Paulatim redit in sensus, animamque receptat.

Comme autre preuve de la solidarité d'existence de l'âme et du corps, Lucrèce examine ce qui se passe dans la syncope : sans quitter le séjour de la vie, l'âme, ébranlée par une violente secousse, paraît sur le point de s'en aller, le visage devient livide comme au moment de la mort, et les membres, en état de résolution, semblent prêts à se détacher d'un corps *où le sang ne circule plus*. Tel est l'état, ajoute-t-il, d'un homme qui tombe en défaillance et qui perd connaissance, assaut terrible dans lequel toutes les forces du corps cherchent à retrouver le lien qui les unit. Car alors l'âme entière tombe abattue avec le corps, et périrait, si le choc devenait plus violent.

La conclusion que tire l'auteur de ces exemples est que l'âme naît et meurt en même temps que le corps. Mais qu'importe, la mort, dit-il, n'est pas à craindre ; la vie est une mort continuelle qui nous délivre des préjugés, des terreurs chimériques, des inquiétudes dévorantes. D'ailleurs, en vivant plus longtemps, nous serions toujours habitants de la même terre, et la nature n'inventera pas pour nous de nouveaux plaisirs.

> Præterea, versamur ibidem, atque insumus usque ;
> Nec nova vivendo procuditur ulla voluptas.

Ce mépris de la mort, et ces terreurs qu'elle inspire aux esprits faibles ont été très bien rendus par Cabanis [1].

Cabanis a formulé cette conclusion imitée de Lucrèce :

« Non, sans doute, la mort, en elle-même, n'a rien de redoutable aux yeux de la raison.

« Tout ce qui peut la rendre douloureuse est de quitter des être chéris ; et c'est bien là, en effet, la véritable mort. Quant à la cessation de l'existence, elle ne peut épouvanter que les imaginations faibles, incapables d'apprécier au juste ce qu'elles quittent et ce qu'elles vont retrouver ; ou les âmes coupables, qui souvent au regret du passé, si mal mis à profit pour leur bonheur, joignent les terreurs vengeresses d'un avenir douteux. Pour un esprit sage, pour une conscience pure, la mort n'est que le terme de la vie : *c'est le soir d'un beau jour.* »

Cette philosophique résignation n'est-elle pas préférable à la peur qu'inspirent les microbes et les bacilles qu'il est aussi difficile de constater et d'atteindre que les corpuscules et les miasmes délétères de Lucrèce ?

---

1. Cabanis, *Rapports du physique et du moral de l'homme*, 8ᵉ édition, par Le Peisse. Paris, 1844.

II

POÈTES SATIRIQUES

———

Lucilius, Perse, Juvénal, Martial.

LUCILIUS

Caïus Lucillus, le plus ancien des poètes satiriques, naquit à Suessa, vers l'an 150 av. J.-C., d'une famille de chevaliers, d'où sortit plus tard le grand Pompée.

A l'âge de quatorze ans, il suivit Scipion en Espagne et prit part au siège de Numance. De retour à Rome, il commença à écrire ses satires, dont il ne nous reste que quelques fragments épars.

Lucillus était un stoïcien libéral; il était probe, indépendant, loyal. La vertu, pour lui, consistait à savoir discerner le bien du mal, ce qui est utile et honnête de ce qui ne l'est pas, d'honorer ce qui est digne de l'être, de défendre les bonnes mœurs ! « Enfin de mettre au premier rang les intérêts de la patrie, au second ceux de nos parents, au troisième et dernier les nôtres. »

> Commoda præterea patriæ sibi prima putare,
> Deinde parentum, tertia jam postremaque nostra.

Après avoir donné des preuves éclatantes de

la bravoure militaire, il montra qu'il possédait, ce qui est plus rare, ce qu'on appelle le courage civil. Dans cette guerre de plume, qui a aussi ses périls et sa gloire, il n'hésita pas à arracher le masque aux grands faiseurs de l'époque et à livrer à la risée du public les noms des factieux et des patriciens superbes. Son audace était encouragée par Scipion et Lélius dans l'intimité desquels il vivait.

Lucilius était immensément riche; il eut pour maîtresse les deux plus belles filles de Rome, Grétéa et Collyra, auxquelles il dédia une partie de ses œuvres. Mais sa santé était faible et chancelante, et cette raison lui fit quitter la ville pour aller s'établir à Naples, où il mourut quelques années après, à l'âge de quarante-six ans. On a dit de lui qu'il avait flagellé le vice de ses contemporains !... C'était un Romain et, sous le rapport des mœurs, il ne valait pas beaucoup mieux que les autres.

Dans son premier livre, il suppose les dieux réunis dans l'Olympe pour juger les hommes pervers de son temps. Dans ce conseil burlesque où Jupiter lui-même ne brille ni par la modestie ni par l'éloquence, les membres du cabinet céleste délibèrent sur les juges Tubulus et Lucius, qui reçoivent de l'argent pour acquitter ceux qu'ils devraient condamner, sur Lupus, le questeur sacrilège, et Carnéade, l'édile infidèle qui se dispense d'obéir aux lois, sur Elius, enfin, qui « sait se glisser partout comme une gangrène maligne et corrompue, »

Serpere uti gangræna mala atque herpestica posset ;

comparaison qui permet de supposer une fréquence de la gangrène, comme complication des états pathologiques, plus grande qu'aujourd'hui.

« Dans son air, comme dans ses traits, on voit partout la mort, la jaunisse, le poison... »

Vultus item est facies, mors icteru' morbu venenum.

Cet Elius nous fait l'effet de ces personnalités encombrantes, comme on en voit partout dans les régions du pouvoir, dans les rangs de l'armée, dans les couloirs, les salles des pas-perdus et les antichambres. Ambitieux atrabilaires, à face ictérique, êtres venimeux, obséquieux, dangereux. J'en connais comme cela.

La satire suivante paraît avoir été écrite sur le faste et la luxure de la jeunesse romaine. On y trouve quelques passages qui se rapportent à un duel, à la suite duquel un des champions fut laissé pour mort. Son logis purifié, suivant l'usage, avec un gâteau de graisse,

Farto omnia sunt circumlata,

les funérailles commencées, les sacrifices accomplis devant le bûcher... voilà qu'on rencontre le mort se promenant dans la ville ! C'était un cadavre d'occasion devant lequel les parents et les invités faisaient une contenance sévère et s'essayaient à une tristesse de circonstance.

Parmi les jouisseurs que critiquent le poète, citons Manlius, introduisant à Rome, au retour

de son expédition d'Asie, le luxe et les délices
de l'Orient; Lucilius dit à ce propos :

Hostibu' contra
Pestem perniciemque, catax quam et Manliu' nobis.

« Renvoyons à l'ennemi cette peste et ce fléau
que le boiteux Manlius apporta chez nous. »

Emilius vaut encore moins : il passe pour un
homme grave, intègre, vénérable, mais il n'affecte ces dehors austères que pour cacher ses
vices; et Nonius n'est qu'un homme impudique,
déhonté et rapace.

Le poète dit à Nomentanus : Toi, pendard,
que la fièvre t'étouffe! A quoi passe-t-il son
temps celui-là? « A pénétrer dans un antre à
poils ».

In vulgam penetrare pilosam,

à l'aide de cet instrument :

Noctipuga medica,

c'est-à-dire une aiguille qui pique la nuit...

Ces expressions sont peut-être un peu trop
pittoresques, et je leur préfère le réalisme des
vers suivants qui s'adresse à tous les tristes
héros de la satire :

Vivez, gloutons, mangeurs! Vivez, ventres!

Vivite lurcones, comedones! vivite ventres!

Dans un voyage qu'il fait à Capoue, Lucilius
raconte ses aventures. Dans une auberge, il ne
trouve, ni une huître, ni un poisson, ni une
palourde et pas d'asperges.

Asparagi nulli.

Il n'est pas content, et, dans sa mauvaise humeur, il fait un portrait peu flatté d'un pauvre diable de boucher qu'il rencontre sur son passage : Il a un museau allongé, dit-il, et avec sa dent de devant qui se dresse en pointe, il a l'air d'un rhinocéros d'Ethiopie. En outre, il est très malade et il exhale son dernier souffle de ses poumons.

> Symmachu præterea jam tum depostu' bubulcus
> Expirans animam pulmonibus æger agebat.

Pauvre Symmachus, il est phtisique ; et « sa mère ne l'a pas enfanté, dit Lucilius, mais vomi par son derrière ! »

> Non peperit, verum postica parte profudit!

On dîne cependant, sans asperges... et sans poisson. Mais tous les brocs sont sens dessus dessous, et notre raison aussi, ajoute le poète.

> Vertitur œnophoris fundus sententia nobis.

Il est probable qu'on n'avait pas invité de dames ce jour-là, car on manquait un peu de tenue dans ce souper de campagne ; et la preuve, c'est que Lucilius en arrive à dire, à son voisin probablement : « Ton estomac nous lance des rots qui sentent l'aigre. »

> Exhalas tum acidos ex pectore ructus.

Eructations acides de l'indigestion par excès alcoolique. Or, si les censeurs se comportaient ainsi, que devaient être les hommes que Lucilius attaque dans sa quatrième satire, ce Publius Gallonius, par exemple, surnommé le Gouffre, auquel il s'adresse en ces termes :

« O Publius Gallonius, ô gouffre ! tu es un homme bien malheureux. Tu n'as pas une seule fois bien soupé dans ta vie, quoique tu dépenses tout ton bien pour une squille ou pour un esturgeon monstrueux.

« A ces gloutons qui préfèrent les prodigalités et les festins à un train de vie modéré, il faut les mets les plus bizarres. L'un est alléché par des tétines de truie et un plat de volaille, l'autre par un loup friand du Tibre... Quand ils ont pris un thon, ils rejettent le corb. » (Le corb est un poisson très délicat, de la famille des Squamodermes qu'on pêche sur les côtes de la Méditerranée.)

Le résultat de ces habitudes de gourmandise se trouve dans cette apostrophe à Lupus :

Ta mort, ce sont les saperdes et la sauce de silure, les poissons énormes, les amias.

> Occidunt, Lupe, saperdæ te, te jura siluri,
> Summi ceti, atque amnia.

D'après G. Cuvier et Valenciennes[1], la saperde était le coracin dont il existe deux espèces, celui du Nil (bolty), qui devient très gros et qui est très estimé, et le coracin de mer, petit poisson qu'on appelle, en Corse, le *corvolo*. L'amia est le poisson qu'on désigne aujour-

---

1. Cuvier et Valenciennes, *Histoire naturelle des poissons.* Paris, 182 -18 6.

d'hui sous le nom de *pélamide*. Le silure est un poisson d'eau douce dont la chair est blanche et de digestion facile et dont le goût rappelle celui de la lotte ou de l'anguille ; on en trouve dans les lacs de la Suisse, dans le Rhin et dans le Danube.

Lucilius continue.

Pour ces gens-là, il faut du vin tiré d'une pleine tonne, auquel le creux de la main ou le siphon n'a rien fait perdre, auquel le sachet de lin n'a point ôté sa force.

> Quibu' vinum
> Defusum e plano siet, hir siphove cui nil
> Dempsit vis aut saculus abstulerit.

Scaliger et Dacier expliquent que ces gourmets ne veulent du vin que s'il est tiré d'un tonneau bien plein ; car, si on a déjà percé celui-ci pour déguster le vin, soit en le soutirant avec un siphon, soit en le humant dans la creux de la main, *hir siphove*, le tonneau reste en vidange et le vin s'aigrit. Quand on le passe dans un sac de lin *saculus*, pour être filtré et clarifié, il ne leur convenait pas davantage, car cette opération lui faisait perdre de sa force.

Ce n'est pas tout encore, il faut à nos convives que « tout soit bien cuit, bien assaisonné, une conversation agréable, et de l'appétit. (En cela ils n'ont pas tort.)

> Bene cocto,
> Condito, sermone bono, et, si quæri libenter.

Après le festin, leur système nerveux est sur-

excité. Il est facile de s'en convaincre en écou-
tant leur discours : Oui, dit l'un, je le tuerai et
je le vaincrai, si c'est là ce que vous demandez. Il pourra bien se faire que je reçoive quelque chose au visage avant de lui planter mon
épée dans l'estomac, la jambe ou les poumons.
Mais je hais cet homme, je *vais me battre* de
rage, et je ne trouve rien de si long que d'attendre qu'il ait assuré son épée dans sa main, tant
la passion et la haine que je lui porte soulèvent
ma colère. — C'est le seigneur Pacidéianus **qui**
parle ainsi !

L'homme qui excite cette haine féroce, c'est
Eserninus que l'auteur nous désigne comme un
adversaire déloyal. Mais qu'il y prenne garde,
Pacidéianus le frappera à la poitrine et peut-
être auparavant à la jambe, et il lui coupera le
jarret. Car on le connaît comme un homme
redoutable à l'épée.

Rudibus cuivis asper.

On désignait sous le nom de *rudibus* des
tiges métalliques dont se servaient les gladiateurs, quand ils faisaient de l'escrime.

Après le duel, nous devions voir fatalement
apparaître les femmes. Parmi les fragments de
de cette satire, nous retrouvons en effet quelques passages qui en disent assez. Voici :

Si nulle femme ne peut avoir le corps très
ferme, que du moins la chair résiste aux secousses
d'un bras amoureux, et que son sein gonflé de
lait emplisse mieux la main qui s'y repose.

Quod si nulla potest mulier tam corpore duro
Esse, tamen tenero maneat succussa lacerto,
Et manus uberior lactanti in sumine sidat.

Un peu plus loin, nous voyons une preuve des caresses intéressées des courtisanes. Lucilius nous peint la petite scène d'un homme qui entre chez une de ces demoiselles : « Elle l'atteint sans qu'il y pense, lui saute au cou, l'embrasse, et tout entier le mange et le dévore. »

Assequitur nec opinantem, in caput insilit, ipsum
Commanducatur totum complexa, comestque.

Le bourgeois réclame et fait tapage. Mais, ajoute Lucilius, « qui te force, dis-moi, à pénétrer en tapinois, dans les replis de certaines fentes ?... »

Dic, quæ cogat vis ire minutim
Per commissuras rimarum, nocti' nigrore?

Corpet, le traducteur de Lucilius, se donne la peine d'expliquer le sens de *ire per commisuras rimarum*, c'est *futuere*, dit-il. — Parbleu ! Comme il s'agit évidemment d'une jeune fille qui n'est plus vierge, on lui donne ce conseil : « Achète-la sans pucelage. »

Sine eugio ac destina.

Il paraît que cela se vend aussi à Paris aux gens riches, mais toujours sans garantie.

En décrivant la dépravation des femmes, Lucilius parle des matronales et des saturnales ; et, incidemment, il nous montre la vengeance intransigeante d'un mari outragé : « Dès qu'il

a résolu de la punir et de tirer vengeance de ses
méfaits, notre homme prend un tesson de Sa-
mos ; et il se coupe la verge, et du même coup
s'abat les deux testicules.

Hanc ubi vult male habere, ulcisci pro scelere ejus,
Testam sumit homo Samiam, sibique illico telo
Præcidit caulem, testesque una amputat ambo.

Le poëte fait ensuite cette réflexion fort juste :
« Oui toute vieille et pourrie qu'elle puisse
être j'aimerais encore mieux me défaire de ma
femme que de me châtrer moi-même. »

Vetulam atque virosam
Uxorem cædam potuis quam castrem egomet me.

Passons. — Est-ce pour plaire à Grétéa qu'il
nous donne ensuite tous les détails de sa toilette ? Il nous dit avec le style concis de Jules
César :

« Je me rase, je m'épile, je me décrasse, je
me ponce, je me bichonne, je me polis, je me
farde. »

Rador, subvellor, desquamor, pumicor, ornor,
Expolior, pingor.

Cela n'est pas probable, si l'on en juge par
les vers suivants :
Elle vante son âge et sa figure, en fine pour-
voyeuse, en bonne entremetteuse....

Ætatem et faciem, ut saga, ut bona conciliatrix.

« Cette Phryné si connue, quand un amant
lui tombait sous la griffe....

Phryne nobilis illa, ubi amatorem improbius quem.

« Quand je bois dans sa coupe, quand je
l'embrasse, j'attache étroitement mes lèvres à
ses lèvres, c'est-à-dire *quand mes sens m'aiguil-
lonnent.* »

Quum poclo bibo eodem, amplector, labra labellis
Fingens compono, hoc est, quum ψωλοκοποῦμαι.

Lucilius n'a pas osé dire la chose en latin, il
l'a écrite en grec. M. Corpet n'a pas hésité ; il a
traduit en bon français l'idée de chaleur et de
démangeaison du gland contenue dans le verbe
grec.

Voyons maintenant quels sont les attraits
de cette femme : « On la choisit parce qu'elle
est svelte, agile, parce qu'elle a la poitrine blanche, parce qu'elle ressemble à un enfant. »

..... Quod gracila est, pernix, quod pectore puro,
Quod puero similis.

En voilà assez, — cherchons la conclusion
de tout cela. Après les soupers, les duels, les
femmes : « Nous sommes moroses, maussades,
ennuyés du bonheur, » dit-il.

Tristes, difficiles sumu', fastidimu' bonorum.

Les sens s'émoussent, on se blase, on constate
« que ce vieillard est difforme, arthritique et

podagre, qu'il est manchot, piteux, étique, malgré sa grande tige... *ramice magno.* »

Quod deformi, senex, arthriticus, ac podagrosus
Est, quod mancu', miserque, exilis, ramice magno.

Voici la note de Doussa sur le sens à donner
à *ramice* : *Ramex genus est herbæ, item virile
membrum.*

Un peu plus loin, nous trouvons un vers sur
lequel on ne peut faire que des commentaires,
car il ne nous reste que des lambeaux de cette
satire :

Rugosi passique senes eadem omnia quærunt.

Ce qui veut dire : les vieillards ridés et amai-
gris demandent toujours les mêmes choses.
Quelles choses ?...

Le poète, très bon observateur, prouve qu'il
possédait une certaine érudition scientifique ac-
quise par la lecture des auteurs grecs ; il nous
fait une description intéressante des infirmités
de ses contemporains. Et voici ce qu'il dit d'un
de ces vieillards prétentieux : Il est remarquable
par ses jambes cagneuses et décharnées.

Insignis varis cruribus et petilis.

D'un autre : « la chassie, la gale, la lèpre lui
remontent aux yeux. »

Illuvies, scabies oculos huic, denique petigo conscen-
[dere.

Pas mieux partagé celui-ci ; il est « défait et
rongé de gale, il a la tête couverte de dartres. »

Tristem et corruptum scabies et porrigini plenum.

Beaux exemples d'herpétisme sénile ! — Et
« ce Trébellius, qui n'est que fièvre, marasme,
excrément et pus... »

In numero quorum nunc primu', Trebelliu' multo
Obmarcessebat, febris, senium, vomitum, pus.

On voit, d'après cela, que les hygiénistes ont
raison de recommander la tempérance, à partir de l'âge de retour, d'éviter les habitudes de
bonne chère et les plaisirs de la table, de suivre
un régime destiné à conserver et non à développer.

Passons aux défauts physiques des femmes
maintenant. « Crois-tu, écrit Lucilius à un stoïcien, qu'il serait difficile à cette belle aux jolies
tresses, à la jambe fine, de faire tomber ses mamelles jusqu'à son ventre et même jusqu'à sa
vulve.

Num censes καλλιπλόκαμον καλλισφυρον illam
Non licitum esse uterum, atque etiam inguina tangere
[mammis.

Nous connaissons la cause de ce manque de
consistance des mamelles, mais nous savons
aussi qu'elles sont naturellement flasques chez
certaines femmes, qu'elles tombent au-devant
de l'épigastre. Il y a même des femmes de certaines peuplades africaines dont les mamelles
pendantes jusqu'à l'aine et même jusqu'aux genoux, peuvent être rejetées derrière les épaules,
pour allaiter leurs enfants qu'elles portent sur
leur dos.

Lucilius continue à examiner toutes les imperfections du beau sexe :

« Et si je te disais qu'elle était bancale ou cagneuse, cette Alcmène, l'épouse d'Amphitrion, et tant d'autres, et Hélène elle-même.

Compernem aut varam fuisse Amphitryonis ἄκοιτι
Alcmenam, atque alias, Helenam ipsam denique, nolo.

« Et Tyro, cette fille d'un noble père, n'avait-elle rien de disgracieux, une verrue, un signe, un nævus, la bouche fendue, une seule dent un peu longue. »

Τυρὼ εὐπατέρειαν aliquam rem insignem habuisne,
Verrucam, nævum, rictum, dentem eminulum unum.

On voit que, pour notre poète, la vraie beauté n'existait pas [1] (celle que les philosophes ont définie) : Hélène elle-même ne fait pas exception. Et cependant elle réunissait les *trente points* que les anciens exigeaient chez une femme pour qu'elle soit parfaitement belle, — lesquels se décomposaient ainsi :

---

1. Dans ses fragments poétiques, Pétrone nous donne une idée de la beauté des femmes romaines. Il dit à sa maîtresse :
« Tes yeux brillent comme la flamme des astres, tes joues ont l'éclat des roses et la teinte de tes cheveux surpasse celle de l'or :

> Candida sidereis ardescunt lumina flammis ;
> Fundunt colla rosas, et cedit crinibus aurum ;

« Tes lèvres douces ont la couleur de la pourpre, et les lignes azurées de ta gorge en relèvent la blancheur :

> Mellea purpureum depromunt ora ruborem
> Lacteaque admixtus sublimat pectora sanguis.

Triginta hæc habeat quæ vult formosa videri
Femina : sic Helenam fama fuisse refert.
Alba tria et totidem nigra, et tria rubra puellæ.
Tres habeat longas tres totidemque breves;
Tres crassas, totidem graciles tria stricta, tot ampla.
Sint itidem huic formæ sint quoque parva tria.
Alba cutis, nivei dentes, albi que capilli :
Nigri oculi, cunnus, nigra supercilia.
Labra, genæ atque ungues rubri. Sit corpore longo,

Et longi crines; sit quoque longa manus.
Sint que breves dentes, auris, pes; pectora lata,
Et clunes; distent ipsa supercilia.
Cunnus et os strictum, stringuntubi cingula, stricta;
Sint coxæ, et culus vulvaque turgidula ;
Subtiles digiti, crines et labra puellis;
Parvus sit nasus, parva mamilla, caput.

Lucilius ne connaissait pas les avantages du
mariage au point de vue de la moralité et de la
morbidité, — morbidité physique et morale.
Aussi a-t-il consacré sa vingt-sixième satire aux
misères des maris, aux inconvénients de la ma-
trimonialité, au triste sort qui attend ceux qui
sont trompés. — Examinons ses arguments :

Les hommes s'attirent volontairement ces
peines et ces chagrins; ils prennent femme, font
des enfants, et font en même temps leur malheur... »

Homines ipsi hanc sibi molestiam ultro atque ærumnam
                                            [offerunt;
Ducunt uxores, producunt quibus hæc faciunt liberos.

Il a vu une femme du peuple, une misérable,
« couverte de crasse, couverte de gale, abîmée

de misère ; elle n'éveillerait ni la jalousie d'un rival, ni la convoitise d'un ami. »

Squalitate summa, scabie summa, in ærumna obrutam,
Neque inimicis invidiosam, neque amico exoptabilem.

D'un fait particulier il ne faut pas conclure à une loi générale. D'abord, toutes les femmes mariées ne ressemblent pas à celle-là. Ensuite, la crasse peut s'enlever, la « gale » peut se guérir, mais la prostitution est un mal incurable qui attaque l'esprit autant que le corps. Lucilius sait bien, en effet, que « lorsque l'esprit souffre, le corps trahit à nos yeux cette souffrance. »

Animo qui ægrotat, videmus corpore hunc signum dare.

Il nous représente, malgré cela, la femme aussi malheureuse que l'homme dans le mariage. N'est-ce pas le sens de cette phrase : « Il faut qu'elle soigne l'homme dans sa maladie, qu'elle fournisse à la dépense, qu'elle se refuse quelques douceurs et qu'elle épargne pour les autres. »

Curet ægrotum, sumptum homini præbat, genium suum
Defrudet, alii parcat.

Mais pour qui tous les sacrifices que les conventions sociales imposent à la femme ? Lucilius répond : « pour un homme qu'une fièvre, une indigestion, un coup de vin peuvent emporter. »

At cui ? quem febris una, atque una ἀπεψία,
Vini, inquam, cyathus potuit unus tollere.

Les quelques vers qui terminent cette satire

nous font comprendre que Lucilius a voulu nous entretenir des autres infortunes qui attendent l'homme dans le cours de son existence. Relevons ceux qui contiennent une idée des connaissances médicales du poète.

Pour exprimer le moment exact de la naissance de l'homme, il dit :

« Ainsi, dès que chacun de nous est sorti de la *bourse* de sa mère pour venir au jour... »

Ita ut quisque nostrum e bulga est matris in lucem editus,

Bulga est un mot gaulois qui signifie bourse en cuir ; expression assez originale pour désigner la matrice.

On ne voit aucune liaison entre cette idée et les vers détachés qui suivent.

Mais voici quelque chose qui, certainement, a bien pu inspirer l'auteur des *Femmes savantes :*

« Pour moi, dit Lucilius, si je suis quelqu'un, je ne puis rien incarné dans cette guenille. »

Ego si quis sum, et quo nunc folliculo sum indutus non
[queo.

Une guenille ! Molière fait dire la même chose à Philaminte :

Le corps, cette guenille, est-il d'une importance,
D'un prix à mériter seulement qu'on y pense?
Et ne devons-nous laisser cela bien loin?

Mais Chrysale de répondre, et avec raison :

Oui, mon corps est moi-même, et j'en veux prendre soin.
Guenille si l'on veut ; ma guenille m'est chère.

Autre passage intéressant :

« Quand j'avais dans le stade, dans le gymnase, ajoute Lucilius, assaini mon corps par le rude exercice de la paume...

Qum stadio in gymnasio duplici corpus siccassem pila.

Corpet donne à *siccassem* un sens très hygiénique. « C'est purger, à force de sueurs, le corps de ses humeurs morbides. » Cela nous indique l'importance que les anciens attachaient à l'exercice, qui, sous quelque forme qu'on l'emploie, constitue un moyen thérapeutique puissant, ayant pour but de développer les forces musculaires, de fortifier la constitution et, par conséquent, de rendre l'organisme moins apte à la réceptivité des maladies.

Un peu plus loin, nous trouvons ce conseil d'hygiène individuelle :

« Pour manger proprement, il faut se débarbouiller avant de se mettre à table. »

Malis necesse est lautum, e mensa pure capturus cibum.

Autre réflexion très juste sur les effets de l'apepsie causée par les excès de table : « Quel ennui, quel dégoût de vivre sans appétit ! »

Quam fastidiosum ac vescum cum fastidio vivere.

Par contre, voici un pauvre diable qui, lui aussi, est dégoûté de la vie, — mais pas pour le même motif. Voyez : « Il souffre de la faim, du froid, de la malpropreté, du manque de bains, du manque d'eau pour se laver, du manque de soins hygiéniques. »

Hic cruciatur fame,
Frigore, illuvie, imbalnitie, imperfundie, incuria.

Il faut avoir été médecin de l'Assistance publique, avoir fait les consultations dans les Maisons de secours, pour comprendre tout ce qu'il y a dans chacun de ces mots. J'ai vu bien des malheureux pareils à celui de Lucilius, et j'ai constaté que dans leurs sollicitations pour obtenir quelque soulagement, jamais ils n'apportent une aussi grande insistance que pour avoir des bains.

Lucilius a su faire comprendre le malaise qu'on doit éprouver, quand la privation de bains réguliers ne permet pas à la peau d'avoir un fonctionnement convenable. Qu'on compare cet état de dépression de l'organisme avec le sentiment de force et de bien-être général qu'on éprouve en sortant d'un bain frais : la peau réagit mieux contre la chaleur et devient moins impressionnable au froid et aux variations atmosphériques ; le système musculaire se développe en force et en souplesse ; l'appétit est plus vif, les digestions plus faciles, le sommeil plus profond, la circulation plus calme, le système nerveux moins surexcité ! Telle est en résumé l'action des bains sur l'organisme, et leur action sur le moral n'est pas moindre ; la propreté du corps prédispose beaucoup à la propreté de l'esprit.

Continuons notre étude :

Lucilius n'est pas tendre pour les femmes qui veulent régenter leur ménage. Il en connaît une mariée à un homme moins riche et moins noble qu'elle, qui prétend être la maîtresse et dicter des lois. « Qu'elle fende le bois, qu'elle file sa tâche, qu'elle balaye la maison, *qu'on la rosse !* »

Lignum cædat, pensum faciat, ædes verrat, vapulet.

Il n'épargne pas non plus ses ennemis. Voici un exemple de sa polémique envers l'un deux :

« Il a de la glu aux mains, il raflera tout, prendra tout, emportera tout, et, tu peux m'en croire, ne lâchera rien. »

Omnia viscatis manibus leget, omnia sumet,
Crede mihi, presse auferet omnia.

« Tu as l'esprit hydropique », dit-il à un autre ; — encore un homme politique probablement.

Aquam te animo habere intercutem.

C'est-à-dire, l'orgueil enfle ton esprit comme l'eau gonfle la peau des hydropiques. Exemple curieux de la forme pittoresque que les auteurs latins donnent souvent à leur style, par l'emploi des expressions médicales !

Dans sa vingt-neuvième satire, Lucilius expose, sous une forme dramatique, les avantages et les inconvénients de la pédérastie qui offrait, d'après lui, aux maris de Rome un dé-

dommagement et comme une consolation aux
ennuis et aux tribulations du mariage, mais qui
avait, comme le mariage, ses tribulations et ses
ennuis.

« Ainsi, Socrate, dit un mari à sa femme,
dans son amour pour les jeunes garçons, se
montre sous un jour un peu meilleur, parce
qu'il n'aimait point les femmes. »

> Sic Socrates, in amore et adolescentulis.
> Meliore paulo facie signat, quod nihil.
> Amaret.

« Et il aimait tous les garçons indistincte-
ment. »

> Et amabat omnes : nam discrimen non facit
> Neque signat linea alba.

Corpet fait sur l'expression *linea alba* cet intéressant commentaire : c'est le mot de Socrate lui-
même. Il ne veut pas choisir entre les jeunes
garçons, il leur trouve à tous indifféremment
une égale beauté, car il est à cet égard comme
λευκη σταθμη ἐν τῷ λευκῷ λίθω, comme « une raie blanche sur une pierre blanche. » Lucilius, ajoute le
savant commentateur, a mis en scène un mari
de l'espèce du Stalinon de la *Casina* de Plaute,
aux prises avec sa femme déjà sur le retour et
avec un giton usé, qu'il délaisse tous deux pour
un autre giton. Ce mari, pour se justifier, leur
cite l'exemple de Socrate. La femme répond que
ce philosophe au moins ne se piquait pas d'ai-

mer les femmes, qu'il était excusable alors d'aimer les garçons.

« Et il les aimait tous ! ajoute le giton en disgrâce, et il ne préférait pas, comme toi, celui-ci à celui-là. »

Voilà les mœurs de l'antiquité [1].

Comment expliquer maintenant ce vers qui fait partie de la même satire :

« Tu trouveras là une chair ferme et des tétons droits sur une poitrine de marbre. »

> Hic corpus solidum invenies, hic stare papillas
> Pectore marmoreo.

Est-ce la péroraison du discours de l'épouse ? C'est probable, l'argument est bien trouvé. Et il vaut mieux certainement que celui du mari, vantant les caresses de son nouveau giton :

« Aussitôt qu'il me voit, il me flatte, me caresse, me gratte la tête et cherche mes poux. »

> Hic me ubi vidit, subblanditur, palpatur, caput scabit,
> Et pedes legit.

Notre homme n'a pas raison davantage quand il demande : « A quoi peut me servir une femme blasée sur toute chose ?

> Quid mihi proderit, quam satias jam omnium rerum
> [tenet ?

Ni quand il ergote ainsi : « A présent, tu me

---

1. Le vice imputé à Socrate est fort contestable : « Socrate, a dit Plutarque, couchait près d'Alcibiade sans violer la chasteté. »

contraries toujours, soit que j'use de mes droits
d'époux, soit que je m'en passe, et tout cela me
mine. »

Nunc tu contra venis, vel si in nuptiis, vel si sine, certe
Nec sine pernicie.

Aussi qu'arrive-t-il ? Notre giton est « atteint
d'un ulcère de garçon novice, d'une écorchure
dont on ne meurt pas. »

Tyroneo et non mortifero affectus vomica, et vulnere.

Tyroneo vomica, c'est l'abcès produit par les
premiers assauts du pédéraste sur son jeune
complice. « On n'en meurt pas ! » La moralité
de Lucilius ne lui inspire pas autre chose, *non
mortifero*. Ensuite c'est plus économique que
d'avoir une maîtresse. Tel est du moins le sens
de l'exclamation qu'il met dans la bouche de ce
mari pédéraste : « Moi me donner à une man-
geuse, qui finira par se dévorer elle-même
comme un polype. »

Paulisper, cui me dem, edet hæc se, ut polypus,

Polypus vient de πολυπους, poulpe de mer, qui
a plusieurs pieds ; ce mot s'emploie également
pour désigner une tumeur à racines multiples.

Il lui reproche enfin les suites physiologiques
trop fréquentes des rapports conjugaux. Et la
pauvre femme lui répond :

« Si j'éprouve si souvent les tourments de la
grossesse, n'est-ce pas ta faute ? »

Urget gravedo sæpius culpa tua ?

C'est tout, Lucilius termine sa satire en disant qu'il *a séparé la vertu du vice.*

Dissociat æqua omnia, ac nefantia.

Sans doute, il se trouvera des sages pour flétrir cette civilisation romaine dont les mœurs furent si profondément dépravées, mais la civilisation grecque ne lui fut pas supérieure en moralité, et les civilisations orientales s'éloignaient encore davantage de l'idéal que notre éducation philosophique nous laisse entrevoir. D'ailleurs, notre littérature moderne contient aussi de sombres pages qu'on pourrait considérer comme le reflet d'une infériorité dans nos sentiments.

La trentième et dernière satire est encore un réquisitoire contre le mariage. Mais cela manque totalement de poésie et mérite d'être envoyé à un amphithéâtre d'anatomie pathologique.

Parmi les fragments sans indications de livre, nous relevons plusieurs passages intéressants qui confirment la coutume grecque d'exposer les malades à la porte des maisons, dans le but de solliciter les conseils des passants à une époque où la médecine n'existait pas encore. Nous lisons d'abord : « Mais à la porte et sur le seuil de la salle à manger, Tirésias était là toussant et râlant, épuisé de vieillesse... »

Ante fores autem et triclini limina quidam
Perditu' Tiresias tussi grandaevu' gemebat.

« Surviennent la fièvre *querquera* et les douleurs de tête... »

Querquera consequitur febris, capitisque dolores,

Certains commentateurs ont défini la fièvre *querquera* ainsi : *Febris frigida cum tremore.* Cela indiquerait une fièvre algide, si l'on ne voyait pas cet autre symptôme :

Tum laterali' dolor certissimu' nuntiu' mortis.

La douleur de côté, sûr présage de mort.

Cette douleur de côté ne pouvait dans ces conditions se rapporter qu'à une pneumonie. Dans l'ignorance pathologique de nos praticiens .d'occasion, elle devait être pour eux un signe très grave qui annonçait un pronostic fatalement défavorable.

Il s'agit maintenant d'un autre malade exposé probablement comme le premier :

« Pour qu'il ne se forme pas de bubon à l'aine, dit-on de lui, pour n'être plus incommodé de pustules, de tumeurs et d'enflures aux jambes... » (la fin de la phrase manque).

Inguen ne existat; papulæ, tama, ne boa noxit...

Faire un diagnostic avec ces données, c'est difficile. Il ne serait cependant pas trop téméraire de se demander si « cette maladie, qui peut amener un bubon à l'aine, qui peut se compliquer de pustules, de tumeurs, etc, » ne serait pas une ulcération syphilitique ?

D'autant plus que le malade répond au consultant : « Cette dartre incolore m'est incommode, mais elle n'est pas douloureuse. »

Hæc odiosa mihi vitiligo est, non dolet, inquit.

On sait qu'il existe des syphilides pommelées ou pigmentaires qui ressemblent au vitiligo, dont le siège de prédilection est le cou. Mais elles ne se montrent qu'à la période secondaire, généralement.

Nous verrons, dans l'étude consacrée à Martial, que l'origine de la syphilis est presque aussi ancienne que l'humanité et que sa cause ne peut être attribuée qu'aux excès vénériens. Or, voyons donc comment Lucilius, qui critique les vices de ses contemporains, comprenait la chasteté.

Il raconte naïvement que Grétéa est venue coucher avec lui et que « de bonne volonté, de son propre mouvement, elle ôta sa tunique et le reste... »

> Quæ quum ad me cubitum venit, sponte ipsa suapte
> Adducta ut tuñicam et cetera reiceret.

Ensuite, il ajoute cyniquement :

> Lectum
> Perminxi, imposuique pudendam pellibu' labem.

A quelles débauches devaient donc se livrer les autres, pour que lui-même, voulant faire voir les inconvénients qui se présentent quelquefois dans le coït et la pédérastie, dise à son ramex :

> Hæc te imbubinat, at contra imbulbinat ille.

(La traduction en français est impossible.)

Le coït pendant les menstrues, la pédérastie, les excès sensuels de toute sorte, voilà les vraies causes de la syphilis. Et si celle-ci n'existait pas, elle ne tarderait pas à apparaître à Naples, au Caire, à Constantinople et dans bien d'autres lieux. La syphilis, c'est la tache originelle.

PERSE

Rome subissait le châtiment de ses fautes, la liberté était morte, le despotisme régnait au milieu des orgies de l'empire. Quelques âmes fières avaient conservé le souvenir de la patrie latine ; elles protestèrent et cherchèrent un refuge dans le stoïcisme, dont Perse fut le poète.

Son père, un chevalier romain, l'avait amené de bonne heure à Rome pour y étudier les lettres et la philosophie. Il eut pour maître et ami Thraséas et Cornutus ; Lucain fut son condisciple.

Grâce à une fortune considérable, Perse put pénétrer dans toutes les classes de la société, à la ville et à la Cour, partout où il voulait observer les mœurs. Il les décrivit avec la plus grande indépendance ; et, comme on l'a dit, il se fit l'apôtre de cette philosophie qui servait alors de refuge et d'appui contre le despotisme militaire. Ses satires contiennent, sous les formes de l'allusion et de l'ironie, l'histoire des turpitudes de l'empire, des plaies sociales que « le vice cache sous l'or », des débauches, des comédies politiques, des empoisonnements et des meurtres qui avaient pour théâtre les marches du trône ou les loges de Subure.

Sa première satire est un dialogue entre un interlocuteur qui représente l'opinion, et lui qui représente la conscience. Perse reproche aux Romains leur manie d'écrire des platitudes, de faire de mauvais vers et de s'adonner à une littérature dans laquelle on ne trouve qu'enflure, trivialité, néologisme et sottise. La vanité littéraire s'était emparée de tous les esprits, tout le monde voulait avoir sa petite conférence pour débiter des inepties plus ou moins licencieuses.

Perse dit à l'un de ces écrivains :

« Le vent des plus larges poumons s'épuise à déclamer ces productions ampoulées et prétentieuses. — Quand viendra ton tour de parole, tu escaladeras la tribune, et après avoir adouci ton pharynx avec le gargarisme à la mode, tu feras ta lecture avec un œil langoureux et mourant de plaisir.

> Sede leges celsa liquido quum plasmate guttur
> Mobile collueris, patranti fractus ocello.

De là, ajoute Perse, des scènes indécentes .

Nos grands flandrins de Rome frétillent et font entendre de petits hennissements, « quand des vers licencieux excitent la région des reins, siège du plaisir, et viennent, par des sons entrecoupés, chatouiller leurs sens. »

> Quum carmina lumbum
> Intrant, et tremulo scalpuntur ubi intima versu.

Cette sensation voluptueuse que Perse décrit dans ces deux vers n'a jamais été mentionnée, je crois, dans nos traités de physiologie.

Cependant, **M.** Rémy, en juillet 1884, a communiqué à la Société de biologie une note sur les nerfs éjaculateurs. En faisant des expériences sur le grand sympathique, il a découvert qu'il existait un petit ganglion situé au devant du rein dont l'excitation, transmise par des filets nerveux aux vésicules séminales, déterminait immédiatement l'éjaculation, sans érection préalable. Le courant, qui passe par le ganglion, et les nerfs qui en partent, est un courant centrifuge, car l'excitation du bout central ne donne lieu à aucun phénomène.

Perse ne déteste pas les louanges ; mais les excitations ridicules de la foule... il n'y tient guère. On les prodigue au premier venu, à l'*Iliade* d'Attius, saturée de poison,

> Non hic est Ilias, Atti ebria veratro,

à toutes les élégies que dictent les grands pendant leur sieste, quand ils ont eu soin d'offrir aux parasites qui les suivent ou un vieux manteau ou un pot-au-feu de ventre de laie.

Perse reçoit la réplique ; on lui fait comprendre qu'il est inutile de dire des vérités trop mordantes, qu'il va déplaire en haut lieu. — Qu'importe ! Quand on ne veut pas, dit-il, qu'on dépose des ordures en certains endroits, on y fai

peindre deux serpents avec cette inscription :
Ici lieu sacré, enfants, allez pisser plus loin !

Pinge duos angues : pueri, sacer est locus ; extra
Mejite : discedo.

Perse nous fait ensuite le tableau de ces dé-
clamations littéraires qui suivaient les festins.
Mais, dit-il, c'est là un triste hommage offert
aux poètes ; ils ne peuvent pas être flattés d'entendre des gens qui ont le ventre plein, demander, en vidant force flacons , qu'un membre de
la société leur récite une de leurs poésies charmantes ; car la pierre du tombeau ne deviendra
pas pour eux plus légère !

Nunc levior cippus non imprimit ossa!

Il était d'usage, en effet, de graver sur les
tombeaux : S. T. T. L. Ce qui signifiait *Sit
tibi terra levis.* Les hommes aiment à poétiser
la mort.

Dans sa seconde satire, dédiée à son ami Ma-
crin, Perse flétrit l'hypocrisie religieuse de l'a-
ristocratie et l'absurdité des superstitions popu-
laires. Les hommes demandent à la divinité de
leur accorder la sagesse, la vertu, l'honneur,
mais au fond du cœur ils disent : Oh, si un riche convoi funèbre emmenait mon cher oncle!
Il serait bien à désirer que le ciel rappelât à lui
ce pauvre enfant (mon pupille, dont je suis l'héritier) : il est lymphatique, il a des engorgements
ganglionnaires, la bile le tourmente et le fait
dépérir !

Namque est scabiosus, et acri bile tumet!

Il s'agit là des intrigues d'Agrippine et de Néron qui précédèrent le meurtre de Claude et de Britannicus. Est-ce pour sanctifier leurs vœux que ces gens vont le matin plonger la tête deux ou trois fois dans le Tibre et purifier leurs nuits dans le courant du fleuve? Allons, hypocrites, on n'achète pas la protection divine avec des sacrifices, avec un poumon et des intestins gras.

Pulmone et lactibus unctis!

Aux femmes superstitieuses, il dit : « Voyez cette grand'mère ou cette tante maternelle, elle craint le ciel. Elle va tirer l'enfant du berceau, promener son doigt sur le front, sur les petites lèvres humides et purifier le nouveau-né avec la salive lustrale ; c'est le préservatif contre les mauvais regards. Ensuite, elle frappera légèrement des deux mains la petite créature, et avec cela son avenir sera brillant, il sera riche, vigoureux, etc. Mais, dit Perse, vous demandez la force, vous demandez un corps qui ne trahisse pas la vieillesse. Hélas, vos plats énormes et vos grosses viandes farcies ne permettent pas aux dieux de vous exaucer, et Jupiter a les mains liées.

« Offrons aux immortels, ajoute le poète, un cœur pur et un caractère trempé dans les généreux principes de l'honneur. Cela leur sera plus agréable que les riches présents portés sur des plats d'or par *la race pourrie de Messala.* »

Perse ne donne aucune explication sur ce

qu'il appelle : *lippa propago Messalæ*. Mais nous savons que la progéniture de l'illustre général ne fut pas seulement déshonorée par l'infâme Messaline; qu'il y eût aussi, d'après Tite-Live, Tacite et Cicéron, un personnage non moins ignoble : ce Cotta Messalinus qui s'abrutit par tous *les excès de la débauche!* disent les historiens : *il en portait sur la figure les traces honteuses, les paupières de ses yeux étaient mangées par les humeurs et elles se retournèrent.*

Ce passage est encore un fait à joindre aux documents que nous fournissent Juvénal et Martial sur la syphilis.

La troisième satire nous montre un précepteur entrant vers midi dans la chambre de son élève, qui est encore au lit, fatigué par les excès commis la veille.

« Est-ce possible, répond celui-ci, aux observations qu'on lui fait? Holà! quelqu'un, vite. Il ne viendra donc personne... Sa bile alors s'échauffe. »

> Turgescit vitrea bilis.

Notre paresseux se plaint de son encre, de sa plume, de son papier. Le gouverneur lui reproche sa paresse, son orgueil, sa manière de vivre qui est semblable à celle d'un certain Natta que « le vice a rendu dément, et qui ne sent plus rien sous la lèpre épaisse qui le couvre. »

> Non pudet ad morem discincti vivere Nattæ!
> Sed stupet hic vitio et fibris increvit opimum
> Pingue.

« Je me souviens, dit toujours le précepteur, que, dans mon enfance, lorsque je ne voulais pas apprendre un beau discours de Caton prêt à se donner la mort, j'humectais mes yeux d'huile.

> Sæpe oculos, memini, tangebam parvus olivo.

« Alors, j'aimais à jouer aux dés et à la toupie, mais toi, tu es assez grand pour savoir te conduire, tu n'es pas élève du Portique où les jeunes gens sont soumis à une discipline sévère et qu'on nourrit d'herbes, de bouillie, de pain d'orge et de son. Ta tête chancelante ne peut plus se soutenir, tes bâillements répétés et tes mâchoires qui se décrochent trahissent tes excès de la veille. »

> Stertis adhuc? laxumque caput, compage soluta,
> Oscitat hesternum, dissutis undique malis!

Le précepteur, qui paraît avoir reçu de Cratérus quelques notions de médecine, continue ainsi :

« Le malade, quand l'hydropisie a gonflé tout son corps, demande de l'ellébore.

> Helleborum frustra, quum jam cutis ægra tumebit,
> Poscentes videas;

Mais il est trop tard, son affection est devenue incurable et il promettrait en vain des monceaux d'or à Cratérus. »

> Venienti occurrite morbo.
> Et quid opus Cratero magnos promittere montes.

Puis, il ajoute :

« Prévenez donc le mal, instruisez-vous, pauvres mortels ; étudiez les lois de la nature, sachez ce que nous sommes et pourquoi nous sommes appelés à la vie. »

Très bien parlé, monsieur le professeur, et je vous rends immédiatement la parole pour nous dire les sottes objections que fait à vos justes arguments ce vieil imbécile de Centurion, qui vous répond qu'il se trouve assez savant comme ça :

« Vois un peu ce que j'ai : je ne sais d'où viennent ces battements du cœur et pourquoi mon haleine sort infecte de ma gorge malade, regarde, je te prie.

> Inspice ; nescio quid trepidat mihi pectus, et ægris
> Faucibus exsuperat gravis halitus ; inspice, sodes.

« Le médecin prescrit le repos, mais à peine au bout de trois jours, *le sang a-t-il repris son cours régulier*, que le malade veut aller au bain et veut boire une bouteille de vin de Surrente. »

> Qui dicit medico, jussus requiescere, postquam
> Tertia compositas vidit nox currere venas.

N'y a-t-il pas lieu de supposer, d'après cela, que les médecins de l'antiquité avaient une idée de la circulation du sang, qu'ils savaient que son cours est régulier à l'état physiologique et qu'il est irrégulier à son état pathologique ? Ils n'ont pas su, il est vrai, découvrir le mécanisme et la cause de la circulation, ce qui est le point important de la fonction physiologique.

Continuons à lire cet intéressant dialogue :

— Mais, mon ami, tu es bien pâle.

— Ce n'est rien.

— Fais attention à ce rien, car ta peau jaune enfle, sans que tu t'en aperçoives.

— Eh toi, tu as aussi une bien triste mine ; si tu veux faire le tuteur vis-à-vis de moi, je te préviens que j'en avais un que j'ai mis en terre. Prends-garde.

— Alors, c'est bien, je me tais.

Le malade, gorgé d'aliments, malgré la couleur blafarde de sa peau, malgré les exhalaisons sulfhydriques qui s'échappent convulsivement de sa bouche, se met au bain.

> Turgidus hic epulis, atque albo ventre, lavatur,
> Gutture sulfureas lente exhalante mephites.

Mais tandis qu'il boit, le frisson le surprend, la coupe de vin chaud s'échappe de sa main, ses dents se découvrent et claquent, les morceaux tombent tout entiers de ses lèvres défaillantes. Et de là les flambeaux et la trompette funèbre[1] ! Puis, le cadavre placé sur un lit de parade et tout enduit de parfums est étendu à sa porte, les pieds devant.

Voilà, certainement, une description curieuse des symptômes de l'alimentation excessive, de l'indigestion grave dont les conséquences peuvent être très dangereuses, surtout lorsque, dans cet

---

1. Les cérémonies funèbres se faisaient au son des instruments, au son de la flûte pour les jeunes gens, au son du cor et de la trompette pour les personnes âgées.

état, le malade se plonge dans un bain. — Mais
ce n'est pas tout, le jeune homme, qui est peut-
être Néron, réplique au précepteur qui pourrait
bien aussi, dans la pensée de Perse, n'être que
Sénèque. Ennuyé de ce sermon, il dit :

« Mais tâte donc mon pouls, mets donc ta
main sur ma poitrine, touche-moi les mains et
les pieds. Ai-je froid ? »

> Tange, miser, venas, et pone in pectore dextram ;
> Nil calet hic : summosque pedes attinge manusque.

Et le précepteur répond à son élève :

« Ton cœur est-il en repos quand tu convoites
l'or, quand la jeune fille du voisin te fait un sourire ? Que l'on te serve sur un plat des légumes
crus et du pain d'orge, en mangeras-tu ? *Tu as
dans la bouche un ulcère* que tu crains d'écor-
cher avec la bette vulgaire. »

> Tentemus fauces; tenero latet ulcus in ore
> Putre, quod haud deceat plebeia radere beta.

L'ulcère que ce glouton a dans la bouche et
qui l'empêche de manger ne devait être qu'une
de ces ulcérations aphteuses qui se développent
sous l'influence d'une altération des fonctions
digestives ou sous celle d'une mauvaise disposition générale, Celse [1] le dit d'ailleurs très ex-
plicitement :

> Ulcera oris quæ ἄφθας Græci nominant.

Quant à la *beta plebeia* ou *vulgaris*, c'est une
espèce des Chénopodiacées qui renferme trois

1. Celse, l. II, c. I.

variétés alimentaires : la poirée, la carde poirée et la betterave.

— « Enfin tu as le frisson quand la crainte a hérissé le poil de ton corps transi et tu brûles quand ton sang s'allume et que tes yeux pétillent du feu de la colère. Tes paroles et tes actions sont telles alors qu'elles paraîtraient insensées à Oreste lui-même. »

Le poète cherche à prouver ensuite que l'étude de la sagesse est nécessaire pour la carrière politique comme pour la vie privée. Il argumente ces jeunes écervelés qui briguent la direction des affaires publiques, et qui ne savent pas se conduire eux-mêmes; ils se persuadent qu'ils ont du talent, et ils ne sont que le jouet de leurs passions ; ils ignorent qu'un homme n'est réellement supérieur que par la culture de l'esprit, par ses vertus, par son caractère.

Perse fait développer cette thèse par Socrate s'adressant à Alcibiade, au moment où celui-ci va devenir le chef de la République.

« Sans doute, dit le grand philosophe, l'intelligence et l'expérience des affaires te sont venues avant la barbe; tu sais parler et te taire, tu sais rendre la justice et discerner le vrai et le faux !!! Au lieu d'étaler ton plumage aux yeux du peuple, que ne te purges-tu plutôt à grandes doses d'ellébore ? »

Anticyros melior sorbere meracas?

Remarquons, en passant, cette tendance des anciens pour les évacuants, tendance que nous avons conservée et qui est toujours la base de notre thérapeutique : *purgare et clysterium donare*[1].

Mais cet incapable qui flatte le peuple pour arriver au pouvoir a encore d'autres défauts : c'est un débauché. Le poète lui fait entendre, par « le maître vénérable qu'emporta la ciguë », des reproches sous ce chef d'accusation :

« Quand tu viens au soleil chauffer tes membres couverts d'huile et de parfums, écoute cet homme, qui t'a poussé du coude, révéler sans pitié tes turpitudes, cette manie d'épiler le pubis et l'antre voisin, pour montrer aux chalands tes dégoûtants appas? pourquoi mettre à nu ce qu'avait voilé la nature?..... »

Il faut savoir que la médecine et la gymnastique des anciens considéraient comme un moyen hygiénique excellent, pour développer les forces et prévenir les maladies, cette exposition au soleil du corps préalablement frictionné d'huile ou d'essence odoriférante, *insolatio*. Les débauchés de Rome avaient adopté cette habitude par genre et peut-être comme un excitant nécessaire à leur organisme anémié. Il est certain que cette action du soleil sur les êtres vivants est très favo-

---

1. Les anciens philosophes croyaient que l'ellébore était salutaire à l'esprit. Le meilleur croissait dans l'île d'Anticyre. De là vient le proverbe *naviget Anticyram*, pour dire d'un individu qu'il devenait fou. L'ellébore dont se servaient les anciens était l'ellébore blanc *veratrum album*; c'est un purgatif très violent. On en tire la vératrine, qui a une action émétique et sternutatoire très prononcée, même à très petite dose.

rable. On l'applique encore quelquefois avec avantage dans certains cas de paralysie, chez les enfants scrofuleux, dans les cas de tumeur blanche ou de mal de Pott, et en général chez tous les individus affaiblis par les maladies ou les excès.

Quant à l'épilation des organes génitaux, cela entrait dans les mœurs des *pathici*, comme l'a dit surabondamment Martial dans plusieurs de ses épigrammes.

Voici maintenant la conclusion :

« Non, tu ne vaux rien, puisque tu te permets sur ton corps toutes les extravagances qui te passent par la tête ; n'accepte que ce qui t'est dû, et que la vile populace reprenne les hommages qu'elle est disposée à t'accorder. »

Dans la satire suivante, Perse nous fait assister à une conversation entre lui et son maître Cornutus. Notre poète invite tous les Romains à venir apprendre à la même école la science de la vie. Puis, il leur dit ce qu'il faut entendre par la liberté morale, qui est la liberté véritable ; car c'est elle qui nous permet de maîtriser les passions qui nous tyrannisent, c'est-à-dire l'avarice, la mollesse, l'amour, l'ambition, la superstition... [1].

1. Pétrone n'en a pas écrit long sur les affections morales, mais il a dit juste : Le vautour qui dévore le foie jusqu'au fond des entrailles, ce n'est pas, comme le disent les poètes, le vautour de Tityus, mais l'envie et le chagrin, ces maladies de l'âme :

Qui vultur jecur intimum pereat
Et pectus trahit intimasque fibras
Non est, quem Tityi vocant poetæ
Sed cordis mala, livor atque luctus.

Il nous montre l'homme dans les divers emplois de la vie, s'agitant, se reposant, se battant,
oubliant de vivre. Mais un jour arrive où il gémit sur son erreur, et il n'est plus temps, « la
goutte calculeuse vient ronger les articulations
et briser les rameaux de l'arbre desséché. »

> Sed quum lapidosa chiragra
> Fregerit articulos, veteris ramalia fagi.

« C'est une erreur de croire, ajoute Perse, que
les hommes soient maîtres de vivre comme ils le
veulent. Ils ont des devoirs à remplir que les
fous n'ont pas l'intelligence de comprendre.
Toutes les lois positives et la loi naturelle sont
d'accord sur ce point, que l'ignorance doit s'in-
terdire les actes dont elle n'est point capable.
Irez-vous administrer de l'ellébore si vous ne
savez pas en mesurer la dose avec la balance ?
Cela est contraire aux éléments de l'art.

> Diluis helleborum, certo compescere puncto
> Nescius examen : vetat hoc natura medendi.

« C'est aussi une erreur de se dire libre, quand
on dépend de tant de maîtres, de tant de tyrans
intérieurs. Voyez l'affranchi : un ordre ne peut
plus l'émouvoir et il n'y a plus rien au dehors
qui puisse intérieurement *agiter la machine :
quod nervos agitat.* »

M. A. Perreau fait observer qu'on ne peut
entendre ce passage qu'en sachant que toute
philosophie distingue soigneusement le dedans
et le dehors, *intus* et *extrinsecus* ; les sensa-

tions, mobiles *internes ;* et les sens, mobiles *externes.* Il faut se rappeler que les anciens comparaient l'homme moral, agité par ses passions, à ces figures de bois ou de carton, semblables aux polichinelles modernes qu'on fait mouvoir avec des fils. De là, l'expression *Nervos agitat.*

Dans la même satire, Perse veut révéler à Cornutus les sentiments que lui inspire sa reconnaissance pour lui. Il lui dit :

« Frappe sur ce cœur, toi qui sais distinguer ce qui rend un son plein, et la couleur des enduits de la langue. »

Pulsa, dignoscere cautus
Quid solidum crepet, et pictæ tectoria linguæ.

Il est bien évident que ces expressions ne sont employées par le poète qu'au figuré, et qu'il faut les comprendre dans le sens d'une épreuve destinée à convaincre Cornutus que son élève a du cœur et que son langage n'est pas fardé. Mais elles sous-entendent clairement la valeur symptomatique qu'on reconnaissait déjà à la coloration de la langue et l'idée de la percussion du cœur. Ménière l'a compris ainsi : En ne considérant, dit-il, ces expressions que comme une métaphore, il n'en résulte pas moins pour nous la pensée que le poète fait allusion à une pratique de l'art, à un procédé destiné à faire connaître les qualités normales du cœur, les conditions physiques de sonorité appréciées à l'aide de la percussion méthodique du thorax. On trouve d'ailleurs dans l'édition *Variorum* la note suivante : *Allegoria ab istis qui tinnitu et pulsu fictilium integritatem explorant.*

Il y a bien longtemps, en effet, que les potiers et les tonneliers savaient se rendre compte, par la percussion, de la valeur d'une amphore et de la quantité de liquide contenu dans un tonneau.

Dans la description des passions qui dirigent les actions humaines, Perse nous montre la Mollesse conseillant à un individu qui va chercher fortune de ne pas s'aventurer sur les flots de l'Adriatique. Elle lui dit tout bas :

« Tu pars, insensé, tu pars ! que vas-tu faire ? Déjà une fièvre ardente s'est emparée de ta poitrine, et des flots de ciguë ne sauraient l'éteindre.»

> Quid tibi vis? calido sub pectore mascula bilis
> Intumuit, quam non extinxerit urna cicutæ.

Bilis est employée ici comme synonyme de fièvre, ce qui n'a rien d'extraordinaire en raison du rôle considérable que jouait la bile dans la pathologie des anciens, d'abord dans l'humorisme d'Hippocrate, et plus tard dans les théories humorales de Galien.

Quant à l'action fébrifuge que Perse semble accorder à la ciguë, elle est contestable ; le seul emploi rationnel de cette plante découle de ses propriétés anesthésiques et antinévralgiques.

On ne peut énumérer tous les arguments que fournit la Mollesse à notre armateur pour l'empêcher de partir. Le dernier, qui sert de péroraison, est très éloquent :

« Bientôt, lui dit-elle, tu ne seras plus qu'une ombre, un vain nom, de la cendre. La mort approche, songes-y ; le temps fuit, le moment où je parle n'est plus. »

> Fugit hora ; hoc quod loquor inde est.

Vers bien connu que Boileau a traduit :

> *Le moment où je parle est déjà loin de moi.*

Dans sa dernière satire, Perse apprend aux Romains l'art d'user de la fortune ; il combat l'avarice sordide des uns, et la prodigalité des autres pour flatter les caprices de la tyrannie impériale et populaire. Il leur conseille d'être charitables, de ne pas thésauriser pour des successeurs ou des dissipateurs.

« Quoi, dit-il, je ne mangerai, moi, les jours de fête, que de l'ortie et un morceau de couenne fumée, pour qu'un jour mon vaurien d'héritier se gorge de foie gras ;

> Mihi festa luce coquatur
> Urtica, et fissa fumosum sinciput aure
> Ut tum iste nepos olim satur anseris extis ;

« Pour que, lorsqu'il sera fatigué des vagins publics, il aille courir après les appas de patriciennes. »

> Quum morosa vago singultiet inguine vena
> Patriciæ immeiat vulvæ !

L'expression latine est d'un naturalisme impossible à rendre en français. Nos lecteurs en feront le mot à mot en souriant.

Telle est l'œuvre de Perse dans ce qu'elle présente d'intéressant au point de vue médical.

Ajoutons que Perse était un admirateur d'Horace et de Virgile, et un ami des célèbres Musa et Cratérus, les médecins et les confidents des poètes.

JUVÉNAL

On suppose que Décimus Junius Juvénal était originaire d'Aquinum, ancienne ville d'Italie. Quelques historiens pensent qu'il était né dans la Gaule celtique, en l'an 42 de notre ère, correspondant à l'an 795 de la fondation de Rome. La finesse de son style, l'indépendance de son caractère semblent donner raison à cette hypo·thèse.

La première partie de sa vie fut consacrée à observer les ignominies de la civilisation romaine, le servilisme et la corruption des hommes de son temps.

Il avait quarante ans quand il commença à écrire ses satires. Armé du fouet de Némésis, il flagella le luxe ridicule, l'orgueil insolent, les vices honteux de ce peuple aplati par le despo·tisme monarchique.

Quand on a le courage de se faire le haut justicier des turpitudes de ses contemporains, on s'expose nécessairement, comme Voltaire, à la disgrâce d'un prince ; comme Paul-Louis Courier, aux procès devant la Cour d'assises ; comme Victor Hugo, à l'exil. Juvénal mourut donc loin de sa patrie, en Egypte.

Ses *Satires* ne respirent ni la haine ni l'envie, mais elles sont empreintes d'une juste indignation contre le mal et d'un profond amour pour le bien. Il n'a pu voir de sang-froid les lois de la nature publiquement outragées par les hommes. Il a protesté contre la débauche monstrueuse des femmes, dont les mœurs étaient arrivées à un tel degré de dévergondage que la postérité, nous dit-il, n'aura rien à ajouter à leur dépravation, et que les filles ne pourront jamais, à cet égard, surpasser les mères :

> Non erit ulterius, quod nostris moribus addat
> Posteritas; eadem cupient facientque minores.

Il a cloué au pilori les tyrans, les hypocrites, les faux nobles, les débauchés, les parasites, les gens de mauvaise foi. Nous pouvons nous résumer, en disant que Juvénal, poète, historien et philosophe, consacra, suivant l'expression de Tive-Live, toute sa vie à la vérité.

Dans cette lutte contre toutes les dépravations humaines, peut-être Juvénal serait-il sorti vainqueur et serait-il parvenu à corriger les mœurs romaines, si le génie suffisait pour prévenir la chute des empires et la décadence des peuples. Mais si ses immortelles *Satires* n'ont pas eu le pouvoir de suspendre la loi de la fatalité, elles nous resteront comme de précieux documents historiques, comme des modèles de style et de clarté, comme des monuments littéraires remarquables par l'élévation des idées et l'énergie des convictions.

Malgré tout l'intérêt que présentent pour nous les renseignements que nous donne Juvénal sur quelques maladies et certaines affections chirurgicales, sur l'hygiène publique et privée, nous commencerons par l'étude plus philosophique que médicale de la corruption des mœurs du peuple romain.

Elle débute avec l'empire, et nous la trouvons formulée par ces deux mots : *pana et circenses*. Le peuple ne désirait avec anxiété que ces deux choses que, par pudeur, on a traduit par *panem et circenses*. Mais ce n'était pas du pain que voulaient ces gens, c'étaient les lupercales, les fêtes de Cybèle, les jeux floraux : PANA ! les cérémonies cyniques de la luxure, les bacchanales ! — Comme le fait observer M. Dusaulx, l'érudit membre de l'Institut, tous les anciens manuscrits de Juvénal portent :

> Nam qui dabat olim
> Imperium, fasces, legiones, omnia, nunc se
> Continet, atque duas tantum res anxius optat,
> Pana et circences.

Nous traduisons ainsi :

« Ce peuple, qui donnait autrefois la dictature, les faisceaux, les légions et toutes les dignités, il vit maintenant dans une oisiveté honteuse et n'aspire qu'à ces deux plaisirs : les lupercales et les jeux du cirque. »

Que peut-on dire de ces fêtes et de ces jeux
où, dit Lactance, les courtisanes se rendaient
toutes nues, au son de la trompette, pour célé
brer le culte de la lubricité, établi en l'honneur
d'une prostituée célèbre, qui avait légué au peuple romain le produit de ses débauches?

Il semble, quand on lit attentivement quelques-unes de ces satires, qu'une épidémie de
troubles vénériens, de nymphomanie et de saty-
riasis, de pédérastie et de saphisme avait dû
sévir sur les hommes et les femmes de ce temps,
épidémie entretenue par les excès alcooliques,
l'oisiveté et la température énervante du climat.
Cette névrose semble les atteindre tous, car on
voit le censeur aller alternativement du trône à
la taverne, et des portes de Rome aux frontières
de l'empire, pour rappeler les uns et les autres
à un sentiment plus élevé de la dignité humaine[1].

Dans ce temps-là, nous apprend Juvénal,
l'adultère n'était plus qu'un péché mignon. Le
mari était un souteneur légitime qui se retirait
dans une chambre de la maison conjugale quand
venaient les amants de sa femme. Il faisait semblant de compter les solives du plafond ou de
cuver son vin pendant le duo d'amour qui se
chantait près de lui. C'est encore lui qui héritait
des *clients*, la loi romaine rendant les femmes

1. A partir du règne de Tibère, on voit les âmes se dé-
grader à un point qui étonne même aujourd'hui, ou plutôt
on voit se manifester une dégradation déjà existante, et
qui n'attendait pour se produire au jour qu'un premier
exemple et un indigne salaire. (Lamennais.)

inhabiles aux successions. Et il ne renonçait
jamais à ce triste avantage :

> Quum leno accipiat mœchi bona, si capiendi
> Jus nullum uxori, doctus spectare lacunar
> Doctus et ad calicem vigilanti stertere naso.

Cicéron[1] nous confirme ce fait : il raconte
que Mécène courtisait fréquemment la femme
d'un certain Sulpicius Galba qui, pour faciliter
ces relations galantes, feignait de s'endormir en
sortant de table. Un jour, son esclave voulant
profiter de la circonstance pour goûter le Falerne
de la maison, ce mari complaisant lui cria
Heu! puer, non omnibus dormio : Holà, drôle,
je ne dors pas pour tout le monde. Ce mari ne
dormait que pour les amoureux de sa femme...

Qu'était donc devenue la loi Julia, faite par
Auguste, *de adulteriis*, loi qui édictait les peines
les plus sévères contre ceux qui étaient convaincus d'adultère[2]? Juvénal le demande :

> Ubi nunc, lex Julia, dormis?

Les temps de la fidélité à la foi jurée n'existent plus; le concubinage est toléré par la loi
elle-même. Celle-ci a admis *justæ nuptiæ et
legitimæ,* c'est-à-dire la liaison avec des concu-

---

1. Cicéron, épitre xxiv, liv. III.
2. D'après la loi Julia, l'adultère était puni de mort.
Aussi les femmes mariées payaient-elles leurs amants pour
les engager au secret. Pétrone a mentionné cet infâme commerce des hommes qui faisaient payer leurs caresses :

> Scribit amatori meretrix; dat adultera nummos.

bines de naissance, pourvu qu'elles ne soient ni sœurs, ni mères, ni filles de celui avec qui elles habitent et qu'elles ne soient pas de condition servile. Le concubinage avec des femmes incestueuses, étrangères ou esclaves, *injustæ nuptiæ et illegitimæ,* est le seul que les femmes légitimes hésitent à tolérer et pour lequel elles peuvent réclamer les douces sévérités du tribunal. Simple question d'amour-propre. Le temps n'est pas éloigné, d'ailleurs, où elles prendront la mode des robes transparentes, faites de soie et de lin, dont les courtisanes seules avaient osé se vêtir et qui étaient la livrée d'infamie imposée aux femmes adultères. Sénèque s'est indigné de cette mode.

« Je vois, disait-il, des vêtements de soie, si l'on peut donner le nom de vêtements à des étoffes qui ne garantissent ni le corps ni la pudeur, et avec lesquels une femme ne pourrait, sans mentir, assurer qu'elle n'est pas nue. Nous faisons venir à grands frais ces étoffes de pays inconnus, même au commerce, afin que nos femmes n'aient rien de plus à montrer en secret à leurs amants. »

On peut croire, comme le dit Juvénal dans sa sixième satire, que sous le règne de Saturne, la pudeur habita la terre, mais elle ne tarda pas à suivre sa sœur Astrée, quittant notre monde pour les espaces célestes. Si l'âge d'argent vit le premier adultère, l'âge de fer amena bien d'autres crimes. Avec lui, il ne se trouva plus, dit le poète, une femme digne de toucher les ban-

delettes de Cérès, et dont un père n'eût à redou-
ter les embrassements.

> Paucæ adeo Cereris vittas contingere dignæ,
> Quarum non timeat pater oscula.

Mais l'impudicité n'était pas leur seul défaut.
Juvénal nous les montre encore prodigues, im-
périeuses, superstitieuses, cruelles et empoison-
neuses. L'une verse à son mari du vin de Calène
empoisonné, une autre a recours aux champignons vénéneux, comme ceux qu'on donna à
Britannicus et à Claude. Il y en a qui se ruinent
pour satisfaire aux exigences des chanteurs et
des baladins, en dépit de l'anneau qui les infi-
bule.

> Si gaudet cantu, nullius fibula durat.

Il en est qui trouvent les baisers de l'eunuque efféminé d'autant plus délicieux, qu'elles
n'appréhendent point une barbe importune et
n'ont pas besoin de se faire avorter.

> Sunt quas eunuchi imbelles, ac mollia semper
> Oscula delectent, et desperatio barbæ,
> Et quod abortivo non est opus.

Cependant, pour que la volupté n'y perde
rien, elles ne livrent leurs organes au fer des
médecins qu'après leur entier développement
et lorsqu'ils portent déjà les signes de la puberté.

> Illa voluptas
> Summa tamen, quod jam calida matura juventa
> Inguina traduntur medicis, jam pectine negro.

Toutes ces manœuvres expliquent la raison

pour laquelle Juvénal conseille à Ursidius qui
veut se marier, pour avoir un héritier et une
femme honnête qui ne cache pas ses amants
dans un coffre, de se faire soigner. « Médecins,
ajoute-t-il, ouvrez-lui donc la veine médiane ! »

O medici ! mediam pertundite venam.

L'indication de la veine médiane prouve que
les anciens connaissaient les différentes veines du
pli du bras et qu'ils lui donnaient la préférence,
pour la phlébotomie, sur la céphalique et la basi-
lique, quoique certains auteurs pensent qu'on
pratiquait alors la saignée à la veine frontale.

La cause de ces désordres et de cette immoralité des femmes, il faut l'attribuer au per-
nicieux exemple que leur donnèrent les hommes,
les courtisans et les affranchis qui composaient
la classe dirigeante de la société, et qui, les
premiers [1], outragèrent la nature. L'ironie

1. Il faut se souvenir que le respect que le Romain pro-
fessait dans l'origine pour le mariage et pour son épouse
était moins le résultat de la moralité que celui de l'intérê
que l'État trouvait dans la considération de celle qui avai
soin de la nouvelle génération.

Il y avait des femmes publiques à Rome avant qu'il y eû
une histoire. Aussi le commerce avec ces femmes, loin d'être
blâmé, était-il consacré par une coutume très ancienne. Les
Etrusques menaient une vie impudique, les Messapiens, les
Samnites et les Locrins prostituaient leurs filles. Toutefois
la débauche avec les femmes fut peu marquée chez les Ro
mains pendant les cinq premiers siècles, car leur vie guer-
rière et agricole les empêchait de se perdre dans le gouffre
du vice, et la loi des Douze Tables les forçait d'exercer le
coït avec leur femme légitime (*colibes prohebito*). Mais à

mordante de Juvénal va jusqu'au persiflage, quand il semble reprocher à Posthumius, sur le point de se marier, « d'abandonner cet enfant soumis, paisible et désintéressé qui partageait sa couche, et qui jamais ne lui a reproché d'avoir ménagé ses flancs et frustré son ardeur. »

> Nonne putas melius, quod tecum pusio dormit?
> Pusio, qui noctu non litigat : exigit a te
> Nulla jacens illic munuscula, nec quæritur quod
> Et lateri parcas, nec, quantum jussit anheles.

C'est donc avec raison que la plupart des commentateurs de Juvénal ont affirmé que ce conseil donné par le poëte n'était qu'un sarcasme violent contre Posthumius.

M. de Paw, entre autres, a recherché les causes de ce vice honteux des Romains qui, avant eux, avait déjà infecté les Grecs. Il dit [1] : « Chez les Athéniens, la beauté individuelle fut plutôt le partage des jeunes hommes que des jeunes femmes, d'où il résulta, dans le cours des passions humaines, un écart qui a beaucoup étonné la postérité, mais dont on a jusqu'à

mesure que leurs relations s'établirent avec les autres peuples, ils en prirent les mœurs et les vices.

Dans leurs voyages, les fils des riches patriciens apprirent dans les bras des courtisanes grecques et asiatiques à pratiquer la débauche selon les règles de l'art. Ils lancèrent à Rome la libertine, *amica*, qui ressemblait à l'hétaïre grecque par son amour des richesses, mais nullement par son éducation. L'ancienne matrone succomba bientôt dans la lutte avec l'*amica*. La femme romaine, dans ses efforts pour vaincre l'impudicité de celle-ci, usa de tous les raffinements et n'en devint que plus méprisable.

1. De Paw, *Recherches philosophiques*.

présent ignoré la véritable cause.... Eschine
assure que le plus beau des Grecs n'égalait pas
le plus beau des Athéniens. » L'explication des
habitudes pédérastiques par l'amour de l'esthé-
tique ne me paraît pas très juste et me surprend
de la part d'un pudique Allemand comme
M. de Paw.

Il est bien certain qu'il ne faut pas soupçonner
Juvénal d'avoir approuvé cette infamie, car ses
expressions ne permettent pas de douter de sa
pensée, d'autant plus qu'il ajoute un peu plus
loin : « la monstrueuse turpitude de nos mœurs
révolta les habitants même de Canaple, ville
d'Egypte très fameuse par son luxe et ses voluptés. »

Et son indignation augmente encore, quand
il nous apprend que c'était dans un char, sur la
voie Flaminie, que Néron caressait sa bizarre
maîtresse, c'est-à-dire l'ignoble Sporus, qu'il
épousa publiquement, et sur le corps duquel
il exerça des cruautés non moins affreuses qu'ex-
travagantes : dans un moment d'érotisme impérial, il le châtra.

Le moraliste n'a, d'ailleurs, aucune pitié pour
les victimes de ces passions honteuses. C'est,
en riant, dit-il, que *le médecin* coupait ces fruits
secrets de la débauche, les fics et les condylômes
de l'anus.

> Cæduntur tumidæ, medico ridente, mariscæ.

Remarquons, en passant, que Juvénal dit le
médecin et non le chirurgien. Car à Rome aussi

bien qu'à Athènes, les médecins pratiquaient, en même temps, la médecine, la chirurgie et la pharmacie. Ils étaient même aliénistes, au besoin ; et le plus renommé, pour les affections mentales, était Archigène, connu également comme médecin et chirurgien, comme le prouve ce passage de la treizième satire :

> Et phthisis et vomitæ putres, et dimidium crus
> Sunt tanti? Pauper locupletem optare podagram
> Nec dubitet Ladas, si non eget Anticyra nec
> Archigene.

Qu'il faut comprendre ainsi :

« Qu'importe la phtisie, l'ulcération des poumons, une fracture de jambe ? Que ce malheureux Ladas n'hésite pas à préférer un franc accès de goutte, s'il n'est tributaire de l'ellébore et d'Archigène. »

De là le proverbe : *Archigenis indiget*, pour dire d'un individu qu'il était fou. Aujourd'hui, on se contente d'envoyer les lunatiques à Charenton, et tout le monde sait ce que cela veut dire.

Juvénal constate qu'il y avait une loi contre les attentats à la morale publique, mais elle ne fut appliquée qu'une seule fois, et ce fut au législateur même qui l'avait fait adopter et à laquelle on avait donné le nom. C'était la loi *Scantinia*. Ce fait en dit assez et à peine est-il nécessaire de citer la description des mœurs romaines écrites par Salvien, qui confirme les récits des autres historiens :

1. Salvien, *De Gubernat. dei.*

« *Viri in semetipsis fœminas profitebantur,
et hoc sine pudoris umbraculo, sine ullo vere-
cundiæ amictu..... Videbat quippe hæc universa
urbs, at patiebatur : videbant judices, et acquies-
cebant ; populus videbat et applaudabat... »*

Mais pendant que les femmes entretenaient
fastueusement leurs amants, les protecteurs,
cinædi, ne donnaient souvent que peu de chose
à leurs protégés, *pathici*. Juvénal s'adresse à
un de ces derniers qui est dans la misère. Son
visage est morne, ses cheveux secs et mal
peignés, sa peau est terne.

Quelle maigreur! dit-il à Névolus. Un malade, en proie depuis longtemps à la fièvre
quarte, ne serait pas plus défait.

> Quid macies ægri veteris, quem tempore longo
> Torret quarta dies, olimque domestica febris.

Et Névolus avoue sans le moindre embarras
que ce métier, qui a fait la fortune de bien
d'autres, ne lui a rien produit, sinon quelques
manteaux d'une étoffe grossière et quelques
pièces d'argenterie de mauvais aloi. Les débauchés le séduisent par des promesses, mais
quand ils ont assouvi leurs désirs ils comptent
toutes les sommes qu'ils lui ont données.

« Oui, objecte le *pathicus* au *cinædus*, mais
comptons aussi mes pénibles services. Crois-
tu qu'il soit facile de satisfaire tes brutales
fureurs et de subir le dégoût qu'elles inspirent ? »

> Numerentur deinde labores.
> An facile et pronum est agere intra viscero penem
> Legitimum, atque illic hesternæ occurrere cœnæ?

Il est facile de comprendre d'après cela ce que devaient être les mœurs conjugales. Si l'inconduite des femmes était acceptée par les hommes, ceux-ci en revanche, à peine sensibles aux chants des actrices espagnoles et à leurs danses lascives, préféraient autre chose, que Juvénal exprime encore ainsi :

> ⋆ Alterius sexus major tamen ista voluptas.

Il ne faut donc pas s'étonner si Césonnie a des intrigues, elle qui a eu en dot un million de sesterces ! A ce prix, son mari lui laisse une entière liberté; elle peut même en sa présence, accorder des rendez-vous, recevoir des billets galants et y répondre.

Comment, d'ailleurs, pourrait-il en être autrement, quand la femme a le droit de reproche à son mari ses amours infâmes, quand on voit une jeune femme instruite par une mère, qui se charge de corrompre les domestiques qui l'entourent, de faire appeler le médecin en renom, Archigène, pour visiter sa fille quelle retient sans maladie, dans un lit dont elle affecte de soulever les couvertures, tandis qu'un amant introduit en secret, caché dans un réduit, retient son haleine, et, plein d'impatience, s'excite lui-même au plaisir qui l'attend.

> Advocat Archigenem, onerosa que pallia jactat
> Abditus interea latet et secretus adulter,
> Impatiensque moræ pavet, et præputia ducit.

Il n'est pas étonnant qu'avec un pareil coefficient dans la force de répulsion conjugale, certaine femme ait pu compter en moins de cinq automnes huit maris ! Beau sujet d'épitaphe, dit Juvénal :

> Sic crescit numerus, sic fiunt octo mariti,
> Quinque per automnos; titulo res digna sepulchri.

Le lit nuptial, que les premiers Romains avaient entouré du plus profond respect, qui avait été consacré au génie qui présidait à la naissance des hommes et qu'ils décoraient des images de leurs ancêtres, fut souvent souillé par plus d'une belle-mère. Cicéron nous a donné un exemple dans l'histoire de la mère de Cluentius, qui, devenue éperdument amoureuse de son gendre, l'épousa, et se fit tendre le même lit nuptial qu'elle avait dressé, deux ans auparavant, pour sa propre fille, et d'où elle l'avait chassée.

Ces fureurs utérines des femmes romaines que notre civilisation moderne considère avec raison comme une névrose avaient été observées chez presque tous les peuples de l'antiquité, et on en trouve des exemples, même chez ceux qui furent les plus renommés par leur austérité. « L'amour, dit M. de Paw, qui est déjà une passion terrible par elle-même, dégénérait en manie dans le sein brûlant des Lacédémoniennes: elles tombaient dans des fureurs inexprimables. J'ose avouer à la face de l'univers, a dit Galien, que j'avais conçu une haine mortelle contre ma propre mère ; car elle était si violente, que dans ses accès de fureur, elle mordait ses propres esclaves comme une bête féroce, et alors le sang coulait de sa bouche. »

Dans ce cas, comme dans beaucoup d'autres, l'hystéricisme nymphomaniaque est nettement accusé, et il est regrettable qu'aucun médecin de cette époque ne nous ait donné une description scientifique de ce qui se passait dans les jeux floraux, dans les mystères de la bonne déesse et dans ceux de Cybèle.

Dans l'examen auquel il se livre, pour expliquer cette monomanie érotique inconnue des latines de la République, Juvénal, après les monstrueux exemples donnés par les hommes, dénonce cet éternel mobile de nos actions,

> Divitiæ molles.

les richesses corruptrices, mais aussi et principalement les excès alcooliques.

> Quidenim Venus ebria curat?

Quelle peut être, en effet, la retenue d'une femme passionnée, en état d'ivresse ?

> Inguinis et capitis quæ sunt discrimina, nescit ;

Elle se prête à tout et confond tout, la région frontale avec la région inguinale ! Après l'ivresse du vin, l'ivresse de la sensualité. Celle-ci est fatalement le corollaire de celle-là chez la femme.

Juvénal nous initie, avec la plus parfaite exac-

titude, à ces soupers-de nuit dans lesquels on
mangeait des huîtres, en vidant à pleine coupe
de nombreux flacons de Falerne mousseux. Voici
la description de l'orgie, d'après la traduction
de J. Dusaulx :

« A ses regards incertains déjà le plancher
tourne, la table se soulève et la lumière se double. Eh bien, doute encore des obscénités de
Tullia, des propos qu'elle tient à cette Maura
trop fameuse et sa plus ancienne amie, quand
Maura vient à passer auprès du vieil autel de la
Pudeur ! C'est là qu'elles font, pendant la nuit,
arrêter leurs litières, c'est là que se déclarent
leurs fureurs concentrées, et qu'après avoir à
l'envi bravé la statue de la déesse, par les insultes les plus bizarres, elles se livrent, à la clarté
de la lune, des assauts réciproques dont frémit
la nature.

« On sait à présent ce qui se passe aux mystères de la bonne déesse, quand la trompette
agite ces sortes de Ménades, et lorsque également ivres de sons et de vin, faisant voler en
tourbillons leurs cheveux épars, elles invoquent
Priape. Quels désirs ! quels élans ! et quels tor-
rents vineux ruissellent sur leurs jambes !

« Sauféia, la couronne en main, provoque de
viles courtisanes, et remporte le prix offert à la
lubricité. A son tour, elle rend hommage aux
ardeurs de Médulline. Celle qui triomphe dans
ce conflit est censée la plus noble. Là, rien n'est
feint ; les attitudes y sont d'une telle vérité
qu'elles enflammeraient le vieux Priam et l'in-

firme Nestor. Déjà les désirs exaltés veulent être assouvis ; déjà chaque femme reconnaît qu'elle ne tient dans ses bras qu'une femme impuissante [1], et l'antre retentit de ces cris unanimes : Introduisez les hommes, la déesse le permet. Mon amant dormirait-il ? Qu'on l'éveille. Point d'amant ?... Je me livre aux esclaves. Point d'esclaves ? Qu'on appelle un manœuvre... et à son défaut, et si les hommes manquent, l'approche d'un âne ne l'effraierait pas. »

. . . .

Nobles et plébéiennes, toutes sont également dépravées :

Jamque eadem summis pariter minimis libido.

C'est une impératrice qui donne l'exemple :
« Dès qu'elle croyait l'empereur endormi, préférant un grabat au lit impérial, cette auguste courtisane s'évadait du palais, suivie d'une seule confidente ; elle se glissait à la faveur des ténèbres et d'un déguisement, dans une loge fétide, misérable, et qui vaquait à son heure. C'est là

1 On considérait jadis la tribaderie comme une cause de stérilité et de répulsion pour les devoirs conjugaux. Dans sa colère, le mari d'une dame romaine, qui avait surpris celle-ci s'amusant avec une esclave, lui enleva le clitoris avec un instrument meurtrier, et rendit à la fécondité celle que huit ans de mariage avaient trouvée stérile. Les vices contre nature dont les *tribades* et les *subigatrices* avaient pris l'habitude, avaient extraordinairement développé chez certaines d'entre elles les dimensions du clitoris. Tulpius raconte qu'une femme fut fouettée publiquement et bannie de Rome pour avoir abusé de sa conformation. Et Columbus cite l'exemple d'une autre femme dont le clitoris, aussi long que le petit doigt avait fini par s'ossifier.

que, sous le nom de Lycisca, Messaline toute
nue, la gorge retenue par un réseau d'or, dé-
vouait à la brutalité publique les flancs qui te
portèrent, généreux Britannicus ! Cependant,
elle flatte quiconque se présente et demande le
salaire accoutumé.

Et resupina jacens multorum absorbuit ictus.

« Puis, sur le dos renversée, se livrant au hasard, elle profite du temps au gré de ses lubriques
fureurs. Le chef du lieu congédie ses courtisanes :
elle en frémit ; brûlant de jouir encore, elle ne
veut partir que la dernière. Elle sort enfin plus
fatiguée qu'assouvie : les yeux éteints, enfumée
par la lampe, toute souillée, elle rapporte l'odeur
de cet antre sur l'oreiller de l'empereur. »

Clausit, adhuc agidæ ridigæ tentigine vulvæ,
Et lassata viris, sed non satiata recessit.

Lorsque le proxénète ordonne de partir,
La dernière, à regret, par l'heure poursuivie,
Elle sort fatiguée et non pas assouvie.

. . . . .

Et du réduit impur, témoin de ses excès,
De la lampe fétide au plafond suspendue,
L'odeur, à son retour, sur ses pas répandue,
Jusque sur l'oreiller du stupide empereur
De son infâme nuit va révéler l'horreur [1].

Tacite corrobore ce fait : « Messaline, dégoûtée
de l'adultère par la facilité, dit-il, s'adonnait à
des débauches inconnues. »

Jam Messalina facilitate adulterum, in fastidium
versa, ad incognitas libidines profluebat.

1. Traduction du Dr C. Dubos.

Cette loge fétide, où Juvénal nous la montre, s'appelait *lupanar* [1].

1. Les premières maisons publiques ne se montrèrent à Rome qu'après les guerres asiatiques. Mais on ne peut préciser l'époque où les filles de joie furent reconnues et surveillées par la police.

Les *lup maria* et les *fornices* s'établirent dans la deuxième partie de la ville, dans la *Cœlimontana*, où elles touchaient au mur d'enceinte, c'est-à-dire dans la partie appelée *Subura* (*suburbana*). Dans le même quartier se trouvaient les casernes (*castra peregrina*), les marchés (*Macellum magnum*), et les boutiques des barbiers (*popinæ, tabernæ*).

Ces maisons, qui étaient extrêmement sales, étaient composées d'un certain nombre de cellules, *cellæ*, sur chacune desquelles était écrit le nom de la prostituée qui l'occupait et le tarif de ses faveurs. Il y avait dans chaque cellule un lit (*pavimentum, cubiculum, pulvinar*), recouvert d'une couverture particulière (*lodix*), et une lampe (*lucerna*). Le propriétaire de ces maisons, le procureur, s'appelait *leno*, sa profession *lenocinium*. Dans le principe, il ne faisait que louer ses cellules, sans avoir de femmes à sa solde, mais bientôt il eût des filles à lui qu'il achetait comme esclaves. Celles-ci payaient au *leno*, non seulement l'as pour la cellule, comme les filles libres, mais encore une certaine rétribution.

Les maisons publiques ne pouvaient être ouvertes avant la neuvième heure (quatre heures de l'après-midi), pour ne pas empêcher la jeunesse de prendre part aux exercices. Les femmes se tenaient debout (*prostibula*), ou assises devant les cellules, afin d'appeler les passants. Lorsqu'un amateur s'était présenté, on fermait la porte et l'on écrivait dessus : *occupata;* la cellule non occupée s'appelait *nuda*. Les cellules se fermaient vers le matin, et alors le *leno* renvoyait les filles.

Les maîtres d'estaminets (*cauponæ, tabernæ*), les aubergistes, les boulangers, les charcutiers, excités par l'appas du gain, tenaient également des femmes publiques pour amuser leurs hôtes. Celles-ci étaient des esclaves qui donnaient aux chalands ce qu'ils désiraient, les divertissaient par la danse et la musique et servaient à assouvir leurs désirs sensuels. Les maîtresses de ces maisons se prêtaient elles-mêmes aux deux usages; c'est pour cela qu'elles et leurs

C'est devant l'entrée d'une de ces boutiques infâmes que venait s'asseoir l'épouse de l'empereur Claude, en compagnie de sa femme de chambre, qui, selon Pline [1], était une des plus fameuses prostituées que l'on connût à Rome, l'emportant souvent sur sa maîtresse, ajoute-t-il :

Eamque die ac nocte superavit quinto et vicesimo concubitu.

M. le Dr Daremberg [2], n'a pas osé analyser

maris étaient placés aux yeux de la police sur le même rang que les *lenones* et les *meretrices*.

Jusqu'à l'empire, ces lieux n'étaient fréquentés que par le bas peuple, principalement par des matelots, des affranchis et des esclaves. Sous les règnes de Claude et de Néron, on trouvait dans les maisons publiques, les estaminets et les restaurants des gens de toutes les classes. [Suétone : *Claud.*, c. 40 ; *Nero*, c. 27 ; Tacite, *Annales*, 13.]

Les filles publiques étaient presque toutes esclaves, mais il y avait beaucoup de femmes romaines qui se prostituaient à leur profit. Chez les unes, la prostitution n'était qu'accessoire, comme pour les danseuses, les harpistes, les mimes, les artistes en un mot ; chez les autres, c'était leur unique ressource. Celles-ci, quand elles étaient jeunes et belles, étaient richement entretenues ; mais leur beauté passée, les *amicæ* tombaient au rang des courtisanes ordinaires. Plaute dit que sous Germanicus, Vestilia, d'une famille prétorienne, s'était fait inscrire comme fille publique.

La prostitution était libre à Rome, excepté pour les femmes mariées, à moins d'être actrice ou de se livrer au commerce du *lenocinium*. C'est dans ce but que les édiles étaient chargés de visiter souvent les maisons publiques, *loca ædilem metuentia*. Mais il leur était défendu de se livrer eux-mêmes à la débauche, comme on le constate par le procès dont parle Gellius, où l'édile Mancinus, ayant voulu pénétrer la nuit dans la maison de Mamilia, femme publique, fut chassé par elle à coups de pierre. (Rosenbaum.)

1. Lib. VII.

2. Daremberg, *Histoire des sciences médicales*. Paris, 1870.

Juvénal. Mais il convient que ce n'est pas en moraliste, mais en médecin qu'on doit regarder la
femme de Claude, cette Messaline dont l'ombre
impure se dresse devant lui ! M. Menière ne veut
pas avec raison voir en elle une débauchée vulgaire ; c'est une nymphomane, une maniaque
érotique qui rentre dans la catégorie des sujets
classés, par Moreau [1] (de Tours).

Après les excès vénériens, passons aux excès
de table.

M. Achaintre nous a donné, dans la deuxième
édition de Dusaulx, d'intéressants détails sur les
coutumes romaines.

Pour prendre leurs repas, ils se couchaient
sur des lits semblables à nos sofas. Leur corps
était élevé sur le coude gauche, afin d'avoir la
liberté de manger de la main droite, et leur dos
était soutenu par derrière avec des coussins.
Cette mode fut introduite après la seconde
guerre punique, par Scipion l'Africain. Les
femmes se placèrent d'abord à côté des hommes,
et ne se couchaient pas, mais elles firent ensuite comme eux. Les enfants seuls restèrent
assis près de leurs parents [2].

---

1. Moreau (de Tours), *Psychologie morbide.*

2. Avant de se mettre à table, ils ôtaient leurs chaussures
et mettaient une robe particulière, *vestis cœnatoria* ou *cubi-
toria*, qu'ils ne pouvaient porter ailleurs. Quand ils allaient
dîner en ville, ils envoyaient cette robe chez leur hôte, à
moins que celui-ci ne leur en fournit. La couleur de ce vêtement n'était point fixée, tandis que celui de ville était toujours blanc. Néron s'est montré quelquefois en public avec
cette robe de festin et on lui en faisait un reproche comme
un manque de bienséance.

Il n'y avait ordinairement que trois lits autour d'une table, afin qu'un des côtés demeurât vide pour le service. Le maître de la maison se plaçait sur le lit qui était au bout de la table. Celle-ci était faite de bois précieux, portant des incrustations en or, en argent, en ivoire ou en écaille. Elle était soutenue par un trépied d'or et d'argent représentant un léopard ou tout autre animal. Elle était recouverte d'une étoffe de couleur bordée d'or et de pourpre. La table à manger était le meuble le plus luxueux des Romains. Le nombre des tables était en rapport avec leur fortune.

Le service était fait par plusieurs esclaves. On nommait *Structor* celui qui dressait la table, qui mettait le couvert. Un autre appelé *Chironomon* était l'écuyer tranchant, il découpait les viandes (quelquefois un sanglier entier) avec une adresse merveilleuse. *Artocopus* était celui qui distribuait le pain ; *Pocillator* était l'échanson. Sénèque nous apprend que, les jours de gala, il y avait un esclave chargé de laver les crachats sur le parquet, un autre recevait dans un bassin *ad hoc* les vomissements de ceux qui étaient ivres, un autre enfin balayait tout ce qui tombait de la table :

Alius sputa detegit, alius reliquias temulentorum subditus colligit. etc. [1].

Juvénal nous fournit quelques renseigne-

1. Sénèque, Lettre LXVII, liv. VI.

ments curieux, sur l'alimentation des Romains.

Un certain Hortensius avait introduit la mode de manger des paons rôtis, mais Juvénal considérait ce volatile comme un aliment très indigeste ; il en dit autant du sanglier.

Comme on le sait, le poisson était très recherché des Romains. Ils étaient surtout très friands du surmulet qu'ils allaient pêcher dans les pays les plus lointains. Ils faisaient cas surtout de la tête et du foie.

Les meilleurs vins se tiraient de la Campanie, province du sud de l'Italie. Les crus les plus renommés étaient ceux d'Albe, de Sétines et de Sorrento. Le falerne était le chambertin et le champagne des Romains. On conservait le vin dans des petits tonneaux appelés *cadus*, et pour le faire vieillir, on montait les tonneaux dans une chambre haute, exposée au midi.

Pour se faire une idée des raffinements culinaires de cette époque, il suffira de rappeler ces trois vers de la cinquième satire :

> Anseris ante ipsum magni jecur, anseribus par
> Altalis et flavi dignus ferro Meleagri
> Fumat aper. Post huic radentur tubera.

On servit devant lui un foie gras, un chapon aussi gros qu'une oie, et un sanglier digne du couteau de Méléagre. Vinrent ensuite les truffes parfaitement épluchées... Le lièvre et le poulet n'arrivèrent qu'à la fin, avec les champignons, puis les fruits parfumés des jardins et les pâtisseries, *dulcearia et bearia,* décrites par le fameux Apicius, qui tint à Rome une école publique de gourmandise, et qui écrivit le traité : *De gulæ irritamentis* [1].

Le festin est terminé. Ils ont des couronnes de fleurs et de myrte sur la tête, mais ils ne connaissent ni le suave parfum du café ni l'odeur d'un vrai havane. Que vont-ils faire ? « Ils prennent un vomitif, dit Sénèque, afin de mieux manger, et ils mangent afin de prendre un vomitif. » César était coutumier du fait, et l'histoire nous dit que Néron savait renouveler la faim dans son estomac surchargé d'aliments et quand ses poumons étaient embrasés de Falerne.

Peut-on ajouter quelque chose de plus à ces exemples ? Oui ; les malades eux-mêmes se livraient à l'intempérance : « La plupart des ma-

1. Notre poète a oublié de faire mention d'un plat très recherché des Romains, les mattées (*matteæ*). C'était une espèce de salmis ou de hachis dans lequel entraient des perdreaux, des pigeons gras, des petits poulets et qu'on arrosait de vinaigre ou de verjus. On y ajoutait quelquefois des tourterelles, des grives et des lièvres. On le mettait sur la table avant le dernier service. Sénèque a dit à ce sujet :

« *Piget esse singula, coguntur in unum sapores, in cœna fit quod fieri debet saturo in ventre ; exspecto jam ut manducata ponantur.* »

« On ne se contente plus de manger des mets séparés, on rassemble tous les goûts en un seul ; on fait à table ce qui doit se faire dans l'estomac rassasié ; on en viendra bientôt, j'espère, à servir des viandes toutes mâchées. »

Les pâtissiers faisaient pour les desserts des figures de Priape qui, dans le devant de leur robe, offraient aux convives toutes sortes de fruits. Ces Priapes étaient de pâte cuite et on pouvait les manger.

lades, dit Juvénal, meurent à Rome par le manque de sommeil, mais aussi par les indigestions et les affections qu'elles provoquent. »

Les excès de table d'un côté, les excès vénériens de l'autre, devaient fatalement leur donner la goutte, *Podagra*. Galba était à ce point goutteux, qu'il avait perdu complètement l'usage de ses membres :

Pedibusque manibusque articulari morbo distortissimis, ut neque calceum perpeti, neque libellos evolvere aut tenere omnino valeret. (Suétone.)

Or, la goutte, dont il ne faut chercher la cause que dans l'élimination incomplète des principes azotés et leur accumulation, sous forme d'urate de soude, dans les petites articulations, n'était pas le seul résultat de l'alimentation excessive à laquelle se livraient les Romains. Ils étaient sujets également à la pléthore veineuse, aux hémorrhoïdes, et peut-être à l'apoplexie. L'infiltration graisseuse des tissus et l'affaissement des organes de la vie de relation complétaient la symptomatologie de la diathèse goutteuse produite par une nourriture trop animalisée et les excès dont ils avaient pris l'habitude. Comme équivalent pathologique de l'arthrite goutteuse, ils nous offraient, comme maintenant, la gravelle et les affections des reins. Auguste avait la gravelle. Horace, petit et obèse, avait la goutte, que M. Daremberg considère avec raison comme étant très fréquente à Rome.

Juvénal, dans sa description de la vieillesse, nous montre, dans tous ses tristes détails, la cachexie sénile des viveurs de son temps :

« Un visage difforme, recouvert d'un cuir hideux au lieu de peau, des joues pendantes et ridées, les gencives dégarnies de leurs dents, la surdité et l'impuissance. L'un se plaint de l'épaule, des reins, des jambes ; l'autre privé des yeux envie ceux qui sont borgnes ; il faut à celui-ci qu'une main étrangère porte ses aliments à ses lèvres flétries. »

> Ille humero, hic lumbis, hic coxa debilis ; ambos
> Perdidit ille oculos, et luscis invides : hujus
> Pallida labra cibum accipiunt digitis alienis.

« De celui-là, dit Juvénal, le palais émoussé ne trouve plus au vin le même bouquet, ni le même goût aux aliments. Quant aux plaisirs de l'amour, depuis longtemps il en a oublié l'usage ; une nuit de caresses laborieuses ne saurait ranimer sa langueur. »

> Non eadem vini atque cibi, torpente palato,
> Gaudia : nam coitus jam longa oblivio ; vel si
> Coneris, jacet exiguus cum ramice nervus,
> Et, quamvis tota palpetur nocte, jacebit.

« Qu'attendre de cet homme épuisé? Des désirs unis à l'impuissance ne sont-ils pas justement suspects? Ce n'est pas sa seule infirmité... La fièvre seule peut rendre quelque chaleur au sang appauvri de ce corps glacé ; toutes les maladies viennent l'assaillir à la fois. »

> Præterea minimus gelido jam corpore sanguis
> Febre calet sola ; circumsilit agmine facto
> Morborum omne genus.

Et pour achever la liste des maux qui attendent la vieillesse de ces hommes, voici, plus funeste que les infirmités, la démence...

> . . . . Sed omni
> Membrorum damno major dementia,...

qui leur enlève la mémoire ; ils oublient les traits de leurs amis et ne reconnaissent même pas leurs propres enfants, *nec illos quos genuit.* Le ramollissement cérébral possède, comme on le voit, un arbre généalogique très authentique.

Le tableau est complet.

De même que chez tous les peuples de l'Orient[1] les bains jouaient un grand rôle dans la vie des Romains. Ils en faisaient un usage presque journalier, pour laver le corps de ses souillures naturelles[1].

---

1. Tous les peuples anciens considéraient que le coït est toujours compliqué d'une souillure qui pouvait devenir nuisible aux organes en fonction et ce n'étaient que les bains et les lotions qui pouvaient l'enlever. C'est pourquoi Hérodote dit : « Chaque fois qu'un Babylonien couche avec sa femme, ils se placent l'un et l'autre à côté de l'encens brûlant. et à la pointe du jour ils prennent tous deux un bain, car ils ne peuvent toucher un vase avant de s'être baignés. »

Les mêmes prescriptions étaient faites aux Égyptiens et aux Hébreux.

Les Romains ne pouvaient entrer dans un temple sans avoir pris un bain après le coït, même après avoir fait des ablutions ordinaires. L'expression consacrée était *aquam sumere.* Il y avait même des esclaves nommés *aquarioli,* qui n'avaient pas seulement pour charge d'apporter l'eau à cet usage, mais aussi celle de laver les filles publiques après le

Dans le principe, les bains publics n'étaient ouverts que vers cinq ou six heures du soir, quand les affaires étaient terminées. Ensuite, ils furent à la disposition du public depuis le matin jusqu'au soir et pendant la nuit. L'hydrothérapie était la partie principale de leur thérapeutique, et ils savaient s'en servir.

Les gens riches avaient une salle de bains chez eux et s'y rendaient souvent après les repas.

Le prix d'entrée dans les bains publics étaient extrêmement modiques ; c'était un *quadrans*, le quart d'un as ; il y avait des établissements où l'on payait beaucoup plus cher, car ils étaient fréquentés par la clientèle aisée.

Une fois dans la piscine, chacun prenait son frottoir, *strigilis*, instrument en corne ou en ivoire, destiné à racler la peau et dont on se servait comme d'une étrille.

M. Achaintre a reproduit, à ce propos, cette anecdote racontée par Spartien : l'empereur Adrien, qui se baignait souvent avec le peuple, aperçut, un jour, un vieux soldat qui, n'ayant personne pour lui racler la peau, se frottait le dos contre le mur du bain. L'empereur lui rendit le service dont il avait besoin, et lui procura de quoi se faire servir désormais. Le lendemain, plusieurs vieillards tentèrent le même moyen pour attirer sur eux les regards et la

---

coït. L'usage fit astreindre également aux mêmes ablutions le coït contre nature (*Priapeia carmen,* ᴌo). Priape représenté comme conducteur des sources n'a pas d'autre signification que ce soin excessif de propreté. (Rosenbaum).

libéralité du prince ; mais, cette fois, il se contenta de leur faire distribuer des *strigiles*, et
leur ordonna de s'étriller réciproquement les
uns les autres.

Dans l'origine, les bains des femmes étaient
séparés de ceux des hommes, et le mélange des
sexes y était sévèrement défendu. Mais, dès que
les mœurs commencèrent à se corrompre, les
temples et les bains eurent le même sort : ils
furent également souillés par la débauche et
devinrent des endroits favorables à la prostitution. Les femmes se rendaient souvent au bain
au milieu de la nuit, et Juvénal nous apprend
« que des garçons adroits massaient leurs cuisses humides, en gens instruits des goûts des
cyniques. »

> Callidus et cristæ digitos impressit aliptes,
> Ac summum dominæ femur exclamare cægit.

Nos lecteurs pourront lire ces deux vers en
anatomistes, le sens en sera plus exact.

Les *Satires* contiennent quelques renseignements sur l'hygiène publique, à Rome, dignes
d'attirer notre attention :

Les conseillers municipaux de la ville, qu'on
appelait édiles, avaient une haute surveillance
sur les monuments et les habitations. Leurs
fonctions embrassaient presque toute la police
civile : ils fixaient le prix des denrées, prescri-
vaient toutes les mesures sanitaires, censuraient
les pièces de théâtre, présidaient les réunions
publiques et veillaient tant bien que mal sur

les mœurs. Leurs administrés, il est vrai, ne les
prenaient pas toujours au sérieux, ils se mo-
quaient souvent d'eux, comme Perse, dans une
de ses satires.

C'est aux édiles qu'il faut évidemment attribuer les prescriptions d'hygiène publique relatives aux sépultures. Celles-ci étaient libres :
les Romains pouvaient avoir recours à la crémation ou à l'inhumation. Maisils n'avaient pas
de cimetières; leurs tombeaux étaient placés le
long des grands chemins, de la voie Latine ou
de la voie Flaminie. Sous ce rapport, ils nous
étaient donc de beaucoup supérieurs.

La crémation ne fut permise qu'après Sylla,
qui ordonna que son corps fût brûlé, dans la
crainte qu'un de ses ennemis fît de ses cendres
ce qu'il avait fait de celles de Marius. D'après
Juvénal, la terre recevait toujours le corps des
enfants trop petits pour le bûcher, et Pline
confirme ce fait :

Hominem priusquam genito dente cremari mos gen-
tium non est.

Tout cela était très bien compris.

C'est à Vespasien qu'on doit la création des
latrines publiques, *Foricæ*. Mais elles étaient
affermées, et le prix des baux était remis à
l'empereur. Suétone raconte que le prince impérial reprocha à son père d'avoir mis un impôt
sur les urines. Vespasien répondit en appro-
chant du nez de son fils l'argent des fermages :
Sent-il mauvais?

> Et illo negante : Atqui, inquit, e lotio est [1].

Nous disons aujourd'hui, comme le César, que l'argent n'a pas d'odeur, mais nous sommes heureux de pouvoir constater que nos vessies ne sont pas tributaires d'un monarque. Cette question qui ne paraît peut-être pas très importante, résout cependant un problème d'hygiène. Le retard dans l'excrétion des urines prépare des infirmités précoces des voies urinaires.

Incidemment, Juvénal parle de la circoncision et des prescriptions de la loi juive :

> Quidam sortiti metuentem sabbata patrem
> Nec distare putant humena carne suillam,
> Qua pater abstinuit mox et præputia ponunt.

Ces vers respirent le mépris que les Romains éprouvaient tous pour les Israélites. Et Juvénal, en leur reprochant de se faire circoncire et de ne pas manger de porc, fait preuve d'ignorance des raisons hygiéniques pour lesquelles les législateurs des contrées orientales adoptèrent ces principes [2].

---

1. L'argent que Caligula et ses successeurs touchaient du *vectigal ex capturis* sentait encore moins bon ; c'était celui de l'impôt sur les prostituées.

2. Moïse, qui avait été élevé par les prêtres d'Egypte, qui avait été initié à leurs mystères, comprit le but hygiénique de la circoncision qui était pratiquée par les peuples d'Afrique : Ethiopiens, Egyptiens, Syriens, etc. Il ordonna à son peuple de se faire circoncire comme un signe d'alliance avec Jéhova. Mais lorsque les Juifs s'attachèrent à Sittim au culte de Baal et que le fléau les frappa, alors non seulement l'utilité de la circoncision se fit sentir, mais la nécessité même de se soumettre rigoureusement aux lois de purification en général.

Une des curiosités médicales révélées par Juvénal est l'habitude de l'infibulation. On pratiquait cette opération aux jeunes gens pour leur conserver la santé, aux gladiateurs pour sauvegarder leur force, aux chanteurs pour les empêcher de perdre leur voix. Mais les femmes, dit Juvénal, brisaient les anneaux, principalement ceux des ténors et des acrobates [1].

Si gaudet cantu, nullius fibula durat,

1. Pétrone a laissé quelques vers sur ces artistes des cirques et des théâtres qui encombraient la ville et qui furent les principaux agents de la démoralisation romaine. M. de Guerle en a fait la traduction suivante :

> Aimables impudiques
> Ganymèdes nouveaux,
> Audacieux cyniques,
> Complaisantes Saphos!
> Le plaisir nous rassemble;
> Aimons en liberté :
> Par tous nos sens ensemble,
> Buvons la volupté.

Huc, huc convenite nunc spatalo cinædi,
Pede tendite, cursum addite, convolate planta,
Femore facili, clune agili et manu procaces,
Molles, veteres, Deliaci manu recisi.

Parmi ces acrobates, il y avait encore les danseurs et les maîtres de danse. Ce sont eux qui introduisirent à Rome les danses licencieuses de la Grèce, parmi lesquelles il faut citer la cordace, espèce de boléro espagnol et de chahut de nos guinguettes. Cette cordace devint la danse nuptiale des Romains; ses figures représentaient les actions les plus dissolues de la cohabitation de l'homme et de la femme. L'obscénité fut poussée si loin que le Sénat fut obligé, par un décret, de chasser de Rome les danseurs et les maîtres de danse. Mais le mal était si grand que ceux-ci furent remplacés par les jeunes gens, patriciens et plebéiens, voire même par des sénateurs. Enfin, l'empereur Domitien, qui n'était rien moins que délicat sur les mœurs, se vit obligé d'exclure du sénat les pères conscrits qui s'étaient avilis au

Parmi les maladies dont il fait mention, nous pouvons citer la scrofule, *struma;* le goître, *guttur*,

> Quis tumidum guttur miratur in Alpibus?

« Est-on surpris de voir des goîtres sur les Alpes ! »

C'est encore la même chose aujourd'hui, les conditions étiologiques de cette affection n'ayant pas changé.

Après nous avoir dit quelques mots sur la phtisie et la jaunisse que l'on considérait déjà comme des maux incurables, il nous parle aussi des varices auxquelles les prêtres étaient sujets, lorsqu'ils restaient trop longtemps debout pour donner aux femmes des consultations relatives à leurs amants ; de la fièvre quarte, qui durait plusieurs années (ce qui doit nous faire bénir la découverte de la quinine) ; enfin des philtres de Thessalie qui livraient un mari sans défense aux insultes de sa femme, et dont l'action physiologique était de provoquer un certain délire et de lui enlever la mémoire. Ce philtre de Thessalie ne pourrait-il pas être une mixture à base d'opium ? cela n'est pas impossible.

A propos des propriétés miraculeuses des plantes, Juvénal conseille à Névolus de mâcher des herbes stimulantes. M. Achaintre fait des hypothèses sur ces herbes. Etait-ce l'*eruca?*

point d'exécuter en public ces sortes de danses. Sous la république, Cicéron avait dit qu'un homme ne peut danser s'il n'est ivre ou fou.

et dans ce cas, on ne saurait, dit-il, d'après le témoignage des anciens, douter de son effet. Martial lui attribue la propriété de ranimer un feu qui s'éteint.

> Venerem revocans eruca morantem.

Columelle s'exprime ainsi sur cette plante merveilleuse :

> Excitet ut Veneri tardos eruca maritos.

Nous terminerons ici cette étude sur Juvénal, et pour répondre d'avance à la critique qu'on pourrait nous adresser, de chercher dans les poètes latins des notions historiques sur les sciences médicales, nous citerons cette superbe définition de la santé, qui se trouve résumée dans le 355ᵉ vers de la dixième satire de notre poète :

> Orandum est, ut sit mens sana in corpore sano.

MARTIAL

Martial est né en Espagne, à Bilbilis, près de Saragosse. Il quitta son pays à l'âge de vingt-trois ans et vint à Rome chercher fortune. La modestie n'était pas une de ses qualités. Dans ses mémoires, il dit très nettement : « Je m'appelle Val. Martial, poète favori des Romains. » Malgré cela, il a accusé ses contemporains de n'avoir pas rendu pleine justice à son talent ; et, pour que ses compatriotes soient convaincus de son mérite, il leur écrivait ces lignes :

Songez-y et soyez justes ; votre renommée et votre illustration, c'est à moi que vous les devrez. Mantoue est fière de Virgile, Padoue, de Tive-Live, Cordoue, de Sénèque et de Lucain, Vérone, de Catulle. Bilbilis ne devra sa renommée qu'à Martial.

Le poète de Bilbilis n'a écrit que des épigrammes. Il a passé sa vie à flatter les courtisans de l'empereur Domitien, à insulter ceux qui le méprisaient, à envier ceux qui possédaient, à

débiter en public et à publier des poésies cyniquement obscènes.

Voici, d'ailleurs, d'après la traduction de
Jules Janin, l'avertissement qu'il donne à ses
lecteurs; avertissement qui a un certain intérêt
physiologique pour nous :

« Si tu poses pour l'austérité, lecteur, tu peux
aller te promener. J'ai écrit ces poésies pour les
gens du monde, car les vers légers du dieu
de Lampsaque les amusent. En les lisant, plus
d'une fois tu verras les plis de ta robe se soulever par une veine rigide. »

O quoties rigida pulsabis pallia vena!

VENA (veine, artère), est employé ici comme
synonyme de pénis, dont le tissu spongieux est
constitué par l'assemblage d'un grand nombre
d'aréoles communiquant entre elles, lesquelles
forment un espace intermédiaire aux capillaires
artériels, qui y versent le sang et les veines dont
elles sont l'origine. Cette expression sous-entend des connaissances physiologiques exactes
sur le phénomène de l'érection. Perse avait dit
dans le même sens.

Quum morosa vago singultiet inguine vena.

« Et toi aussi, jeune fille, serais-tu de Padoue (ville des femmes les plus chastes de l'Italie), tu ne liras pas ces pages égrillardes et
pleines d'attrait sans être mouillée. »

1. Perse, Sat. vi, v. 72.

Tu quoque nequitias nostri lususque libelli
Uda puella leges sis patavina licet.

Uᴅᴀ signifie, en effet, mouillée, humide. M. le professeur Béclard s'exprime ainsi, pour expliquer ce phénomène :

« La sécrétion des glandes vulvo-vaginales augmente au moment de l'excitation génésique, et l'excrétion du liquide sécrété accompagne l'érection des tissus érectiles qui garnissent l'entrée du vagin. Lorsque le désir du coït est vif, l'issue du liquide a lieu parfois sous forme de jet, par les contractions spasmodiques du canal excréteur. C'est ce jet de liquide, assez analogue à celui qui a lieu dans les canaux excréteurs des glandes salivaires, à la vue ou au souvenir des aliments savoureux, et qu'on a quelquefois désigné sous le nom d'éjaculation de la femme. »

Les glandes de Bartholin fonctionnent même chez les jeunes filles chastes. Notre poète apporte, comme on le voit, une grande précision physiologique dans ses descriptions. Il connaît bien son sujet, mais il connaît bien aussi le cœur de la femme. Il termine en disant :

« Si Lucrèce a fermé mon livre, en rougissant, c'est parce que Brutus entrait, mais que l'importun s'éloigne... elle le reprendra. »

Martial vivait dans les antichambres des riches débauchés : il attendait le petit lever de ses protecteurs et sollicitait l'invitation à dîner que les grands adressaient d'habitude à ceux qu'ils considéraient comme leurs *clients*, ces pa-

rasites, pique-assiette, qui grouillaient dans les
faubourgs de la ville.

« Le poète favori des Romains » n'avait pas
la moindre vergogne ; il avoue qu'il flattait les
subalternes de la cour impériale pour avoir la
robe et le souper, et tous les êtres vicieux sans
pudeur :

« Un jour, dit-il, j'invitais Julius à jouir (chose
inutile) des plaisirs de la jeunesse. Julius m'envoya un bracelet dont ne voulait pas Stella sa
maîtresse... Si je veux dîner chez Gallus, il faut
que je sorte de chez moi de bonne heure, car il
demeure de l'autre côté du Tibre et je dois attendre son réveil. Si je dîne chez Tulla, il se
trouve que son vieux Falerne est remplacé pour
moi par du vin détestable. Si je vais saluer
Bassa le matin, il me reçoit accroupi sur un
vase d'or, l'infect ! il lui en coûte plus cher pour
vider son ventre, qu'il ne lui en coûterait pour
remplir le mien pendant toute une année !.....
Suivre à pied la litière de Rufus couvert d'une
toge plus blanche que la neige, et soi-même
être en guenilles. Lui demander un emprunt de
mille sesterces, et n'en recevoir qu'un bon conseil... Horrible vie !

« Poète, profession de honte et de misère ! Si
le ciel m'avait seulement donné une petite ferme
où je pusse vivre, comme j'aurais été heureux au
sein de la médiocrité et de l'étude. Eût fait qui
aurait voulu le métier de courtisan, ce n'est pas
moi qu'on eût vu, dès le matin, attendre en quelque antichambre glacée le lever du patron, et

lui adresser humblement mon salut. Avec quelle joie j'aurais envoyé à Flaccus sa misérable sportule [1] de cent quadrans !...

« Ne vous étonnez donc pas si la colère devint bientôt pour moi une seconde muse. Je n'étais pas né méchant ni railleur ; j'étais fait pour chanter le vin, l'amour, les dieux, les héros, pour être l'ornement des fêtes romaines ; la misère a fait de moi un satirique, un cynique, un poète sans honte, un diseur de riens.

« J'ai pénétré de vive force dans toutes les maisons qui m'étaient fermées ; j'ai su les histoires les plus secrètes des hommes et des femmes, et je les ai mises en vers, afin d'être le fléau de ceux qui n'avaient pas voulu de moi pour leur flatteur. J'ai écrit ainsi, au jour le jour, la chronique scandaleuse de la belle société de mon temps ; j'en ai raconté à fond les vices, les débauches, les adultères cachés ; il ne s'est pas dit un bon mot dans la ville de Rome dont je n'aie fait mon profit ; j'ai été l'écho bruyant et goguenard de la conversation journalière. C'est ainsi que pas un nom de quelque valeur ne manque dans mes vers. Je n'épargne personne. »

Voilà Martial peint par lui-même ! le poète à la mode ! l'honneur de Bilbilis ! Jules Janin, qui a traduit les mémoires de Martial, n'a fait aucun commentaire sur cet être original qui a

---

1. Panier dans lequel les clients pauvres allaient chercher le matin les aliments et dons en nature que les patrons leur faisaient distribuer. On donnait également ce nom à des présents en argent.

connu toutes les tortures de la misère et de l'envie, au milieu de cette société romaine luxueuse et dissolue, pourrie jusqu'aux moelles.

La question importante pour nous, c'est que Martial a bien connu et exactement décrit les mœurs romaines, les mystères de la vie et de ses contemporains, ceux de la salle à manger et ceux de l'alcôve. C'est pour cela qu'il y a pour le médecin une étude curieuse à faire et de précieux renseignements à recueillir dans la lecture de ses œuvres. Nous allons le voir.

Contrairement aux autres poètes latins, l'auteur des *Epigrammes* n'aimait ni la médecine ni les médecins. Aussi, ne leur a-t-il pas épargné les sarcasmes. Il était jaloux, d'ailleurs, de tous ceux qui avaient de la renommée et qui arrivaient à cette fortune après laquelle il aspirait vainement. Il a découvert, dit-il, dans ses mémoires, que Diaulus, avant d'être croquemort, avait été chirurgien. Il s'est mis alors à faire de la clinique, comme il est capable d'en faire :

> Chirurgicus fuerat, nunc est vespillo Diaulus
> Cœpit, quo poterat, clinicus esse modo.

Zoïle est malade : ce sont ses chaudes couvertures qui lui donnent la fièvre. Qu'as-tu, lui dit Martial, à démêler avec les médecins ? Renvoie tous ces Machaons [1]. Si tu veux la santé, prends mes couvertures.

---

1. Fils d'Esculape, élèves de Chiron.

> Zoilus ægrotat : faciunt hanc stragula febrem.
>   Quid tibi cum medicis? Dimitte Machaonas omnes.
>   Vis fieri sanus? Stragula sume mea.

A propos de la mort subite d'Andragoras, il s'en prend encore à son médecin qui, cependant, n'a pas eu le temps de le soigner :

Andragoras s'est baigné avec nous, et nous avons ensuite soupé gaiement. Le lendemain matin, nous l'avons trouvé mort. Voudrais-tu connaître Faustinus, la cause d'un décès aussi foudroyant? Il avait probablement vu en songe son médecin Hermocrate.

> Lotus nobiscum est, hilaris cænavit; et idem
>   Inventus mane est mortuus Andragoras.
> Tam subitæ mortis causam, Faustine, requiris?
>   In somnis medicum viderat Hermocratem.

Après avoir accusé les médecins d'ignorance, il les accuse d'indélicatesse et d'adultère :

Le praticien Hérodès dérobe le gobelet d'un de ses malades. Pris sur le fait par celui-ci : Malheureux, lui dit-il, que bois-tu donc là ?

> Clinicus Herodes trullam subduxerat ægro;
>   Deprensus dixit : stulte, quid ergo bibis?

Si l'histoire est vraie, cela prouve que certains médecins de Rome ne valaient pas mieux que leurs clients, et qu'ils ne manquaient ni de sang-froid ni d'à-propos.

Dans une autre épigramme, il accuse Hermocrate de voler tout ce qu'il trouve, les serviettes et les nappes.

Qu'on tienne une de ses mains, dit Martial,

pendant qu'on observe l'autre, on n'y voit
que du bleu, il escamote tout. Rien n'est sacré
pour lui ; jusqu'au fanion avec lequel le préteur
allait donner le signal des jeux..... subtilisé par
lui !... Les draps de lit, les rideaux, tout lui est
bon.

D'après Martial, ce pauvre Hermocrate
était le plus adroit filou de son temps, un Ro-
bert Macaire émérite.

Au médecin Carus, qui vient de mourir, il reproche, d'une façon détournée, d'exploiter les
malades et de savoir allonger la durée des fièvres. Il y a encore des gens aujourd'hui qui
pensent comme Martial et qui diraient comme
lui de leur médecin que la fièvre quarte aurait
dû le faire souffrir plus longtemps avant de mourir.

> Nequius a Caro nihil unquam, Maxime, factum est,
>   Quam quod febre perit : fecit et illa nefas.
> Sæva nocens febris saltem quartana fuisset !
>   Servari medico debuit illa suo.

Un autre médecin, Hylas, vient d'être tué
par son client, qui était à la fois atteint de colique néphrétique et de folie. Martial trouve la
chose naturelle. L'oraison funèbre pour ce
malheureux médecin assassiné par le fou auquel
il prodigue ses soins peut se rendre ainsi : Il
n'était pas si fou que cela, ce malade !

> Invasit medica sica nephriticus, Aucte,
>   Et præcidit Hylas : hic, puto, sanus erat.

Constatons, en passant, ce cas de folie symptomatique de la maladie néphrétique. Est-ce du délire aigu ou du délire apyrétique? peu importe; les troubles fonctionnels dépendant de l'intelligence sont provoqués par une affection arthritique : c'est le point essentiel pour ceux qui ne voient dans la folie qu'un chapitre à ajouter à la pathologie générale.

Dans ces deux vers, remarquables de concision mais gorgés de fiel, observons déjà cette tendance des écrivains légers d'autrefois, que nous retrouvons chez nos chroniqueurs d'aujourd'hui: à ne jamais croire à l'aliénation mentale, et à amnistier d'avance les criminels que nous considérons comme malades et dont nous sommes souvent les victimes. On dirait que ces hommes ont une peur instinctive de devenir un jour les *sujets* de ces aliénistes qu'ils détestent?

Martial fait partie de cette catégorie d'individus, il ne laisse échapper aucune occasion d'être désagréable aux médecins.

Une vieille prostituée du nom de Vétustilla cherche à se marier. Après l'avoir décrite laide et immonde, il l'interpelle ainsi :

Qui pourra te nommer sa femme, son épouse, toi que dernièrement Philomelus appelait son aïeule? Si tu exiges absolument qu'on frotte ton cadavre, que ce soit. le médecin Coriclès qui dresse le lit; lui seul peut chanter l'ode de l'hyménée. Celui qui met le feu aux bûchers portera devant toi la torche de la nouvelle mariée; il ne faut pas moins que ce flambeau pour entrer dans un vagin comme le tien.

> Quis conjugem, quis te vocabit uxorem,
> Philomelus aviam quam vocaverat nuper?
> Quod si cadaver exigis tuum scalpi;
> Sternatur a Coricle clinico lectus,
> Thalassionem qui tuum decet solus,
> Ustorque tædas præferat novæ nuptæ :
> Intrare in istum sola fax potest cunnum.

Quand il ne trouve rien à dire sur un médecin, il cherche un fait scandaleux dans sa famille et le lui jette au visage.

Une jeune femme quitte son mari pour suivre Clitus, son amant, auquel elle prodigue à la fois son or et son amour.

Tu te ruines, lui dit-il, Fabulla, *fille du médecin Sota.*

> Sotæ filia clinici, Fabulla,
> Deserto sequeris clitum marito,
> Et donas, et amas, ἔχεις ἀσώτως.

Asotus et ἀσώτως signifient une personne débauchée. C'est un mauvais calembour.

Il ne faudrait pas croire pour cela que Martial soit un philosophe qui méprise la santé. Comme tous les détracteurs de la médecine, comme les hypocondriaques, comme Molière et Voltaire, il fait, au contraire, grand cas de la vie; il a peur de la maladie et de la mort.

On en voit la preuve dans l'épigramme à Martianus. Il lui écrit que Cotta a vu soixante printemps et qu'il ne se rappelle pas avoir, un seul jour, éprouvé dans un lit les étreintes d'une fièvre ardente.

> Nec se tædia lectuli calentis
> Expertum meminit die vel uno.

Ce Cotta se moque des médecins Alconte,
Dasius et Symmachus, en faisant un geste ordu-
rier. Mais qu’on fasse, ajoute-t-il, le compte
exact de nos années, qu’on retranche de nos
jours les plus heureux, le temps consumé par les
fièvres aiguës, les affections chroniques et les
douleurs cuisantes; à peine sommes-nous au
sortir de l’enfance que nous touchons à la
vieillesse. Ce n’est rien que de vivre, c’est la
santé qui est réellement la vie.

> Alconti, Dasioque, Symmachoque
> Ostendit digitum, sed impudicum.
> At nostri bene computentur anni,
> Et, quantum tetricæ tulere febres,
> Aut languor gravis, aut mali dolores,
> A vita meliore separentur;
> Infantes sumus, et senes videmur.
> Multum decipiturque falliturque,
> Non est vivere, sed valere, vita.

Or, cet homme qui estime que la santé est le
plus grand bien sur terre, comment honore-t-il
ses médecins? Il dit d'Hippocrate (un beau
nom pour un simple praticien):

Il m’a donné une potion d’absinthe (*Santonica*,
herbe de Saintonge). Voyez l’impudence de cet
homme : il me réclame des honoraires (en latin
mulsum, vin miellé, des douceurs). Peut-on
demander du doux pour de l’amer? il en recevra; mais s’il consent à prendre de l’ellébore.

> Santonica medicata dedit pocula virga;
> Os hominis! mulsum me rogat Hippocrates.
> Dulce aliquis munus pro munere poscit amaro?
> Accipiat, sed si potat in helleboro.

Il change de médecin ; il appelle Symmachus, un des trois compris dans l'épigramme à Martianus. Celui-ci devait être un médecin célèbre, un professeur de clinique, ou plutôt de policlinique, car les leçons se faisaient au lit des malades qu'on allait voir en ville. Que lui donne-t-il pour sa visite ? Voici :

J'étais souffrant, Symmachus, et tu es venu chez moi suivi d'une centaine d'élèves. Cent mains glacées m'ont touché. Je n'avais pas la fièvre, Symmachus, maintenant je l'ai (1).

> Languebam : sed tu comitatus protinus ad me
>   Venisti centum, Symmache, discipulis.
> Centum me tegere manus Aquilone gelatæ :
>   Non habui febrem, Symmache, nunc habeo.

Je ne veux pas excuser Martial, qui est un type réussi d'ingratitude, mais il est certain que l'examen d'un malade par un nombre trop considérable d'élèves est très fatigant, principalement pour les femmes atteintes d'affections utérines.

Un mot maintenant pour MM. les oculistes : Martial ne les a pas oubliés. Il s'adresse ainsi à l'un d'eux qu'il appelle mauvais médecin :

Tu es gladiateur aujourd'hui, tu étais autrefois

---

1. Traduction en vers français d'un de nos confrères :

> J'étais dessus mon lit, couché nonchalamment ;
> Le médecin Symmaque arrive incontinent.
> Ses disciples nombreux, imitant son audace,
> Portent sur moi des mains plus froides que la glace
> Et me tâtent le pouls alternativement.
> Je n'avais pas la fièvre, et je l'ai maintenant.

oculiste, tu fais le même métier qu'au temps où tu étais oculiste.

> Hoplomachus nunc es, fueras ophtalmicus ante :
> Fecisti medicus quod facis hoplomachus.

Martial est trop concis pour dire ce que faisait le spécialiste en question. Mais c'est facile à deviner : il crevait les yeux de ses clients.

Quand il veut, cependant, il sait bien mettre les points sur les *i*. Comme exemple, il faut citer l'épigramme à Charidème :

Tu sais bien que ta femme est *caressée* par ton médecin ; tu l'endures, Charidème ; veux-tu donc mourir sans fièvre ?

> Uxorem, Charideme, tuam scis ipse, sinisque
> A medico futui : vis sine febre mori?

Voleurs, charlatans, spadassins, adultères, empoisonneurs ! voilà ce que Martial dit des fils d'Apollon. Heureusement que le poète bilieux de Bilbilis en avait autant au service de tous ceux qui lui étaient supérieurs comme fortune et comme position sociale. Ses glandes à venin étaient inépuisables. Il convient d'ailleurs qu'il faisait un triste métier : flatter ceux qu'on méprise, insulter ceux qu'on redoute, haïr tout haut ou tout bas ; et tout cela pour mourir de faim ! Cependant, il n'était pas dans la misère. Tous les riches oisifs de l'époque lui faisaient des présents et l'invitaient à leur table. Il possédait une petite maison à Rome et une ferme aux environs, qu'il avait achetées avec l'argent que lui donnait l'empereur Domitien. Aussi lui a-t-il prodigué les flatteries les plus plates, les flagorneries *les* plus insipides. Il a comparé cet empereur à Jupiter et son palais à l'Olympe. Il va jusqu'à lui dire que ses vertus arrêteront l'immoralité des mœurs romaines.

Martial n'ignorait pas, cependant, les habitudes de ce vertueux monarque, qui donnait des rendez-vous à toutes les dames romaines que convoitait sa luxure. Ces rendez-vous étaient connus des maris qui n'osaient s'y opposer et ils servaient de prétexte aux femmes qui voulaient aller courir la pretentaine. Il le dit à Paulla :

Maintenant tu ne répéteras plus à ton imbécile de mari, chaque fois que tu voudras aller voir ton amant : « César m'a ordonné de venir ce matin à Albanum, César m'attend à Circéi. » Domitien venait de mourir (1).

> Jam certe stupido non dices, Paulla, marito,
> Ad mœchum quoties longius ire voles :
> Cesar in Albanum me mane venire,
> Cesar Circeios. Jam stropha talis abit.

1. Il y eut cependant une femme, le modèle des vertus conjugales, Sulpicia, qui fit preuve du plus grand courage en écrivant une satire énergique contre Domitien qui venait de proscrire de Rome les philosophes et la philosophie elle-même. Elle demandait aux dieux s'ils voulaient, en tolérant la folie de cet empereur, « retirer aux humains les arts dont ils avaient doté leur jeunesse et leur ôter avec le langage la raison qui les guide. » Cette phrase sous entend l'opinion de Sulpicia sur la nécessité pour l'homme d'avoir les signes et le langage pour penser, et au retour fatal à l'état sauvage s'il redevenait muet.

Il ajoute : Sous le règne de Nerva, il faut que tu deviennes une Pénélope (ce qui prouve que, sous le gouvernement de Domitien, il n'en était pas ainsi); mais ton ardeur et tes passions invétérées s'opposent à la chasteté. Que vas-tu devenir, malheureuse? Diras-tu qu'une de tes amies est malade? Mais ton mari s'accrochera à toi. Il t'accompagnera chez ton frère, et chez ta mère, et chez ton père. Quel plan plus ou moins ingénieux vas-tu tirer? Toute autre catin que toi dirait qu'elle est *hystérique* et qu'elle a besoin d'aller prendre les eaux du lac de Sinuesse. Mais comme tu es autrement fine, toi! chaque fois que tu as envie d'aller faire l'amour, tu préfères, Paulla, prévenir ton mari.

> Penelopæ licet esse tibi sub principe Nerva ;
>   Sed prohibet scabies, ingeniumque vetus.
> Infelix, quid ages? ægram simulabis amicans?
>   Hærebit dominæ vir comes ipse suæ;
> Ibit et ad fratrem tecum, matremque, patremque.
>   Quas igitur fraudes ingeniosa paras?
> Dicet et hystericam se forsitan altera mœcha
>   In Sinuessano velle sedere lacu.
> Quanto tu melius! Quoties placet ire fututum,
>   Quæ verum mavis dicere, Paulla, viro.

Nous avons traduit *scabies* par ardeur. Mais il y a dans l'expression latine un sens plus précis, plus pathologique. Celle-ci sous-entend, en effet, une idée de démangeaison, de prurit, d'excitation de la muqueuse vulvo-vaginale. C'est le point de départ du tempérament passionné,

ingenium, de Paulla, tempérament qui est ancien, peut-être héréditaire.

Nous avons rendu *hystericam* par hystérique,
avec le sens un peu nymphomaniaque que lui
donne Martial.

Dans une épigramme sur Chioné et Phlogis,
nous avons à faire une observation analogue.

Notre poète suppose que vous désirez savoir
quelle est, de Chioné ou de Phlogis, celle qui a
le plus d'attrait pour le jeu d'amour.

Certainement Chioné est la plus belle, mais
Phlogis est plus ardente. Le feu qui la brûle
rendrait à Priam la vigueur, et la jeunesse au
vieillard de Pylos ; le feu qui la dévore, tout le
monde souhaiterait le voir à sa maîtresse.

Pulchrior est Chione ; sed Phlogis ulcus habet :
Ulcus habet, Priami quod tendere possit alutam,
  Quodque senem Pylium non sinat esse senem.
Ulcus habet, quod habere suam vult quisque puellam.

Le mot latin que j'ai traduit par feu est *ulcus*,
dont le sens propre est ulcère. C'est la même
idée que *scabies*, mais avec un équivalent de
plus. Il s'agit évidemment du prurit de la vulve
avec ulcération superficielle se rapportant soit à
un excès de sécrétion, soit à une éruption herpétique déterminée par des excès vénériens, entretenue peut-être par l'oubli des prescriptions
hygiéniques. La nymphomanie a souvent pour
cause le prurit de la vulve, qui est sujet à des
exacerbations notables aux époques menstruelles, exacerbations qui peuvent amener chez les

honnêtes femmes des appétits sexuels immo-
dérés. Voilà notre explication de *ulcus habet*,
dont Martial gratifie la plus amoureuse de ses
deux courtisanes.

Quelles étaient ces eaux de Sinuesse que Martial semble conseiller à la belle Léda, comme
traitement de l'hystérie? Quelles étaient leurs
propriétés? On les disait toniques, stimulantes,
souveraines contre la stérilité des femmes...

Malheureusement, Sinuesse avait des rivales:
Baïes, Lucrin, l'Averne. Toutes ces eaux
avaient une action curative sur la débilité orga-
nique, l'anémie, la langueur; elles rendaient
les femmes vigoureuses, solides et passionnées.
Lisons, en effet, cette épigramme sur la chaste
Lévina :

Chaste, ne le cédant en rien pour la vertu
aux anciennes Sabines, Lévina, plus austère
encore que son triste époux, depuis qu'elle a
pris alternativement les eaux de Lucrin et celles
de l'Averne, et depuis, surtout, qu'elle a connu
les délices des eaux de Baïes, Lévina brûle des
feux les plus ardents. Elle a abandonné son
mari pour suivre un jeune amant. Arrivée Pénélope, elle est partie Hélène.

> Casta, nec antiquis cedens Lævina Sabinis,
>   Et quamvis tetrico tristior ipsa viro,
> Dum modo Lucrino, modo se permittit Averno,
>   Et dum Baianis sæpe fovetur aquis,
> Incidit in flammas, juvenemque secuta, relicto
>   Conjuge, Penelope venit, abit Helene.

Il y a encore des eaux de Sinuesse en France,

et dans tous les pays du monde. Mais si les hommes sont partout trompés, ils ne le sont pas avec la même grâce et la même complaisance que le mari de cette autre Léda dont voici l'histoire :

Léda avait dit à son vieil époux qu'elle était *hystérique*, et qu'il lui était nécessaire de se faire besogner.

> Hystericam vetulo se dixerat esse marito,
> Et queritur futui Leda necesse sibi.

Mais, pleurant et gémissant, elle déclare qu'elle ne veut pas à ce prix acheter sa guérison, et qu'elle préfère mourir plutôt que d'en arriver à cette extrémité.

> Sed flens atque gemens tanti negat esse salutem,
> Seque refert potius proposuisse mori.

Son mari la conjure de vivre, de ne pas renoncer à sa verte jeunesse; il lui permet de se faire faire ce que lui-même ne peut plus faire.

> Vir rogat ut vivat, virides nec deserat annos;
> Et fieri, quod jam non facit ipse, sinit.

Mais, voici qu'en toute hâte les médecins arrivent. Les matrones disparaissent. Et voici la noce qui commence : Quelle noble profession que la médecine !

> Protinus accedunt medici, medicæque recedunt,
> Tollunturque pedes : O medicina gravis!

J'estime que maître Martial, qui saisit encore

cette occasion de critiquer les médecins, aurait
bien voulu assister à la consultation et être l'un
des traitants de la belle. Il aurait vraiment
approuvé les moyens employés contre son affection hystérique.....

Il est certain que l'hystérie est une intéressante
névrose... à observer et à étudier. Briquet[1],
Nonat, Charcot et beaucoup d'autres ont trouvé
dans son étude leur grande réputation. Mais
comme ils sont au-dessous de Rabelais sur la
question ! Ecoutez-le ce joyeux compère s'expli-
quant sur l'hystérie des femmes de son époque :

« Nature ha dedans le corps de la femme
posé, en lieu secret et intestin, un animal, lequel
n'est ès homme ; auquel quelquefois sont engen-
drées certaines humeurs nitreuses, bauracineu-
ses, âcres, mordicantes, lancinantes, chatouil-
lantes amèrement : par la poincture et frétille-
ment doloreux desquelles (car cet animal est
tout nerveux et de vif sentiment) tout le corps
est en elles esbranlé, touts les sens ravis, toutes
affections intérimées, touts pensements confondus. De manière que, si Nature ne leur eust
arrosé le front d'un peu de honte, vous les voi-
riez comme forcenées, courrir l'aiguillette plus
espouvantablement, que ne feirent onques les
Prætides et les Thyades bacchiques au jour de
leurs bacchanales ; parceque cestui terrible animal a colliguance à toutes les parties principales
du corps, comme est évident en anatomie. Je le

1. Briquet, *Traité de l'Hystérie*. Paris, 1859.

nomme animal suivant la doctrine, tant des
académiques que des péripatétiques. Car, si
mouvement propre est indice certain de chose
animée, comme escript Aristote, et tout ce qui
de soi se meut est dict animal, a bon droit Platon le nomme animal, recognoissant en lui mouvements propres de suffocation, de précipitation,
de corruption, de indignation : voire si violents,
que bien souvent par eux est tollu à la femme
tout autre sens et mouvement, comme si fust
lépothymie, syncope, épilepsie, apoplexie et
vraie ressemblance de mort, catalepsie. »

La voilà cette grande névrose des temps modernes ! Martial en parlait doctement en l'an 40
de notre ère; il l'appelait *hystérie*, et proposait
sa guérison par l'hydrothérapie. Rabelais, au
xvie siècle, la localise avec une précision anatomique, qu'on admet généralement encore aujour-
d'hui. On retrouverait peut-être ses traces dans
des temps encore plus reculés. Et je ne crois
pas avancer un paradoxe, en affirmant qu'elle
date de l'apparition de l'humanité sur la terre,
et qu'elle s'est manifestée le jour même de la
naissance de la première femme; on peut donc
la considérer comme la formule physiologique
de la femme, mais sans y attacher forcément
l'idée de nymphomanie.

Puisque nous en sommes sur les affections
utérines, nous allons certainement égayer nos
lecteurs, à propos de l'épigramme à Galla.

Lisez :

Ton visage est tel qu'aucune femme n'oserait

en médire et tu n'as pas une tache sur le corps.
Tu t'étonnes, sans doute, de ne pas inspirer de
passion et de ne jamais voir revenir l'homme
qui a déjà couché avec toi. C'est que tu as un
énorme défaut, Galla.

Chaque fois que je t'approche pour la bagatelle, et que nous agitons nos corps voluptueu-
sement confondus, ton vagin fait du bruit et
toi tu te tais.

> Accessi quoties ad opus, mixtisque movemur
> Inguinibus; cunnus non tacet, ipsa taces.

Plût aux dieux que tu te fasses entendre et
qu'il se tût !

Je ne suis pas du tout flatté de son bavar-
dage. Je préférerais le bruit de ton derrière :
celui-ci au moins a son utilité, comme le dit
Symmachus, et il provoque en même temps une
certaine hilarité.

> Di facerent, ut tu loqueris et ipse taceret !
> Offendor cunni garrulitate tui,
> Pedere te malem : namque hoc nec inutile dicit
> Symmachus, et risum res movet ista simul.

Qui peut rire des bruissements d'un impertinent vagin ? Quand il résonne, ne désarme-t-il
pas à la fois l'organe et l'esprit de ton conjoint ?

> Quis ridere potest fatui poppysmata cunni?
> Quum sonat hic, cui non mentula mensque cadit?

Dis au moins quelques mots et couvre la
voix de ce vagin criard. Et si réellement tu es
muette, que celui-ci t'apprenne à parler.

> Dic aliquid saltem, clamosoque obstrepe cunno.
> Et si adeo muta es, disce vel inde loqui.

Galla était évidemment atteinte d'éructation vulvaire, phénomène qui consiste dans l'expulsion bruyante de gaz hors du vagin ; on l'observe fréquemment chez les femmes atteintes de maladies utérines. Les conditions de production sont l'introduction de l'air dans le vagin, grâce à une occlusion vulvaire insuffisante, et sous l'influence d'un excès de la pression atmosphérique sur la pression intra-abdominale, ensuite l'expulsion de l'air sous l'influence d'une augmentation brusque de la pression intra-abdominale.

Les circonstances qui rendent insuffisante l'occlusion vulvaire sont : 1º les fissures latérales de la partie postérieure de la vulve, jointes à un faible développement des petites et des grandes lèvres ; 2º une laxité exagérée des parois vaginales et une fissure peu étendue du périnée.

Les positions du corps les plus propres au développement de ce phénomène sont celles qui diminuent la pression intra-abdominale ; telles que le décubitus dorsal avec les bras relevés sur la tête, le décubitus latéral, la position sur les genoux et les coudes, l'acte de monter au lit précipitamment, etc.

Il ne faut pas confondre l'éructation vulvaire avec la pneumatose utérine, physométrie (de φυσα vent et de μητρα matrice), accumulation de gaz dans la cavité utérine. Quand celle-ci ne se

rattache pas à un état puerpéral, elle peut dé-
pendre, comme on le sait, de la présence d'un
polype ou d'un caillot menstruel, ou bien encore
d'une forme d'hydrométrie.

L'esprit égrillard de Martial se complaît dans
ces histoires. C'est ainsi qu'il nous parle de
l'infirmité de Bassa, la maîtresse de Fabulus.

Elle a toujours auprès d'elle, dit-il, un jeune
enfant qu'elle appelle son joujou, son petit cœur,
et, chose étonnante, Bassa n'aime pas les enfants. Quelle est donc la raison de cette bizar-
rerie ?

Pedere Bassa solet.

L'empereur Claude était affligé d'une certaine infirmité pareille à celle de Bassa, qui
est devenue le sujet d'une énigme du *Mercure
galant :*

> *De mâle que j'aurais été,*
> *Je deviens traîtresse femelle.*

Les Romains appelaient un homme de petite
taille : *Hominis crepitum*. Cette expression me
fait souvenir d'une anecdote très moderne, souvent racontée par Depaul :

Récamier avait été appelé en consultation
par un de ses confrères pour un homme du
monde atteint d'une fièvre typhoïde. Il se plai-
gnait d'avoir été mandé trop tard, disant que le
malade lui paraissait devoir succomber dans la
soirée. Mais ce dernier, en l'entendant, se laissa
aller à certain bruit par les voies inférieures,
qu'il accompagna de ces mots :

Qui crepitat vivit!

dont il donna la preuve en guérissant.

Récamier se mit à rire et fut moins sévère que Jupiter qui condamna un histrion, qui avait trop bien dîné, à vivre à ses propres dépens, pour s'être oublié devant sa statue :

Ante Jovis statuam crepuit satur histrio : pœnam
    Jupiter indixit, vivere de proprio.

Les Romains n'étaient pas tous des Adonis ; ils étaient sujets à de nombreuses infirmités. Martial décoche cette épigramme à Fabianus, qui s'amusait, dans les bains publics, à plaisanter les autres :

Ce Fabianus, qui se moque des hernies, des descentes et des hydrocèles, qui naguère faisait sur ces maladies plus d'épigrammes que deux Catulles, a fini par se voir si digne de pitié lui-même que maintenant il se tait.

Derisor Fabianus herniarum,
Omnes quem modo colei timebant
Dicentem tumidas in hydrocelas.
. . . .

Il est bien entendu que Martial ne se prive pas de rire des défauts d'autrui.

Il dit à Phébus :

Tes jambes ressemblent au croissant de la lune, tu pourrais, Phébus, prendre un bain de pieds dans un cornet-à-bouquin :

Quum sint crura tibi, simulent quæ cornua lunæ,
    In rhytio poteras, Phæbe, lavare pedes.

Il ne manquait pas, cependant, de médecins
pour toutes les maladies :

Cascellius arrache ou guérit une dent qui fait
mal; Higinus brûle les poils qui incommodent
la vue; Fannius relève, sans la couper, une
luette relâchée; Eros efface les stigmates des esclaves; Hermès passe pour le Podalire de ceux
qui ont des hernies. Indique-moi, Gallus, celui
qui guérit les éreintés.

> Eximit aut reficit dentem Cascellius ægrum :
>   Infestos oculis uris, Higine, pilos.
> Non secat, et tollit stillantem Fannius uvam :
>   Tristia servorum stigmata delet Eros.
> Enterocelarum fertur Palaririus Hermes :
>   Qui sanet ruptos, dic mihi, Galle, quis est?

Hermès était, d'après Martial, un spécialiste
pour les hernies, ce qui prouve qu'il devait y en
avoir pas mal dans la population. Le Dr Ménière[1] raconte à ce propos l'aventure arrivée à
un prêtre qui avait une hernie scrotale : « un certain aruspice recommande à un paysan qui voulait immoler un bouc, de lui enlever les testicules,
afin d'empêcher que la chair de l'animal ne
devînt fétide.

> Dixerat agresti forti rudique viro,
> Ut cito testiculos peracuta falce secaret,
>   Teter ut immundæ carnis abiret odor

« La recommandation était bonne ; les chas-
seurs ne manquent pas d'en faire autant au gros

1. Menière, *Etudes médicales sur les poètes latins.*

gibier. Mais le prêtre, penché sur l'autel, laisse voir un scrotum énorme gonflé par une hernie, et le rustre, croyant obéir aux rites sacrés, coupe d'un seul trait cette tumeur et châtre le pauvre aruspice qui, de Toscan qu'il était, devint Gallus. (Gaulois ou prêtre de Cybèle). »

> Ingens iratis apparuit hernia sacris.
> Occupat hanc ferro rusticus, atque secat.
> Hic modo qui Tuscus fuerat, nunc Gallus aruspes.

Il faut se rappeler que les prêtres de Cybèle étaient eunuques. Martial ne laisse pas passer l'occasion de faire un mot. Il fait entendre, cependant, à l'aruspice qu'il pourra changer de corporation religieuse.

« Nous ne plaignons pas beaucoup cet aruspice, ajoute Ménière ; il a été opéré *cito et tuto*, sinon *jucunde*, parce que ce chirurgien improvisé s'est servi d'un bon instrument, *falce peracata*, tandis que les prêtres de Cybèle suivaient un procédé sauvage pour arriver au même résultat. »

C'était, en effet, avec un fragment de vase qu'ils pratiquaient la castration. Et ce qui paraîtra extraordinaire à nos chirurgiens, c'est que l'opération était rarement mortelle et qu'elle n'était presque jamais suivie d'hémorragie.

Les anciens ne connaissaient ni l'auscultation ni l'histologie pathologique qui nous permettent aujourd'hui de faire un diagnostic exact entre les affections bronchiques purement inflammatoires et la tuberculose pulmonaire. Aussi, considéraient-ils la toux comme un symptôme entraînant toujours un pronostic défavorable.

Voici, à ce propos, l'histoire que nous raconte Martial, d'un certain Gemellus :

Il va se marier, dans l'espoir que sa femme ne vivra pas longtemps, et lui laissera sa fortune. Il presse le mariage, il fait une cour assidue, il envoie des cadeaux à sa fiancée Maronilla. Celle-ci est donc jolie? Erreur, elle est horriblement laide. Quel charme y a-t-il donc en elle pour qu'elle lui plaise tant?... Elle tousse.

> Petit Gemellus nuptias Maronillæ,
> Et cupit, et instat, et precatur, et donat,
> Adeone pulchra est? immo fœdius nil est.
> Quid ergo in illa petitur et placet? Tussit.

Ainsi, elle est condamnée : elle tousse.

Dans une autre épigramme, Nævia est phtisique, car elle tousse aussi, et quoique la maladie marche lentement, Bithynicus, son mari, croit que son affaire est déjà faite. En effet, Nævia respire difficilement, elle a une toux sèche et ses crachats tombent sur sa poitrine.

> Quod querulum spirat, quod acerbum Nævia tussit
>   Inque suos mittit sputa subinde sinus :

Un mari, dans le même genre que ces deux-là, dit à un de ses amis, Fabianus : Lycoris a enterré toutes ses amies. Que ne devient-elle l'amie de ma femme ! Elles devaient probablement tousser aussi, les amies de Lycoris.

Ce souhait a le mérite d'être aussi sincère

que celui de ce pleureur, qui suivait les enterre-
ments.

Un jour, il refuse d’assister à la cérémonie
funèbre d’un riche personnage, malgré les
offres les plus généreuses. « Vous me donneriez,
dit-il, tous les trésors du Grand Roi, qu’il me
serait impossible de pleurer aujourd’hui. —
Pourquoi donc? — J’ai perdu ma femme. »

Dans nos cours de clinique médicale, on n’a
probablement jamais entendu parler de la fièvre
hémitritée, une forme de fièvre intermittente. Il
faut croire qu’elle n’était pas rare autrefois.
Martial en fait souvent mention. Il s’adresse à
Mathon :

Tu déclames, Mathon, malgré ta fièvre. Ne
sais-tu pas que c’est de la frénésie. Tu es fou,
mon ami Mathon. Tu déclames et tu es malade;
tu déclames et tu as l’*hémitritée*. Si tu ne
peux suer autrement, tu as raison.

> Declamas in febre, Mathon : hanc esse phrenesim
>   Si nescis, non est sanus, amice Mathón.
> Declamas æger, declamas hemitritæus.
>   Si sudare aliter non potes, est ratio.

Tu as tort de croire que tu fais preuve d’un
grand courage : quand la fièvre nous brûle le
sang, un grand courage, c’est de se savoir taire,
Mathon.

> Magna tamen res est. Erras : quum viscera febris
>   Exurit, res est magna tacere, Mathon.

En voici un autre exemple :
Maron a fait publiquement un vœu pour son

ami, un vieillard, qui est atteint d'une *fièvre
hémitritée* ardente, grave : si le malade échappe
à la mort, il immolera au grand Jupiter une
noble victime. Mais voici que les médecins ré-
pondent de la guérison.

Cœperunt certam medici spondere salutem.

Alors, Maron fait de nouveaux vœux pour ne
pas accomplir le premier. — Jolie clientèle !

J'ai voulu me rendre compte de ce qu'il faut
entendre par fièvre hémitritée, et de mes recherches il résulte que celle-ci est une fièvre intermittente demi-tierce (ημισυ moitié, τριταιος fièvre
tierce), dont les caractères étaient considérés
comme de nature grave. Quelques auteurs
voient en elle la complication d'une fièvre quotidienne, rémittente ou intermittente avec une
tierce. Les différents modes de combinaison des
accès donnent les quatre espèces suivantes :
1° tierce intermittente et quotidienne rémittente, ce serait la vraie hémitritée du premier
ordre de Galien ; 2° tierce rémittente et quotidienne intermittente, (vraie hémitritée du
deuxième ordre de Galien) ; 3° tierce rémittente
et quotidienne rémittente, (grande hémitritée) ;
4° tierce intermittente et quotidienne intermittente, (petite hémitritée).

Cette classification ne signifie pas grand'chose,
car toutes ces formes sont tributaires du sul-
fate de quinine, et : *Naturam morborum cura-
tiones ostendant.*

Quand Martial n'est pas l'ami d'un malade,

il fait un diagnostic à sa façon et se livre à des considérations fantaisistes sur l'étiologie. Vous allez le voir :

On dit bien à tort que Tongilius est atteint d'une *fièvre hémitritée*. Je connais les habitudes du bonhomme : il a faim et il a soif.

> Uri Tongilius male dicitur hemitritæo
> Novi hominis mores : esurit atque sitit.

Il prend au filet des grives grasses, il jette l'hameçon au surmulet et au brochet. On soigne pour lui les vins des meilleurs crus, ceux qu'on a faits sous le consulat d'Opimius. On lui verse dans de petites coupes le noir Falerne. Tous les médecins ont prescrit des bains à Tongilius. O insensés, vous croyez donc que c'est la fièvre qui le rend malade ! c'est la goinfrerie.

> Omnes Tongilium medici jussere lavari
> O stulti febrem creditis esse ! gula est.

Martial ne donne pas le nom d'hémitritée à toutes les fièvres.

Son épigramme à Lentilus ne permet pas de douter qu'il savait en faire la distinction avec la fièvre gastrique, par exemple. Il écrit :

Voici bien des jours, Lentinus, que la fièvre ne te quitte pas. Tu te désoles et tu voudrais savoir quand elle disparaîtra.

> Quare tam malis a te, Lentine, diebus
> Non abeat febris, quæris, et usque gemis.

Or, elle va à la promenade avec toi, elle va au bain ; elle mange des champignons, des

luîtres, de la tétine et du sangiier. Elle se grise
continuellement de Falerne ou de Sétia, elle ne
boit le Cécube que glacé ; elle ne couche que
sur la rose et l'amomum [1] ; elle ne dort que sur
la plume et la pourpre.

> Gestatur tecum pariterque lavatur :
> Cœnat boletos, ostrea, sumen, aprum,
> Ebria setino fit sæpe, et sæpe Falerno :
> Nec nisi per niveam Cæcuba potat aquam
> Circumfusa rosis, et nigra recumbit amomo ;
> Dormit et in pluma, purpureoque toro.

Elle a l'air de tant te plaire, elle est si bien
traitée chez toi, voudrais-tu, par hasard, que ta
fièvre donne la préférence à Dama ?

> Quum si pulchre, quum tam bene vivat apud te,
> Ad Damam potuis vis tua ferris erat?

Qu'était-ce donc ce Dama ? un pauvre hère
sans doute, un va-nu-pieds, un artiste incompris,
un poète affamé, un gueux quelconque, qui ne
mangeait pas tout son soûl, c'est certain. Mais
il n'avait pas la fièvre, et son estomac digérait
bien à l'occasion.

Le citoyen Parthénopéus est accusé du même
défaut, quoique il ne soit pas atteint de la même
maladie. Mais Martial n'y regarde pas de si
près avec ceux qui ne sont pas ses amis. Il lui
dit :

Ton médecin, Parthénopéus, t'a prescrit,
pour adoucir ta gorge, qu'une toux opiniâtre

----

1. L'*amomum* est une herbe vivace, aromatique, originaire des pays chauds.

déchire sans cesse, du miel, des amandes douces, des bonbons et tout ce qui calme les enfants.

> Leniat ut fauces medicus, quas aspera vexat
>   Assidue tussis, Parthenope, tibi,
> Mella dari, nucleosque jubet, dulcesque placentas,
>   Et quidquid pueros non sinit esse truces.

Malgré cela, tu tousses toute la journée, ce
n'est pas le rhume, Parthénopéus, qui te rend
malade ! C'est la gourmandise.

Il est certain que les Romains étaient de fameux gastronomes. Et la goutte ne les épar-
gnait pas, comme nous le savons.

Martial décoche cette flèche à un plaideur du
nom de Diodorus, qui n'a pas fait de *provision*
à son avocat: Ce n'est pas la goutte qu'il a, dit-
il, c'est la chiragre.

> Litigat, et podagra Diodorus, Flacce, laborat.
>   Sed nil patrono porrigit : hæc chiragra est.

Martial fait voir ainsi qu'il sait très bien que
la chiragre est aux mains ce que la podagre est
aux pieds.

Dans une autre épigramme, il reproche à
Célius de feindre d'avoir la goutte, pour se
soustraire à certaines réceptions.

> Cœpit fingere Cælius podagram.

Mais à force de donner la fiction pour la réalité, à force de recouvrir de liniments et de bandelettes ses pieds d'abord sains, à force de
marcher péniblement, voyez quelle est la puis-

sance de cet art d'imiter la douleur! Célius n'eut plus besoin de feindre la podagre.

> Desit fingere Cælius podagram.

Était-ce pour prévenir l'arthrite goutteuse que les Romains se faisaient masser les articulations pendant et après les repas? Nous trouvons dans une épigramme sur Zoïle ces deux vers :

> Percurrit agili corpus arte tractatrix,
> Manumque doctam spargit omnibus membris.

dont voici le sens :

Une masseuse frictionne son corps avec habileté, et pétrit d'une main savante chacun de ses membres.

Était-ce plutôt de la sensualité? Dans tous les cas, leur diathèse goutteuse ne provenait pas seulement du raffinement de leur cuisine, mais aussi de leurs habitudes d'intempérance. Un ou deux exemples à l'appui de ce que j'avance :

Phryx, le célèbre buveur, était borgne d'un œil et malade de l'autre. Héras, son médecin, lui dit : Sois sobre, car si tu bois du vin, tu deviendras aveugle.

> Potor nobilis, Aule, lumino uno
> Luscus Phryx erat, alteroque lippus.
> Huic Heras medicus : Bibas caveto;
> Vinum si biberis, nihil videbis.

Phryx répondit en riant : Alors, adieu, mon dernier œil, et immédiatement il ordonne qu'on

lui verse rasade sur rasade. Veux-tu connaître
la fin de l'histoire ? Phryx but le vin et son œil
le poison.

> Ridens phryx, oculo, valebis inquit.
> Misceri sibi protinus deunces,
> Sed crebros jubet. Exitum requiris ?
> Vinum Phryx, oculus bibit venenum.

Voici l'autre qui est à l'adresse d'un ivrogne
qui, probablement, n'avait pas l'habitude d'in-
viter notre satirique à ses libations :

Au milieu de la nuit, Panaretus, ivre, avait
demandé, par le craquement des doigts, le vase
indispensable. On lui apporte la dame-jeanne
qui avait contenu le vin de Spolète et qu'il avait
vidée sans se gêner. Notre homme, qui est
l'honnêteté même, rend à la bouteille tout le
vin qu'elle avait contenu et la remplit jusqu'au
goulot. Tu te demandes, Rufus, comment la
bouteille avait pu renfermer tout ce qu'il avait
bu ? Cesse ton étonnement : il avait bu pur.

> Desine mirari, Rufe : merum esse.

Comme on le voit, le Falerne était bien un
des facteurs de la podagre des Romains, au
même titre que le foie gras, que le saumon et les
truffes. Mais il faut bien convenir que, sous ce
rapport, nous n'avons rien à leur envier. Rem-
plaçons Falerne par Champagne et nous aurons
le même résultat, comme le dit un de nos confrères, dans ce joli quatrain :

Notre orteil est ton but, adversaire divin,
O Champagne ! Et toujours tu nous vaincs dans la lutte.

Ce qu'Hugo dit de l'eau peut se dire du vin :
Perle avant de tomber et goutte après la chute.

C'est donc avec raison qu'on considère la goutte comme la maladie des gens riches. Sydenham, qui était horriblement goutteux, se consolait de ses douleurs, en disant

Divites plures interemit quam pauperes, plures sapientes quam fatuos.

Elle frappe plus souvent les riches que les pauvres, les gens d'esprit que les sots.

Le grand médecin anglais ne pouvait ignorer ces deux aphorismes d'Hippocrate :

« 1° Les eunuques ne deviennent ni goutteux ni chauves.

« 2° Un enfant n'a jamais la goutte avant les premières jouissances. »

A une nourriture trop succulente et au vin vieux, il faut donc ajouter les plaisirs de Vénus pour avoir la recette complète de la podagre, que Sydenham connaissait parfaitement, comme beaucoup d'entre nous, académiciens célèbres ou simples praticiens.

Car la garde qui veille à la porte du Louvre
N'en défend pas les rois.

Tous les auteurs modernes ont fait le triste tableau de la stomatite gangréneuse des enfants, qu'il faut considérer comme étant plutôt l'ex-

---

1. Hippocrate, *Œuvres complètes,* trad. Littré. xxviii et xxx, sect. 6.

pression d'un état général particulier, qu'une
forme de la stomatite. Vers la fin du premier
septenaire, des points gangréneux se montrent
sur la muqueuse qui tombe bientôt en détritus,
une sanie fétide s'écoule de la bouche, les gencives se détruisent, les dents s'ébranlent, les
os se nécrosent. A l'extérieur, l'eschare apparaît, la gangrène envahit toutes les parties molles et les joues se perforent. Les symptômes
généraux s'aggravent, les forces s'épuisent, les
complications surviennent dans tous les appareils
organiques et vers le quinzième jour, quand un
traitement énergique n'a pu enrayer le processus morbide, la mort vient mettre fin à cette
terrible maladie de l'enfance.

Martial nous a parlé de cette affection, en
écrivant l'épitaphe d'une enfant. Ce jour-là, il
avait mis un voile de deuil à sa plume :

Ci-gît Canacé, jeune Éolienne dont la septième année fut la dernière. Abomination, pro-
fanation ! Passant, retiens un instant tes larmes,
car il ne faut pas pleurer sur la brièveté de la vie.

> Æolidon Canace jacet hoc tumulata sepulcro,
> Ultima cui parvæ septima venit hyems.
> Ah scelus, ah facinus ! properas quid flere, viator ?
> Non licet hic vitæ de brevitate queri.

Le genre de sa mort est plus triste que sa
mort même : Une horrible plaie a détruit son
visage et s'est étendue sur sa bouche délicate.
Les ulcères ont dévoré ses lèvres mignonnes,
et le bûcher n'en a reçu que des lambeaux.

> Tristius est leto leti genus : horrida vultus
>   Abstulit et tenero sedit in ore lues ;
> Ipsaque crudeles ederunt oscula morbi ;
>   Nec data sunt nigris tota labella rogis.

Si une mort cruelle devait l'emporter dans son vol rapide, que ne prenait-elle un autre chemin.

Mais elle s'est empressée de fermer le passage de cette voix pleine de charmes, de peur que sa langue pût attendrir la Parque inexorable.

> Si tam præcipiti fuerant ventura volatu,
>   Debuerant alia fata venire via.
> Sed mors vocis iter properavit cludere blandæ ;
>   Ne posset duras flectere lingua deas.

Dans l'épitaphe à Festus que le poète nous montre attendant stoïquement la mort et refusant de mettre fin à ses souffrances par le poison, la maladie de cet homme se trouve ainsi décrite :

> Indignas premeret pestis quum tabida fauces,
>   Inque ipsos vultus serperet atra lues.

Je traduis littéralement :

Une ulcération putride s'est localisée dans sa gorge et s'est étendue jusqu'à son visage.

Quelle est la nature de cette affection? Il est difficile de se prononcer. En raison de l'âge avancé de Festus, M. Ménière pense qu'il devait s'agir d'un cancer...

Après les maladies, disons un mot de la convalescence.

C'était un usage chez les Romains de faire

des cadeaux à ceux qui entraient en convalescence. Polycharme semblait abuser de la chose.
Aussi Martial ne se gêne pas pour le lui dire :

Tous les ans, tu es malade au moins dix
fois. Ce n'est pas à toi que cela déplaît, Polycharme, mais à nous. Car chaque fois que tu te
relèves, tu réclames à tes amis les présents de
la convalescence (*Soteria*). Aie de la pudeur,
Polycharme, et ne fais plus qu'une maladie.

> Ægrotas uno decies, aut sæpius, anno ;
> Nec tibi, sed nobis hoc, Polycharme, nocet.
> Nam quoties surgis, soteria poscis amicos.
> Sit pudor : ægrota jam, Polycharme, semel.

Ainsi Martial lui permet encore une maladie…
la dernière, la seule que nous ne savons pas
guérir !

Nous avons déjà dit, dans notre chapitre sur
Juvénal, la place considérable que les bains
occupaient dans les habitudes et l'hygiène des
Romains. Aux thermes, qui étaient construits
avec la plus grande magnificence, étaient an-
nexés des gymnases pour les exercices du corps
et des édifices pour des cours publics de décla-
mation et de philosophie.

Les thermes se composaient de six pièces
principales :

La première appelée *Spoliatorium* servait de
vestiaire où des employés (*Capsarii*) gardaient les
vêtements.

La seconde appelée *Sudatio* ou *Laconicum*
était une étuve sèche, de forme circulaire, gar-

nic de gradins, dont le plafond avait la forme d'un dôme muni d'une baie destinée aux prises d'air. Dans cette étuve, on était donc soumis, pendant un temps donné, à l'influence de l'air chaud.

La troisième portait le nom de *Caldarium* ou *Balneum*, composée d'un bassin peu profond (*Labrum*) et d'un bassin plus grand où l'on pouvait nager (*Piscina*). Ces bassins étaient remplis d'eau chaude et étaient communs. Pour ceux qui voulaient se baigner séparément, il y avait des baignoires particulières, *solia*, placées sur les côtés de la salle.

La quatrième était le *Frigidarium*, pièce vaste, non chauffée, où se trouvait une grande piscine d'eau froide dans laquelle on se jetait pendant quelques instants, en sortant du *Caldarium*.

La cinquième, dont la température était modérée, était désignée sous le nom de *Tepidarium*. Elle était destinée au râclage avec l'étrille, et au massage. Ensuite, on s'enroulait dans des couvertures de laine, et l'on provoquait ainsi une seconde sudation, moins forte que la première, suivie de frictions sèches destinées à essuyer la sueur.

La sixième était l'*Unctuarium* destinée aux onctions avec des huiles et des parfums, mais tout le monde ne passait pas par celle-ci.

Tel était le bain complet chez les Romains ; ils en usaient journellement. L'ouverture était annoncée au son de la trompette et des cloches, comme le dit Martial : SONAT ÆS THERMARUM.

Or, un certain Oppianus faisait exception à
la règle et ne fréquentait jamais les bains publics.
Martial lui reproche vertement son défaut de
propreté :

Si tu ne vas pas te baigner dans les thermes
d'Etruscus, tu mourras, Oppianus, dans ta
crasse.

> Etrusci nisi thermulis lavari
> Illotus morieris, Oppiane.

Jamais eaux ne te charmeront davantage : ni
les sources d'Apone, défendues aux jeunes filles,
ni celles de la molle Sinuesse, ni les flots bouil-
lants du Passer, ni ceux d'Anxur la superbe,
ni les bains d'Apollon, ni ceux de Baïes la première de nos eaux thermales. Nulle part le ciel
n'est plus pur, nulle part le soleil ne brille davantage, et ne reste plus longtemps à l'horizon.
On y voit les marbres du Taygète aux verts
reflets, des roches d'une nuance plus chatoyante
que celle des monts phrygiens et des antres de
la Lybie. Une vapeur sèche échauffe l'épaisse
onyx, et les ophites s'y pénètrent d'une douce
chaleur. Si tu le veux, à l'exemple des Lacédé-
moniens, après être resté quelques instants
dans l'étuve, tu pourras te plonger dans la piscine de la Vierge ou dans celle de Martius dont
la transparence est telle qu'on doute qu'il s'y
trouve de l'eau. On les prendrait volontiers
pour du marbre de Lygdos.

Hélas ! tu ne prêtes aucune attention à mes
paroles, et, l'oreille autre part, tu n'as pas l'air

de m'entendre. Tu mourras dans ta crasse,
Oppianus.

> Non attendis et aure me supina,
> Jamdudum quasi negligenter audis.
> Illotus morieris, Oppiane.

Tout le monde sait que les Romaines usaient
largement du maquillage et de la prothèse.
Ovide a écrit sur les cosmétiques tout un poème.
Leur toilette était une des affaires les plus im-
portantes de leur existence. Les soins de leur
chevelure exigeaient le service de plusieurs esclaves : la *fusca* ou femme de chambre ; les *cini-
flones* pour peigner et boucler les cheveux ; les
pectades pour les parfumer ; l'*ornatrix* pour les
arranger avec art et y placer les fleurs. Et quand
elles n'étaient pas satisfaites de leur coiffure,
elles mettaient une perruque blonde ou bleue.
Elles se servaient aussi de philocomes dans lesquels entraient la lentille, le millepertuis, la ca-
pillaire et la sauge, qui les noircissaient. Le
safran les teignait en jaune. La nuance blonde
s'obtenait avec de la lie de vinaigre et de l'huile
de lentisque, ou bien avec du jus de coing mêlé
à celui de troène.

Les femmes de l'aristocratie se faisaient épiler
par des *sagæ* (sages-femmes bonnes à tout faire).
Elles allongeaient leurs sourcils et teignaient leurs
cils avec une aiguille noircie à la fumée. Quelques-unes prenaient des bains de lait d'ânesse.
Elles se mettaient des mouches sur la figure
comme les duchesses de la régence et les demoi-

selles qui se déguisent en Pompadour. Enfin,
elles avaient des emplâtres pour effacer les rides,

Et réparer des ans l'irréparable outrage.

Nous n'en finirions pas si nous voulions énumérer tout ce qui servait à leur coquetterie.

Demandons maintenant quelques détails à
Martial sur ces différents arts :

On ne m'a pas trompé, dit-il à Lydie, quand
on m'a vanté non pas ton beau visage mais ton
teint éclatant. C'est une figure de cire.

Il s'adresse à Polla :

C'est en vain que tu tentes d'effacer avec de
la farine de fèves les rides de ton ventre, Polla ;
tu cherches à te faire illusion, mais tu ne pourras tromper mes yeux. Accepte ce défaut qui
est insignifiant. L'imperfection que l'on cache
permet de la supposer plus grande qu'elle n'est.

> Lomento rugas uteri quod condere tentas,
> Polla; tibi ventrem, non mihi labra linis.
> Simpliciter pateat vitium fortasse pusillum :
> Quod tegitur, majus creditur esse malum.

Il dit à Gellia, une des meilleures clientes du
parfumeur Cosmus :

Partout où tu entres, on croirait voir Cosmus
avec toutes ses essences s'échappant de leurs
flacons brisés. Toutes ces superfluités te plaisent,
Gellia, mais tu sais, je pourrais avec elles donner le même mérite à mon chien.

> Quod quacumque, venis. Cosmum migrare putamus,
> Et fluere excusso cinnama fusa vitro.

Nolo peregrinis placeas tibi, Gellia, nugis.
Scis, puto, posse meum sic bene olere canem.

Il accuse Lélia :

Tu n'as pas honte de porter ces fausses dents
et ces faux cheveux. Que ne te fais-tu poser
aussi un œil, Lélia ?

Dentibus atque cosmis, nec te pudet, uteris emptis.
Quid facies oculo, Lælia ? non emitur.

Il dit de Fabulla :

Elle prétend que ses cheveux sont à elle ; elle
ne ment pas, ils sont bien à elle, Paulus, elle
les a payés.

Jurat capillos esse, quos emit, suos,
Fabulla : numquid, Paule, pejerat ? nego.

A une vieille garde, du nom de Galla, il offre
ce compliment peu flatteur :

Pendant que tu es chez toi, Galla, dans le
faubourg, on prépare ta coiffure et l'on frise tes
faux cheveux. Le soir, tu ôtes tes dents comme
ta robe, tu places tes appas dans cent boîtes
diverses, et ton visage ne couche pas avec
toi... [1].

1. Il faut remarquer que Martial n'a pour but que de critiquer l'abus des perruques, la tête chaussée *calceatum caput*, comme il le dit dans une autre épigramme. Car la mode
des perruques était devenue générale vers les derniers temps
de la république, comme on en voit la preuve dans Ovide,
Tibulle, Properce : « Il fallait, pour l'ornement d'une tête
romaine, dit l'abbé Nadal, l'académicien, les dépouilles d'une
infinité d'autres têtes. Tantôt les cheveux flottaient sur les
épaules au gré des vents, tantôt ils s'arrondissaient en boucles sur un sein d'albâtre. Souvent on en tressait des couronnes ; quelquefois ils s'élevaient à pic et laissaient à dé-

Mais si les modes françaises ressemblent, sous ce rapport, un peu trop aux modes romaines, nous avons la satisfaction de constater que nous ne nous maquillons pas comme les efféminés de Rome, qui se faisaient épiler, qui portaient des mouches sur la figure et qui se parfumaient comme des courtisanes. Nous savons aussi que les artistes dramatiques et lyriques de l'époque se faisaient infibuler, non pas par esprit de

couvert l'ivoire d'un joli cou. C'est l'impératrice Plotine, femme de Trajan, qui introduisit les perruques *à l'Andromaque*, s'élevant par étages au-devant de la tête et formant une espèce de turban à triple rouleau. » (*Dissertations sur le luxe des dames romaines.*)

Adrien Valois a recueilli quatorze médailles d'impératrices romaines et sur chacune de ces médailles on voit une perruque différente. D'autres médailles, dit M. H. de Guerle, nous montrent les têtes impériales d'Othon, de Commode, de Poppée, de Julie, de Lucile, ornées de *capillaments :* c'était le nom générique des perruques romaines. Elles portaient en chenille le *galericon :* c'était une sorte de petit casque qui donnait à leurs traits, avec un air cavalier, quelque chose de plus piquant. Le *corymbion* était pour les visites d'étiquette, les promenades et le spectacle. L'empereur Commode portait un *corymbion* chargé de poudre d'or, Caligula et Othon cachaient leur calvitie sous le *galericon.* César, quoique chauve, ne portait pas de perruque. Ses soldats plaisantèrent souvent son crâne dénudé. et derrière son char de triomphe ils crièrent souvent : « Voici le chauve adultère; maris cachez vos femmes ! » *Calvum mœchum duximus ; mariti servate uxores !*

C'était surtout les jours de fêtes que brillaient les perruques. Aux calendes de janvier, c'est-à-dire aux premiers jours de l'an, l'étrenne la mieux reçue était une perruque. Si les *matronales* étaient la fête des dames, elles étaient aussi la fête des perruques. (Ovide, *Fastes*, liv. III.)

Les chevelures allemandes et gauloises étaient les plus recherchées des perruquiers romains, à cause de leur couleur dorée.

chasteté, mais pour pouvoir coter plus haut leurs faveurs. Ils connaissaient assez le cœur de la femme pour savoir que, sans obstacle, on ne fait pas une passion. Aux ardeurs des nobles patriciennes, ils opposaient l'anneau, mais ils ne défendaient pas de le limer. Voici ce que nous trouvons à ce sujet dans une épigramme :

Dis-moi donc un peu à quoi sert cet anneau des comédiens et des chanteurs ? A se vendre plus cher.

> Dic mihi simpliciter, comœdis et citharædis
> Fibula quid præstat? Carius ut futuant.

On infibulait également les enfants et les gladiateurs, mais c'était pour les forcer à conserver leur santé. Juvénal nous a déjà fait connaître cette coutume.

Ménière pense que les hommes s'épilaient avec un onguent fait avec le suc de la racine de la bryone. Cependant, quelques-uns se faisaient raser, comme Martial. Mais, un jour, celui-ci fut mécontent de son barbier ; il prit sa bonne plume de Bilbibis et écrivit ces lignes :

Que celui qui ne veut pas encore faire connaissance avec les rives du Styx, se préserve, s'il est sage, du barbier Antiochus. Les prêtres de Cybèle se servent pour se mutiler de couteaux moins terribles que les siens. Alcon a la main plus légère que lui pour opérer une hernie intestinale et réduire une fracture.

Alcon devait être un chirurgien mal vu de Martial.

Mitior implicitas Alcon secat enteroceles,
Fractaque fabrili dedolat ossa manu.

Qu'il rase de pauvres cyniques et des men-
tons stoïciens et qu'il se contente de tondre la
crinière poudreuse des chevaux. Il raserait le
malheureux Prométhée sur son roc glacé que
celui-ci préférerait le vautour qui lui déchirait
la poitrine. Penthée se sauverait vers sa mère
et Orphée vers les Ménades, au bruit atroce que
fait le rasoir d'Antiochus. Tous ces stigmates
que vous voyez sur mon menton,

Hæc quæcumque meo numeratis stigmenta mento,

aussi nombreux que ceux qui sillonnent le front
d'un vieil athlète, ne sont pas le jeu des ongles
d'une femme irascible, je les dois au rasoir
d'Antiochus, à sa main meurtrière. De tous les
animaux, un seul, le bouc, a le sens commun :
il vit avec sa barbe, de peur d'être rasé par Antiochus.

Martial oublie de nous dire une chose, c'est
qu'il avait la *mentagra*. Il l'avoue à Philénis,
qu'il ne veut pas embrasser :

Tu me demandes, lui dit-il, pourquoi j'ai un
emplâtre au menton, pourquoi la céruse blanchit
mes lèvres...

Cur spleniato sæpe prodeam mento,
Albave pictus sana labra cerussa.

Or, quelle était la cause de cette *mentagra*,
qu'il nous a dépeinte comme un ulcère contagieux ? Rosenbaum l'attribue, comme les fics et

les condylômes des organes génitaux, au *cun-nilingere*. Et Martial était un ardent adepte de la chose.

Juvénal a parlé des marisques que les médecins coupaient, en se moquant de leurs clients. Catulle a dit que César et Mamurra, tous deux flétris de stigmates indélébiles, portaient les hideuses cicatrices de la débauche. Martial nous décrit une famille atteinte de fics. Voici le morceau :

La femme a des fics, le mari a des fics, la fille a des fics, et le gendre et le petit-fils en ont également.

> Ficosa est uxor, ficosus et ipse maritus,
> Filia ficosa est, et gener atque nepos.

Intendant, métayer, journalier, laboureur, tous sont dévorés de ce *honteux ulcère*. Jeunes et vieux, tous ont des fics.

> Nec dispensator, nec villicus ulcere turpi,
> Nec rigidus fossor, sed nec arator eget.
> Quum sint ficosi pariter juvenesque senesque.

Il y a donc lieu de supposer que c'était une maladie contagieuse. Les fics étaient des excroissances charnues, ayant la forme d'une petite figue, qui se développaient à l'anus et aux parties sexuelles, des végétations analogues aux crêtes de coq. Il est certain que ces fics avaient pour cause un coït impur, et que s'ils n'étaient pas syphilitiques, ils avaient au moins un caractère vénérien.

Rosenbaum [1] a commenté cette épigramme :
DE FAMILIA FICOSA. Les mots ULCERE TURPI
montrent, que FICUS, ainsi que les mots grecs
συχος et συχωσις, ne signifient pas seulement une
excroissance ayant la forme d'une figue, mais
aussi un ulcère à surface granuleuse, semblable
à l'un de ces fruits coupé en deux. Peut-être serait-il mieux de prendre ces ulcères pour des
condylômes entrés en suppuration.

Dans une autre épigramme, nous trouvons
ce conseil à Hédilus :

Si tu ne cesses de te faire porter par des chè-
vres, de figuier que tu étais, tu deviendras figuier
sauvage.

Qu'il faut interpréter ainsi, en comprenant
les jeux de mots si fréquents dans Martial :

Si tu ne cesses de cohabiter avec des prostituées, de *ficus* que tu étais, tu deviendras *ficus* à
l'état sauvage (caprificus).

> Gestari junctis nisi desinis, Hedyle, capris
> Qui modo ficus eras, jam caprificus eris.

Ces condylômes se gagnaient donc par le
coït impur avec des filles publiques.

On trouve une autre preuve plus positive
encore du caractère contagieux de ces fics, par
les rapports vénériens [2].

Une jeune fille, très infectée de fics, refuse de
cohabiter avec son amant. Celui-ci n'insiste pas

1. Rosenbaum, *Histoire de la syphilis dans l'antiquité.*
2. *Priapeia,* carmen XL.

davantage, mais il s'adresse à Priape, comme c'était l'usage dans les affections des organes génitaux, et lui promet, s'il guérit, de couronner de fleurs le phallus du Dieu. L'amant savait donc, comme le fait observer Rosembaum, qu'il était dangereux de pratiquer le coït avec une femme atteinte de condylômes.

Voici le passage :

> Quædam, si placet, hoc tibi, Priape,
> Ficosissima me puella ludit
> Et non dat mihi, nec negat daturam ;
> Causasque invenit usque differendi.
> Quæ si contigeret fruenda nobis.
> Totam cum paribus, Priape, nostris
> Cingemus tibi mentulam coronis.

Il ne nous est pas possible de reproduire tous les documents qui servent de base à Rosenbaum pour prouver l'existence de la syphilis chez les peuples anciens. Tout ce que nous pouvons dire, c'est que cette maladie a pris son origine dans l'Inde et qu'elle s'est propagée suivant l'ordre de succession des civilisations orientales; qu'elle avait pour caractères des *écoulements muco-purulents*, mentionnés par Galien. Cœlius Aurélianus, Celse, Arétée, Paul d'Egine ; l'*inflammation des testicules* ou *orchite* (Galien); l'*induration du testicule* et *une affection aphtheuse de ces glandes* (Celse); des ulcères des organes sexuels, désignés sous les noms de *phagedaina*, d'*anthrar*, de pustule ou *phyma*.

Celse distingue les ulcères secs et humides. Ceux-ci déterminent, ajoute-t-il, le *phimosis* et le *paraphimosis;* ils peuvent s'étendre en largeur et en profondeur et détruire le gland et une partie de la verge. Aétius parle des ulcères *circa coronam glandis.* L'*anthrax* commence, d'après Actuarius, par un picotement suivi d'une pustule et de plusieurs vésicules de la forme du millet qui ressemblent à une brûlure ; elles crèvent et laissent un *ulcus crustaceum.* Galien le décrit sous le nom de *anthracosis,* et dit qu'il est accompagné de *bubons.* Ces auteurs parlent également de l'*inflammation ou phlegmone* des organes sexuels de la femme, de *pustulæ scabiæ* du col de la matrice, de *tubercula miliaria* des mêmes endroits, qu'on distingue bien, disent-ils, avec le *speculum.* Les autres formes d'ulcères sont semblables à ceux des hommes. Aétius en indique le traitement au moyen d'injections et de pessaires médicamenteux.

Ces auteurs décrivent également les ulcères de l'anus, les végétations qu'on y observe, les rhagades, les ulcérations autour de la bouche, les pustules de la face et du cuir chevelu, les maladies de la peau : *mentagra, psora et lepra.* Martial parle de ces affections à propos de cette manie d'embrasser qui existait à Rome, de son temps :

Il n'est point d'ulcère malin, dit-il à Bassus, de pustule bien luisante, de mentagre, de sales dartres, de lèvres barbouillées de cérat qui vous garantissent des donneurs de baisers.

> Non ulcus acre, pustulæve lucentes,
> Nec triste mentum, sordidique lichenes,
> Nec labra pingui delibuta ceroto,
> Nec congelati gutta proderit nasi.

A ces symptômes caractéristiques de la syphilis secondaire, il faut joindre une *stomatite* et une *angine* dont étaient atteints les débauchés et, notamment, comme nous le verrons, ceux qui se livraient au *fellare et irrumare, et cunnilingere, et* d'après Archigénès, « *des douleurs particulières du périoste*, si profondes et si fixes que le malade croit que les os eux-mêmes sont le siège de la douleur », que Galien désigne sous le nom de οστοχοποί (ostéocopes).

D'après ces données, n'avons-nous pas le droit de conclure que la syphilis régnait chez tous les peuples de l'antiquité ? Cependant, il faut dire que cette maladie n'atteignit que rarement un haut degré d'intensité. Le plus souvent, elle ne se montra que sous la forme d'ulcères superficiels avec une très faible réaction sur l'organisme, que la peau se chargeait d'éliminer sous forme d'affections cutanées. A plusieurs époques, comme le dit et le démontre Rosenbaum, la syphilis prit un caractère de fréquence et de malignité considérable, sous l'influence d'un *genius epidemicus* spécial. « Nous en trouvons des preuves, dit notre érudit confrère, dans le fléau du Baal-Péor, parmi les Juifs, à Sittim, dans l'introduction du culte de Dionysos à Athènes et de celui de Priape à Lampsaque ; enfin dans celui du Lingam dans l'Inde [1]. Ce redoublement dans les symptômes coïncidait toujours avec des influences extérieures, parmi lesquelles il faut compter la constitution épidémique. Et ces influences sont d'autant plus intéressantes que nous les rencontrons de nouveau au xve siècle, où la fausse apprécia·tion qu'on en a faite conduisit aux opinions les plus contradictoires. »

Revenons à Martial et demandons-lui quelques renseignements sur cette question. Il dit à Névolus :

Tandis que ton jeune esclave souffre de la mentule, toi, Névolus, tu souffres de la partie opposée. Je ne suis pas devin, mais je sais ce que tu fais.

> Mentula cum doleat puero, tibi, Nœvole, culus,
> Non sum divinus, sed scio quid facias.

Dans ce cas, l'un et l'autre étaient donc infectés : le pédéraste à la verge et le cinœdus à l'anus.

Indépendamment du phimosis et du paraphimosis, nous voyons les êtres passifs être affectés de *fissures* et ensuite d'*ulcères*. On appelait

1, Le lingam était le culte des organes génitaux de l'homme, organes sacrés qui sont le principe de la procréation et dont l'origine remonte à la fable de Vishnu et de Çiva, divinités venues sur terre, le premier sous la forme d'une femme et le second sous celle d'un jeune homme, pour séduire les habitants qui vivaient dans la vertu. Çiva, pour se venger *du feu qui se jeta sur ses parties génitales et les sépara de son corps*, envoya à toutes les femmes une affection semblable, qui ne cessa que par le culte rendu à son Phallus. (Sonnerat, *Voyage aux Indes*.)

secti et *percidi* les individus atteints de ces affections.

C'est pourquoi Martial dit :

Charinus n'a plus trace de son podex fendu
jusqu'à l'ombilic, et cependant un prurit le dévore jusqu'à l'ombilic. Quelle lubricité possède
ce misérable! il n'a plus d'anus et il veut toujours rester cinède :

> Secti podicis usque ad umbilicum
> Nullas reliquias habet Charinus,
> Et prurit tamen usque ad umbilicum,
> O quanta scabie miser laborat!
> Culum non habet, est tamen cinædus.

Lesbie avait des ulcères qui devaient avoir
des proportions considérables, si l'on en juge
par l'épigramme suivante :

Lorsque tu te lèves de ta chaise, je l'ai souvent remarqué, Lesbie, tes vêtements sont collés
à ton derrière. Tu peux faire effort à droite,
effort à gauche, pour les en détacher, ce n'est
qu'après bien des larmes et des cris que tu par-
viens à les arracher.

> De cathedra quoties surgis, jam sæpe notavi,
> Pædicant miserum, Lesbia, te tunicæ,
> Quas quum conata es dextra, conata sinistra
> Vellere, cum lacrymis eximis, et gemitu.

Ils sont à ce point adhérents à tes fesses parce
qu'ils se trouvent engagés dans ce détroit des
nouvelles symplégades. Si tu désires remédier à
cette triste infirmité, crois-moi, Lesbie, il ne faut
ni te lever, ni t'asseoir.

Sic constringuntur gemina symplegade culi,
    Et mingas intrant, cyaneasque nates.
Emendare cupis vitium deforme? docebo;
    Lesbia, **nec** surgas censeo, nec sedeas.

Les affections primitives *à l'anus* n'étaient pas
les seules dont fussent atteints les *cinedes* ; ils en
offraient aussi de secondaires à la bouche et à la
gorge. Il faut mentionner également la raucité
de la voix, comme Martial l'a observée chez un
pédéraste célèbre :

Qui sic raucidulo loquatur ore.

Les anciens nous ont donné les signes auxquels ils reconnaissaient le cinède : Celui-ci a
l'œil hagard, les genoux pliés en dedans, la
tête penchée du côté droit. Les mouvements
des mains sont relâchés ; il marche en croisant
les jambes l'une sur l'autre ; les yeux sont très
mobiles.

L'androgyne se reconnaissait aux signes suivants : Il a le regard languissant et lascif, il
tourne les yeux ; il éprouve une grande mobi-
lité, des tractions nerveuses au front et dans les
joues, des contractions aux paupières. Le cou
est penché, les hanches sont constamment en
mouvement, les genoux et les mains paraissent
arqués, le regard est fixe et droit en avant. Il
parle d'une voix flûtée, criarde et tremblante.

Le point de départ de la syphilis serait, d'après
Rosenbaum, les excès vénériens, les rapports
contre nature : la pédérastie, la sodomie, le saphisme.

Nous n'avons pas à rechercher ici les causes morales qui poussèrent l'humanité à dénaturer les plaisirs des sens, et à augmenter, par des moyens artificiels, la somme des jouissances charnelles.

La pédérastie paraît avoir pris naissance sous le ciel de l'Asie, dont le climat excite et porte naturellement à la volupté et à la débauche. Les Juifs connurent ce vice en Syrie, les Phéniciens l'apportèrent en Crète et dans toute la Grèce, et Athènes acquit autant de célébrité par sa pédérastie que Corinthe par ses courtisanes. C'est de là qu'il s'est répandu jusqu'à Rome où il fit de rapides progrès. Mais ce n'était encore rien en comparaison des scènes scandaleuses qui eurent lieu sous les empereurs Tibère, Caligula, etc. Nous voyons dans un grand nombre de passages des auteurs anciens, qu'on tenait à Rome, dans les maisons publiques, des garçons pour les amateurs; voici, comme exemple, ce que nous lisons dans une épigramme de Martial :

Toutes les fois qu'attiré par les charmes d'un jeune garçon ou d'une jeune fille, tu as franchi le seuil d'une cellule que son enseigne t'a signalée,...

> Intrasti quoties inscriptæ limina cellæ
> Seu puer arrisit, sibi puella tibi,...

Maladies suites de la pédérastie. — « Si l'on considère, dit Rosembaum, que la contraction du sphincter de l'anus offre au pédéraste une grande résistance; que cette résistance doit être vaincue par la force; que les glandes de l'anus sécrètent une matière de mauvaise odeur, qui, sous l'influence du climat, prend un caractère plus ou moins âcre, on ne sera plus étonné que chez les pédérastes et chez les *cinædi*, les anciens aient vu se former différentes maladies qui devaient être d'autant plus graves que l'une ou l'autre des parties était déjà affectée auparavant. »

Un cinède fut reconnu par un physionomiste en présence de Dio Chrysostôme à ce signe : en éternuant, il porta la main à l'anus, afin d'en soutenir l'orifice, le sphincter étant affaibli. Nous savons, en effet, que le sphincter ne peut résister à l'impulsion des vents et des matières fécales, pendant l'éternument, chez les pédérastes passifs.

A Rome, les cinèdes portaient un vêtement en harmonie avec leur détestable métier. *Ces hommes publics* s'épilaient avec le plus grand soin, non seulement à l'anus, mais sur toutes les parties du corps, afin de mieux ressembler aux femmes, et ils portaient de longs cheveux. On les considérait comme des malades au physique et au moral. Juvénal constate l'ingénuité de Péribomius, qui avoue qu'il est cinède :

Sa démarche et ses traits décèlent sa maladie et j'impute son sort, ajoute Juvénal, à la fatalité :

             Verius ergo,
Et magis ingénue Peribomius : hunc ego fatis
Imputo, qui vultu morbum incessuque fatetur.

La pédérastie est donc caractérisée par le mot *morbus*. C'est une maladie qui commence par le *prurigo ani impudicus* et qui a pour autres symptômes les fics, les condylômes, les ulcères ; et tout cela était contagieux.

Plus honteux et plus révoltants encore, dit Rosenbaum, sont le *irrumare* et *fellare (penem in os arrigere est irrumare)*; et le métier du *fellator (is qui vel labris vel lingua perfricandi atque exsugendi officium peni præstat)*, ce que les Grecs appelaient λεσβίαζειν, parce que cette action était particulièrement pratiquée par les femmes de Lesbos, bien qu'elle dût son origine à l'Asie, comme tout ce qui est de ce genre. Rosenbaum [1] pense que les ulcères de la gorge, chez le *fellator* et la *fellatrix*, pouvaient être primitifs, comme ils pouvaient être secondaires chez le *fututor* et la *fututrix*. Et si un diagnostic exact n'a pas été fait par les médecins de l'antiquité sur la nature de ces ulcères, il ne faut pas s'en étonner beaucoup, puisque, aujourd'hui encore, les ulcères primitifs sont considérés quelquefois comme secondaires par les syphiligraphes.

Les maladies du *fellator* peuvent être classées ainsi ?

1° *La mauvaise odeur de la bouche,* que les auteurs mentionnent souvent. Martial dit à Zoïle :

---

1. **Rosenbaum,** *Histoire de la syphilis dans l'antiquité.*

Tu prétends que la bouche ont dépassé le cy-
poètes sent mauvais ; elle sent p.tiques qui ren-
core celle d'un *fellator* :   mentale.

> Os male caussidis et dicis olere poetis,
> Sed fellatori, Zoile, pejus olet.

Dans une autre épigramme, il reproche à un
fellator de se parfumer la bouche pour masquer
l'odeur causée par sa sale habitude. J'aime
mieux, lui dit-il, ne rien sentir que de sentir
bon.

> Malo quam bene olere, nil olere.

Les filles publiques usent du même procédé,
et sucent souvent des pastilles de menthe dans
le même but.

2º *La stomalgie* douleur de la bouche, la
glossalgie et généralement les *douleurs du palais
et de la gorge*, ce qui rendait la voix voilée et le
langage peu compréhensible. C'est le sens de
l'épigramme faite sur un poète qui avait de la
raucité de la voix :

Celui qui déclame et dont le cou est entouré
d'étoffe de laine prouve qu'il ne peut ni parler
ni se taire.

> Qui recitat lana fauces et colla revinctus,
> Hic se posse loqui, posse tacere negat.

Rosenbaum fait observer que *tacere* tient ici
place de *fellare*. Et il ajoute le mal ne s'arrêtait
pas là ; il cite en effet, d'après différents auteurs
et d'après Martial :

3º *Les inflammations aiguës et chroniques du*

Et magis ingen
Imputo, qui

...ales et de la luette; certains
...de la gorge,, décrits par Arétée,
...nature que les ulcères égyptiens et
syriens; enfin *la pâleur des lèvres.*

Le Cunnilingere (*qui opus peragit linguam arrigendo in cunnumeumque lambit*) existait à Rome et se rencontrait dans toutes les classes de la société. Ce vice a été apporté de la Grèce, comme le *fellare*.. Les hommes qui se livraient au *cunnilingere*, outre le teint pâle de la figure, avaient une mauvaise odeur de la bouche. Rosenbaum cite l'épigramme de Martial sur Charinus, qui se porte bien, qui digère bien, qui se promène au soleil, mais qui cependant a le teint pâle. Pourquoi?

Cunnum Charinus linguit, et tamen pallet.

Rosenbaum et Ménière attribuent tous les deux la paralysie de la langue du Zoïle de Martial à l'action du *cunnilingere*.

Sidere percussa est subito tibi, Zoïle, lingua,
Dum lingis; certe, Zoïle, nunc futues.

Ces auteurs relatent un cas semblable dans l'épigramme à Mannéius[1]. Ce triste personnage est ainsi décrit par Martial :

Mari par la langue, amant par la bouche, plus dégoûtant que les coureuses de rempart;

Lingua maritus, mœchus ore, Mannéius
Summœniasis inquinatior buccis;

____

1. Martial, Lib. XI, 71.

Ses habitudes de *fellator* ont dépassé le cynisme, et l'ont amené à des pratiques qui rentrent dans le domaine de la pathologie mentale. Il ne s'est arrêté qu'au moment où *une maladie honteuse eût paralysé cette langue insatiable* :

Partem gulosam solvit indecens morbus.

Ménière a commenté ce passage. Il considère la maladie de Mannéius comme une paralysie de la langue par suite d'une affection du nerf trijumeau. Rosenbaum pense que le mot *solvit* indique la destruction, le dépérissement d'une partie, dépérissement qui est provoqué par l'*incidens morbus*. Et il arrive à conclure que, quoique le *cunnilingere* fût la cause principale de la *mentagra*, comme on en trouve la preuve dans les épigrammes *De importunis basiatoribus*, et *Ad Bassum*, il n'en était cependant pas la seule, car cette affection, comme les condylômes des organes génitaux, avait un principe contagieux, ainsi que le dit clairement Pline, tandis que les médecins gardent un silence absolu à cet égard. Le mal pouvait donc se transmettre par les baisers, car c'était le *basium* (qui comportait une lascivité presque inconnue aujourd'hui), qui propageait la maladie.

Cette *mentagra* jouait donc le rôle des *plaques muqueuses*, et, comme celles-ci, communiquait la maladie constitutionnelle par simple contact.

« Lorsque le vice fut devenu commun, « ajoute Rosenbaum, quand le *cunnilingus* ne « se contenta plus des filles, qu'il lui fallut, pour

« satisfaire sa fureur honteuse, des femmes et
« des femmes enceintes, et même des femmes
« en menstruation, alors les suites de ces abomi-
« nations devaient non seulement devenir plus
« nombreuses, mais encore revêtir un caractère
« plus dangereux. D'abord, il n'y eut que quel-
« ques pustules autour de la bouche et du men-
« ton que l'on confondit avec le *sycosis menti*.
« Jusque-là le mal n'avait rien de surprenant.
« Par la suite, lorsque la mucosité corrompue
« du vagin et le sang menstruel ne répugnèrent
« plus, il s'établit une sécrétion morbide des
« glandes de la peau. Cette sécrétion, en se des-
« séchant rapidement, formait des croûtes qui
« se détachaient en paillettes. »

Le mal ne se bornait pas toujours à l'affection
des glandes de la peau ; les bulbes des cheveux
en étaient aussi atteints. Ceux-ci tombaient, et
il se formait des ulcères dont les ravages étaient
extrêmement rapides, ce qui fut observé du
temps de Martial. Ou bien il n'existait pas
d'ulcération, mais le mal s'étendait sur toute la
face, et plus ou moins sur le reste du corps où
il avait pris la forme de *psora* ou de *lepra*, phénomène qui a la plus grande importance pour
l'histoire de la maladie vénérienne.

Morbus campanus. — Dans son voyage à
Brindes, avec Virgile et Mécène, Horace raconte qu'il assista, chez son ami Coccéius, à
une querelle entre deux bouffons, Sarmentus et

Cicerrus. Celui-ci était né dans la Campanie, parmi les Osques qui se livraient aux débauches les plus infâmes, d'où provenait une certaine maladie appelée *morbus campanus*, mal campanien. Messius s'adresse à son adversaire :

Si l'on ne t'eût retranché une corne du front, que ne ferais-tu pas, puisqu'ainsi mutilé, tu fais de telles menaces ?

En effet, une cicatrice dégoûtante défigurait du côté gauche son front poilu. Sarmentus, l'ayant fort plaisanté sur son mal campanien et sur sa figure, lui proposa de danser le pas des Cyclopes.

> . . . . . At illi fœda cicatrix
> Setosam lævi frontem turpaverat oris
> Campanum in morbum, in faciem permulta jocatus,
> Pastorem saltaret uti cyclopa rogat.

Rosenbaum fait remarquer que les Osques étaient connus comme des *fellatores* et des *cunnilingi*, et il considère le *morbus campanus* du bouffon comme des tubercules de la peau détruits par des caustiques, par le fer rouge ou par le couteau, et qui, d'après leur nature, devaient laisser une mauvaise cicatrice, *fœda cicatrix*.

En raison des mœurs dépravées de ces populations, il est probable que le mal campanien n'était pas autre chose qu'un accident syphilitique secondaire, analogue à la *corana Veneris* moderne.

D'après ces données, personne ne pourra contester que les individus qui se livraient aux pratiques du libertinage n'étaient susceptibles, sous l'influence d'un climat chaud, dans un pays fiévreux, d'être atteints d'*ulcus*, de *mentagra*, de *psora*, de *morbus campanus*. Le processus morbide était irrégulier, mais il faut dire qu'il lui manquait l'influence du *genius epidemicus* indispensable, dit Rosembaum, au développement de la diathèse.

C'est ce *genius epidemicus* qui apparaîtra en Europe vers le xve siècle et qui transformera ces affections en syphilis. — Nous possédons d'ailleurs des documents constatant que celle-ci existait en France avant le retour de Christophe Colomb[1].

Voici d'abord une ordonnance royale du mois de juin 1493 enjoignant aux individus atteints de la *grosse vérole* de quitter Paris et de ne point *converser* avec les personnes saines[2] :

Combien par cy devant ait été publié, crié et ordonné à son de trompe et cry public, par les carrefours de Paris, à ce que aucun n'en pust prétendre cause d'ignorance, que tous malades de la grosse vérole vuidassent incontinent hors la ville, et s'en allassent, les estrangers ez lieux dont ils sont natifs, et les autres vuidassent hors ladite ville sous peine de la hart; néan-

1. Le Dr G. Klein (*De morbi veneri curatione in India orientali*) affirme que les médecins Sangirasiar et Alessianambi, qui vivaient, il y a plus de neuf siècles, connaissaient la syphilis et la guérissait par le mercure.

2. *Recueil des anciennes lois françaises*, publié dans le n^o du 14 octobre 1877 du *Moniteur de la Policlinique*.

moins, lesdits malades, en contempuant lesdits cris, sont retournés de toutes parts, et conversent, parmi la ville avec les personnes saines, qui est chose dangereuse pour le peuple et la seigneurie qui est à présent à Paris.

L'on enjoint, derechef, de par le roy, et mondit sieur le prévost de Paris, à tous lesdits malades de ladite maladie, tant hommes que femmes, que incontinent après ce présent cry ils vuident et se départent de ladite ville et faubourg de Paris, et s'envoisent lesdits forains faire leur résidence ez pays et lieux dont ils sont natifs, et les autres hors de ladite ville et faubourgs, sous peine d'être jetés en la rivière, s'ils y sont pris le jourd'huy passé, et enjoint-on à tous les commissaires, quarteniers et sergents, prendre ou faire prendre ceulx qui y seront trouvés, pour en faire l'exécution.

En voici un autre [1] :

En 1503, Thomas Vuythier, geôlier, fermier des prisons de la mairie de Dijon, adressa aux magistrats une requête à l'effet d'obtenir remise sur le montant de son fermage. Il alléguait entre autres raisons : « Que la plupart des criminels et prisonniers que l'on lui amène journellement se sont entachés de la maladie de Naples qui infectait toute la maison, et convient que lui et sa femme fréquentent avec eux, en mettant leurs personnes en grand danger, parce qu'il convient manyer les draps et linges où ils couchent et autres choses estant es dites prisons, etc.

Il lui fait remission de 15 livres.

Revenons, un instant encore, à Martial, au sujet de l'impuissance et de la castration. Quelle est cette maladie de la verge dont est atteint un Grec du nom de Baccara, maladie qui va

----

1. *Archives municipales de Dijon.*

nécessiter l'amputation de l'organe ? Le poète
ne sait pas nous dire en quoi consiste la lésion,
il se contente d'affirmer que cette mutilation
est indispensable, que Baccara va être fait
gallus, prêtre de Cybèle. Et cela est d'autant
plus sûr, ajoute-t-il malicieusement, que le médecin qui le soigne est son rival en amour :

> Curandum penem commisit Baccara Grœcus
> Rivali medico : Baccara Gallus erit.

Citons maintenant l'épigramme à Glyptus ;
ce sera la dernière et non la moins intéressante
au point de vue des mœurs romaines :

Peut-être, pour donner à sa femme un motif
de divorce et sous prétexte d'un simple défaut
de vigueur de son organe, Glyptus, raconte
Martial, n'a pas hésité, lui, à se le faire couper.

Fou, lui dit-il, pourquoi as-tu recours au
fer ? tu étais déjà eunuque.

> Quæ tibi stabat, præcisa est mentula, Glypte,
> Demens, cum ferro cuid tibi? Gallus eras.

Si tous ceux qui, de nos jours, sont dans le
même cas (*mentula non stabat*), usaient de ce
procédé trop radical, nos chirurgiens ne man-
queraient pas de besogne. Mais la loi française,
heureusement, s'y oppose et ne reconnaît pas
l'impuissance comme une injure grave, et n'y
reconnaîtra jamais une cause de divorce. Cependant, notre ancienne législation présentait
quelquefois certaines contradictions et admettait
les principes de la loi romaine sur la rupture

du mariage pour cause d'impuissance conjugale.
C'est ainsi que le Parlement de Paris, en l'an
1600, confirma les arrêts rendus par l'official
de Sens et la primatie de Lyon, en faveur de la
baronne de F..., malgré l'éloquent capitulaire
de Sébastien Rouillard, avocat du mari,
« auquel est traicté qu'un homme, nay sans
testicules apparents, et qui a néanmoins toutes
les autres marques de virilité, est capable des
œuvres de mariage. »

En revanche, la célèbre marquise de L...
plaida pour le même motif devant le Parlement
de Paris et perdit son procès, malgré son affir-
mation que la couche nuptiale n'était pour elle
« qu'un lit de repos ».

La marquise s'appelait Emilie et le président
Achille de Harlay. Mais l'histoire ne nous a
pas conservé le nom du bel esprit qui rimait
ainsi en faveur de la noble dame :

Vainement la riche Emilie
Plaide, requiert, conclut et veut
Que, d'avec un Jean qui ne peut,
Un prompt divorce la délie.

Les experts ayant affirmé
Que l'epoux est bien conformé,
Quoiqu'en lui la nature dorme,
Les choses de manière iront
Qu'il l'emportera pour la forme,
Quoiqu'il n'ait pas droit dans le fond.

La procédure était beaucoup plus simple à
Rome :

Le moindre prétexte suffisait pour rompre le

mariage par le divorce. La dissolution s'en opérait par ces seules paroles : *Res tuas tibi habeto* ou *res tuas tibi agito*. Les femmes portèrent, sous ce rapport, la licence encore plus loin que les hommes. Sénèque [1] se plaint qu'au lieu de dater des consulats, elles dataient des différents maris dont elles avaient changé ; et Juvénal affirme que les femmes rompaient le mariage quand elles étaient négligées par leurs maris [2]. Espérons que nos jurisconsultes ne s'inspireront jamais de la loi romaine, sous ce rapport.

Et maintenant qu'on me permette de dire comme Horace : *Verum non amplius addam.*

1. Sénèque, *De Benef.*, lib. III, cap. xvi
2. Juvénal, Sat. ix.

III

POÈTES TRAGIQUES ET COMIQUES

Sénèque, Térence, Plaute, P. Syrus.

SÉNÈQUE LE TRAGIQUE

La tragédie latine n'est guère représentée que par les ouvrages de Sénèque. Les tragédies de Livius Andronicus, d'Ennius [1], de Pomponius

1. On possède encore quelques fragments d'Ennius, l'Homère latin! le plus ancien versificateur après L. Andronicus. Il composa des tragédies, des satires et un poème intitulé les *Annales de la République*. Son style hâché et rude n'était pas sans mérite. Virgile lui a fait de nombreux emprunts, ce qui a fait dire à Horace que l'auteur de l'*Énéide* tirait des perles du *fumier d'Ennius*.

Les *Annales* ne renferment que des anecdotes, des légendes, des drames sanglants, des histoires de coups d'épée et de larges blessures. Ménière a cité de lui le vers suivant qui se rapporte à un guerrier dont on brise la tête sur une pierre :

. . . . . Saxo *cere* comminuit *brum*.

Tous les traducteurs, et Ménière après eux, n'ont vu dans *brum* « qu'une figure de rhétorique, une imitation du bruit causé par la rencontre de la pierre et de la tête, une onomatopée, quelque chose comme le fameux *Taratantara* pour le son de la trompette. » Mais alors que faire de *cere*? dit le Dr Daremberg. Ménière n'en sait rien, pas plus que ses devanciers. Ennius, ajoute-t-il, a fait ce qu'un appelle une *tmèse* en style d'école, c'est-à-dire qu'il a partagé en deux le cerveau du pauvre diable pour faire plus aisément son vers et lui donner en même temps une certaine réso-

Secundus, etc., ne sont pas arrivées jusqu'à nous. Elles n'étaient d'ailleurs que le faible pastiche de la poésie dramatique grecque, avec l'action en moins, car elles n'étaient écrites que pour des lectures publiques, et non pour le théâtre.

Moins heureux que Sophocle et Euripide, les tragiques latins n'avaient à peindre que les mœurs âpres des premiers temps de la république ou les orgies de l'empire. Et tandis que la femme grecque se montrait aux premiers sous des traits doux et gracieux et posait un ensemble digne des héroïnes de leur histoire ou des fictions de leur imagination, — la matrone austère se présentait aux yeux des autres avec un profil d'homme qui excluait toute idée poé-

nance imitative. Réunissez les deux parties, et vous aurez *cerebrum ;* la cervelle tout entière.

Dans ses œuvres, Ennius paraît s'intéresser fort peu à la médecine. Voici cependant un des documents rares se rapportant à la médecine militaire des anciens. Dans la tragédie d'Achille, il cite ces paroles d'un soldat blessé sur le champ de bataille :

« O Patrocle, dit le brave Eurypyle, je viens te demander du secours et l'aide de tes mains, avant que je ne succombe à ce mauvais coup que vient de me porter un ennemi. *Les autres blessés remplissent les portiques du temple d'Esculape.* Je ne puis en approcher. Mes genoux fatigués fléchissent sous mon corps tremblant, et je n'ai nul moyen d'arrêter mon sang, qui s'échappe à flots. »

On voit d'après cela que les ambulances militaires étaient déjà insuffisantes et encombrées pendant l'action.

Ennius avait pris pour devise : *Nunquam poetor nisi podager.* Il mourut, en effet, de la goutte et de l'ivrognerie, à l'âge de soixante-dix ans, n'ayant jamais eu d'autre médicament que le chou, qui était sa panacée et celle de Caton, son ami.

tique, et les Messaline, les Agrippine et les Livie grimaçaient dans l'ombre sous le masque pathologique de la prostitution, de l'adultère, du crime et de la passion bestiale. Peu d'éléments d'inspiration.

Puisqu'il n'y eût pas de vraie tragédie nationale à Rome, contentons-nous des drames qu'on attribue à Sénèque, et cherchons dans ce minerai le peu d'or qui s'y trouve.

La première tragédie de Sénèque a pour titre *Hercule furieux*. Le célèbre héros de l'antiquité était, comme on le sait, le fils adultérin de Jupiter et d'Alcmène, la femme d'Amphitryon. Il avait épousé Mégare, fille de Créon, roi de Thèbes. Junon, voyant en lui un nouveau bâtard de son mari, le poursuit de sa haine. D'abord elle quitte l'Olympe et cède sa place à ses innombrables rivales :

« Il faut bien habiter la terre, quand les courtisanes habitent le ciel. »

Puis, elle réfléchit au peu de succès qu'elle a obtenu dans les dangers auxquels s'exposait, par sa volonté, le fier Alcide, en accomplissant ses fameux travaux. Il a détruit, en effet, tous les fléaux qu'enfante une terre ennemie, tout ce que l'air et les flots produisent de terrible, d'affreux, de funeste, d'inhumain et de cruel.

Maintenant, il est allé aux enfers accomplir une mission périlleuse. Pendant son absence, à l'instigation de la « jalouse entre les jalouses », Lycus s'est emparé du trône de Créon son beaupère et demande à Mégare de s'unir à lui; il lui propose carrément la chose : Rapprochons nos lits, dit-il en forme de péroraison, *sociemus toros*. Mais la femme d'Hercule est fidèle à sa foi. En entendant la proposition du traître, elle ressent une violente impression morale. Effrayée, elle lui répond : une sueur glacée inonde mes membres...

Non, je ne toucherai pas une main couverte du sang de mon père et souillée du meurtre de mes frères... Il ne me reste plus rien que la haine que je te porte.

Ces froides paroles d'une épouse offensée n'arrêtent pas Lycus. Il s'adresse à Amphitryon, et lui affirme que si sa petite fille refuse obstinément d'allumer avec lui *le flambeau de l'hyménée, copulari*, il emploiera la violence et lui fera ainsi des enfants de noble race.

> Sin copulari pertinax tædis negat
> Vel ex coacta nobilem partum feram.

Mais Hercule a triomphé de Pluton ! il revient sur la terre avec Thésée, son compagnon.

Terrassé par son bras vengeur, Lycus a mordu la poussière ainsi que tous ceux qui avaient partagé sa tyrannie. Hercule a fait prompte justice, mais il se livre après cela à un monologue qui a une parfaite analogie avec ce que l'on entend dans les cours des asiles d'aliénés :

Le ciel va connaître sa puissance ; il servira de chef aux Titans furieux, il emportera les montagnes habitées par les Centaures ; il les posera l'une sur l'autre comme des degrés pour monter au ciel, l'Ossa dominera le Pélion, et l'Olympe sera le dernier échelon qui le portera. Comme délire des grandeurs, c'est typique.

Junon, résolue à le perdre, a eu recours à la maladie, à la plus terrible de toutes, à l'épilepsie. Hercule vient d'être pris brusquement de délire épileptique, non pas de celui qui précède l'attaque convulsive, mais de celui qui en tient lieu complètement, qui se complique d'hallucinations, d'impulsions irrésistibles, de colère furieuse.

Quel est ce mal soudain? dit Amphitryon.

> Quod subitum hoc malum est?

Pourquoi, mon fils, portes-tu çà et là tes yeux ardents?

> Quo, nate, vultus huc et huc acres refers?

C'est qu'il aperçoit des ennemis tout autour de lui, les terribles géants se dressent en armes..., l'ardente Erinnys fait retentir son fouet et menace sa tête de tisons enflammés. Dans ce trouble hallucinatoire, il prend ses enfants pour ceux de Lycus et tue l'aîné. Le plus jeune lui demande grâce d'une voix suppliante, en étendant vers lui ses petites mains. Il le saisit et le fait tourner autour de sa tête. Le crâne vient se briser sur une pierre et la cervelle va jaillir sur les murailles.

La malheureuse Mégare, tremblante, éperdue, s'échappe de sa retraite, en cachant dans sa poitrine son dernier enfant. Il les extermine tous les deux. Il s'acharne sur la mère, lui brise les os et lui sépare la tête du tronc.

Dans sa douleur, Amphytrion vient s'offrir à ses coups. Mais la crise est passée, sa main tremble. Le sommeil s'empare de lui, sa tête fatiguée se penche sur son épaule ; ses genoux s'affaissent et le voilà qui roule à terre de tout son poids...

> Vultus in somnum cadit
> Et fessa cervix capite submisso labat.
> Flexo genu jam totus ad terram ruit.

En voyant ce corps inanimé, Amphytrion se demande s'il vit ou si le délire qui l'a porté à détruire sa famille l'a tué lui-même.

Non ! Il ronfle, *sopor est*. C'est la période de stertor.

Dans la description de cette attaque de la grand névrose convulsive, *morbus Herculeus*, Sénèque a bien montré les caractères d'instantanéité, d'automatisme, de brusquerie, de cette impulsion précédée seulement d'une courte période de délire.

Il est certain que Sénèque a dû avoir l'occasion d'observer des épileptiques, ou qu'il a dû avoir recours aux conseils des médecins de Rome, qui pouvaient d'autant mieux le renseigner que les maladies du système nerveux étaient déjà très fréquentes à cette époque. Il n'y a donc rien d'étonnant que la forme larvée de l'épilepsie fût aussi connue, dans ses symptômes, que la forme convulsive, avec ses accès classiques. De

tous temps, les épileptiques ont dû être considérés, en effet, comme des êtres irritables et dangereux. Et réciproquement, tous les individus
violents, excessifs, devraient être placés dans la
classe des épileptiques.

Une autre tragédie de Sénèque est consacrée à
Hercule sur l'Œta.

Œta, mont ennobli par cette nuit ardente,
Quand l'infidèle époux d'une épouse imprudente
Reçut de son amour un présent trop jaloux,
Victime du centaure immolé par ses coups !

Sénèque nous fait assister aux fureurs jalouses
de Déjanire, la seconde femme du héros. Elle
avait tant bien que mal supporté ses infidélités
et ses amours pour Omphale, mais elle était ir-
ritée de se voir préférer Iole, une jeune et belle
fille de noble race qui habitait, comme captive,
sous le toit conjugal : La rage éclate sur son
front, les pleurs succèdent aux menaces, la rougeur de ses joues fait place à une pâleur soudaine, sa passion se produit sous toutes les
formes. Elle se plaint, elle prie, elle gémit !...

« Comment! cette Iole, cette captive, pourrait
donner des frères à mes enfants, une servante
deviendrait l'épouse du fils de Jupiter ! Hercule
a accompli des merveilles, mais il est quelque
chose de plus redoutable que l'hydre, c'est le
ressentiment d'une femme outragée. Une esclave! me ravir le lit de mon époux, dit-elle à

sa suivante, j'éteindrai dans mon sang les flambeaux de mon hymen. Que le traître périsse ou qu'il me tue... Mais si ma rivale porte dans son sein un enfant de mon Hercule, je veux avant de mourir l'en arracher de mes mains. Après, que le cruel me frappe comme une victime, pourvu que je tombe sur ma rivale expirante. »

Voilà un bel exemple de cette étrange aberration qu'on appelle la jalousie. Cela ne rentre pas précisément dans le domaine de la pathologie mentale, mais il y a bien quelque chose de vésanique dans les colères qu'inspire ce sentiment morbide, — ou plutôt cette excitation nerveuse d'un utérus aux abois.

Malgré cela, Déjanire ne veut pas la mort du perfide, quoiqu'elle n'ignore pas qu'il couche d'habitude avec toutes ses esclaves.

Hoc usitatum est Herculi : captas amat.

Elle veut seulement rompre le charme qui l'attache à la fille du roi Eurytus. Pour cela, elle envoie à Hercule une tunique trempée dans le sang du Centaure Nessus percé par lui d'une flèche teinte du fiel de l'hydre de Lerne. Elle croit, sur la parole du Centaure mourant, que ce n'est autre chose qu'un philtre tout puissant pour lui gagner le cœur de son époux. Celui-ci revêt la fatale tunique. Aussitôt le feu s'attache à tous ses membres, brûle sa chair, consume ses os. Il pousse un cri terrible et se prend à pleurer. On croit que c'est une nouvelle attaque de la maladie sacrée. *Vulgus antiquam putat rabiem redisse.*

Non, dit le héros, ce n'est pas la fureur qui a saisi mon esprit. Un mal plus affreux que la colère et la rage me dévore...

> Resistite inquit; non furor mentem abstulit.
> Furore gravius istud atque ira malum est.

Il a déjà bien souffert des plaies brûlantes qui recouvraient tout son corps, ses forces sont anéanties, il n'est plus que l'ombre de lui-même. Sa mère, Alcmène, arrive près de lui; elle s'informe des causes du mal, mais elle compromet grandement la légende par les paroles sensées qu'elle fait entendre. « Où est cette tunique, lui dit-elle. Aucun vêtement ne couvre ton corps ?

> Ubinam ipsa palla est? membra nudata intuor.

« Ce n'est pas le présent de Déjanire qui te dévore ainsi, mon fils, mais la suite de tes cruels travaux, c'est une maladie horrible nourrie dans ton sein par tes longues fatigues. »

> Non virus artus, nate, feminem coquit;
> Sed dura series operis; et longus tibi
> Pavit cruentos forsitan morbos labor.

Voilà donc le merveilleux qui disparaît. La mère constate que son fils a le corps nu et que la robe de Nessus n'est pour rien dans les symptômes qu'il éprouve. C'est la maladie qui mine ses forces; c'est elle qui s'est localisée sur sa peau, qu'il déchire de ses ongles, et qui déter-

mine cette ardeur prurigineuse qui ne lui laisse
aucun repos.

Dans cet état, il est naturel que le malade
songe au suicide. Le bûcher allumé sur le mont
Œta devait le guérir à jamais de son mal, et lui
permettre de quitter la terre d'une manière grandiose.

André Chénier l'a montré superbe, montant
« sur les sapins résineux que son bras a ployés. »
Hercule lui-même y porte la flamme, et sous
ses pieds :

> *Etend d'un vieux lion la dépouille héroïque,*
> *Et, l'œil au ciel, la main sur sa massue antique,*
> *Attend sa récompense et l'heure d'être un dieu.*
> *Le vent souffle et mugit : Le bûcher tout en feu*
> *Brille autour du héros, et la flamme rapide*
> *Porte aux palais divins l'âme du grand Alcide.*

Œdipe, le vainqueur du Sphinx, qui devait
être le meurtrier de son père et le mari de sa
mère, régnait à Thèbes, lorsque cette ville fut
désolée par une peste affreuse. On sait cela.

Informé par Apollon de son horrible destinée,
Œdipe ne doute pas que ce fléau ne soit causé
par ses crimes. « C'est moi, dit-il, qui empoi-
sonne l'air qu'on respire. *Fecimus cœlum no-
cens.* » Ce mode d'importation de l'épidémie a
eu l'avantage de ne jamais susciter de longues
discussions, et nous l'acceptons de bon cœur,
car cela nous laissera le temps de faire l'histoire
de cette peste.

De même que Sophocle, Sénèque et tous les poètes qui ont imité l'œuvre du grand tragique grec ont attribué à la colère des dieux, contre ce fils parricide et incestueux, les troubles météorologiques observés pendant la durée de l'épidémie : les feux ardents du soleil, l'absence des souffles purs de la brise qui ne rafraîchissaient plus les poitrines essoufflées et brûlantes, la sécheresse des fleurs et des sources et la perte des moissons, qui en furent la conséquence. C'est encore comme un châtiment de ses forfaits que le roi, dans la désolation d'une ville entière, au milieu des larmes et des funérailles qui se renouvellent sans cesse, se voit seul rester debout sur les débris de tout un peuple.

Personne, en effet, n'échappe au fléau. Il frappe sans distinction d'âge ni de sexe, moissonne les jeunes gens et les vieillards, les pères et les enfants, joint l'époux à l'épouse sur le même bûcher !

> Nec ulla pars immunis exitio vacat :
> Sed omnis ætas pariter et sexus ruit,
> Juvenesque senibus jungit, et natis patres
> Funesta pestis ; una fax thalamos cremat.

La panique est complète, comme on peut en juger par la description intéressante qu'en donne le poète. Les cérémonies funèbres sont supprimées, la peur fait oublier les larmes. C'est un sauve-qui-peut général. On jette les morts sur des bûchers allumés pour d'autres. Le malheur étouffe tout sentiment, *nullus est miseris pudor*.

Les cendres des morts sont enfouies dans une fosse commune. On se contente de brûler les cadavres, et encore ne les brûle-t-on pas tout entiers. Le terrain manque pour les sépultures et le bois pour les bûchers. Ni les prières, ni les secours de l'art ne peuvent enrayer les violences du mal. Les médecins succombent, et la mort prive la population de leurs soins.

> Non vota, non ars ulla correptos lev ..t
> Cadunt medentes : morbus auxilium trahit.

Voyons maintenant quels sont les principaux symptômes : D'abord, une lassitude extrême s'empare des membres, la face se colore et toute la tête est parsemée de tâches légères, un feu ardent se répand dans le cerveau et empourpre les joues.

> Piger ignavos
> Alligat artus languor ; et ægro
> Rubor in vultu, maculæque caput
> Sparsere leves; tum vapor ipsam
> Corporis arcem flammeus urit;
> Multoque genas sanguine tendit.

Les yeux deviennent fixes ; le *feu sacré* dévore les membres ; les oreilles tintent, un sang noir sort des vaisseaux et s'écoule par les narines ; une toux opiniâtre et fréquente ébranle les entrailles... La soif est inextinguible.

> Oculique rigent, et sacer ignis
> Pascitur artus ; resonant aures,
> Stillatque niger naris aduncæ
> Cruor, et venas rumpit hiantes ;
> Intima creber viscera quassat

Gemitus stridens.......
Aliturque sitis latice ingesto.

Il ne faut pas demander à un poète une parfaite exactitude clinique dans ses descriptions. Constatons cependant que les auteurs signalent précisément parmi les prodrômes de la peste une lassitude extrême, de la céphalalgie avec vertiges et étourdissements, la sécheresse et la chaleur de la peau et une soif ardente. Dans la période d'état, nous savons qu'il survient, soit des bubons, soit un anthrax, soit des pustules qui laissent à nu des surfaces gangrénées, soit encore des plaques érysipélateuses ou des pétéchies discrètes ou confluentes, — ces manifestations cutanées pouvant se présenter réunies ou séparées. Or, l'expression dont se sert Sénèque, *ignis sacer*, ne s'applique pas seulement à l'érysipèle, mais à tous les états pathologiques de la peau avec inflammation, gonflement et suppuration. Et quant aux pétéchies discrètes, on les trouve dans les *maculæ leves* qui se montrent disséminées sur toute la tête, *sparsere caput*.

Tout le monde connaît le dénouement de cette tragédie. L'oracle de Delphes consulté répond que la peste continuera ses ravages tant que la mort du roi Laïus ne sera pas vengée. Le devin Tirésias apprend ensuite à Œdipe que c'est lui qui a tué Laïus dans une rencontre de nuit, et qu'il est son fils : la prédiction est accomplie ; il s'arrache les yeux et se condamne à l'exil.

Quelques mots maintenant sur la tragédie d'*Agamemnon*.

Le vainqueur de Troie est à peine de retour dans son palais qu'Egiste l'égorge avec l'aide de Clytemnestre, qu'il avait séduite en l'absence de son époux. Cassandre, la prêtresse d'Apollon, est prise d'un état nerveux analogue au somnambulisme naturel. Après une longue communication sur les événements qui vont survenir, elle est atteinte d'un tremblement convulsif qui agite tout son corps. La pâleur couvre son visage ; des soupirs bruyants oppressent sa poitrine. Sa vue se trouble ; ses yeux, tantôt se retournent comme pour s'enfoncer dans leurs orbites, tantôt sont fixes et cruels. La voici levant la tête plus haut que de coutume, et marchant d'un air imposant. Elle fait des efforts pour parler, et un nouveau transport l'agite. Elle dit encore quelques mots pour annoncer les malheurs de sa patrie, puis elle tombe comme un taureau qui plie le genou devant l'autel, frappé d'un coup mal assuré. — La crise est finie :

Relevemus artus entheos

« Allons relever ce corps possédé par le dieu, disent ses compagnes. »

Si M. Ménière avait connu les phénomènes de somnambulisme et de suggestion, qui font partie maintenant de la pathologie du système nerveux, il n'aurait pas considéré Cassandre comme une épileptique, mais tout simplement comme une hystérique hypnotisable.

Nous voici maintenant à la tragédie d'*Hippo-lyte*.

La Phèdre de Racine a donné au grand drame d'Euripide une seconde immortalité. Franchement, on ne peut en dire autant de la tragédie de Sénèque. Mais elle possède cependant de grandes qualités. Il y a même dans quelques scènes un certain cachet d'originalité, un naturalisme primesautier qu'on ne pourrait trouver dans nos œuvres poétiques. Jamais, par exemple, la naïve Elise, voulant combattre le fatal penchant de sa maîtresse, n'aurait osé lui tenir ce fier langage :

Je connais l'orgueil des rois; je sais combien la vérité les révolte et avec quelle dureté ils repoussent les sages conseils... Redoutez cet infàme adultère, chassez cette passion affreuse... Quoi! vous voulez confondre la couche du père avec celle du fils! mêler le sang de l'un et de l'autre dans vos flancs incestueux.

> Miscere thalamos patris et nati apparas,
> Uteroque prolem capere confusam impio !

(Mot à mot : enfermer dans un utérus incestueux la progéniture du père et du fils.)

... Que ne prenez-vous un monstre pour amant? Faut-il que les lois de la nature soient violées à chaque nouvel amour d'une princesse de Crète?

> Natura toties legibus cedet suis,
> ، Quoties amabit Cressa?

— Le Dieu d'Amour subjugue mon cœur, répond Phèdre.

— C'est la passion, répond la suivante, qui, dans sa lâche complaisance pour le vice, a fait un dieu de l'amour, et qui, pour se donner une plus libre carrière a paré faussement son délire d'un nom divin.

> Deum esse amorem, turpiter vitio favens
> Finxit libido ; quoque liberior foret,
> Titulum furori numinis falsi addidit.

Elle continue sur le même ton :

Vaines suppositions d'un esprit en démence qui a fait de Vénus une déesse et donné un arc à l'Amour ! C'est l'enivrement de la prospérité, c'est l'excès de l'opulence, toujours avide de jouissances nouvelles, qui engendrent cette passion, compagne inséparable des grandes fortunes. Les mets ordinaires, une habitation modeste, les aliments de peu de prix deviennent insipides, etc...

Elle parle très bien cette confidente. Elle connaît la valeur étiologique de l'oisiveté et de la bonne chère sur la nymphomanie des princesses. Mais tout ce qu'elle pourra dire sera inutile. En vain elle fera appel à la raison de sa maîtresse ; en vain, elle lui dira :

> Pars sanitatis, velle sanari, fuit.

Vouloir guérir, c'est le commencement de la guérison.

Phèdre ne peut dompter l'ardeur de ses sens.

Le feu brille dans ses yeux et ses paupières abaissées fuient la lumière.

> Erumpit oculis ignis, et lapsæ genæ
> Lucem recusant.

Cette idée est très juste, elle nous montre un des caractères de la fureur utérine, de l'érotomanie. Mais les symptômes suivants paraissent se rapporter davantage à l'hystérie :

Rien ne satisfaisait ses caprices. Elle s'agite en tous sens et se débat contre le mal qui la ronge. Tantôt ses genoux se dérobent sous elle, comme si elle allait mourir, et sa tête s'incline sur son cou défaillant; tantôt elle se remet sur sa couche, et, oubliant le sommeil, passe la nuit dans les larmes.

Sa santé s'altère profondément. Aussi quand Hippolyte l'aperçoit, s'empresse-t-il de lui dire :

Quel est donc le mal qui vous tourmente ?

> Quodnam istud malum est ?

Et Phèdre, rejetant toute pudeur :

Un amour furieux, un feu dévorant me consume. Cette ardeur cachée pénètre jusqu'à la moelle de mes os; elle circule avec mon sang, brûle mes veines et mes entrailles et parcourt tout mon corps comme une flamme subtile qui lèche les murs d'une maison.

> Pectus insanum vapor
> Amorque torret : intimas sævus vorat
> Penitus medullas, atque per venas meat

> Visceribus ignis mersus et venis latens,
> Ut agilis altas flamma percurrit trabes.

Après les paroles, l'action. Phèdre s'approche d'Hippolyte ; elle lui prend les mains, se dresse devant lui, se penche vers ses lèvres... Mais le fils de Thésée l'arrête court, et lui enjoint d'éloigner de son corps ses mains adultères, *tactus impudicos* (ses attouchements impudiques).

Dans la Phèdre française, tout cela se devine, mais ne se dit pas.

Hippolyte s'éloigne plein de dégoût pour cette reine du mal, la femme !

> Dux malorum fœmina,

Il ne peut supposer encore que cette créature l'accusera d'avoir abusé de sa faiblesse et d'avoir violé la femme de son père !

C'est cependant ce qui arrivera, et c'est ce qui attend trop souvent l'honnête homme, qui ne sait pas se mettre en garde contre les audaces calomnieuses de femmes nymphomanes et des mères qui spéculent sur la pseudo-virginité de leurs filles.

La médecine légale connaît cela.

TERENCE

Scipion l'Africain avait été envoyé en mission diplomatique à Carthage, en l'an 193 av. J.-C.; il revint à Rome avec un jeune esclave, un enfant au corps grêle, au visage bronzé, à la physionomie intelligente. Il le céda au sénateur Terentius qui le fit élever dans les lettres grecques et latines et lui rendit la liberté, en lui donnant son nom. Ce petit Africain, c'était Térence, qui devint le grand poète comique, une des gloires de la littérature latine.

Les caractères des comédies de Térence se trouvent surtout dans la pureté exquise du style, l'élégance des expressions, et un certain sentiment des convenances. Son théâtre ne s'adressait qu'au grand public, aux délicats. Cependant, il faut bien convenir qu'il manque un peu d'originalité; il est trop imité du théâtre grec ; et il manque surtout de cette *vis comica* que celui de Plaute possède au suprême degré.

Analysons maintenant, à notre point de vue exclusivement médical, les œuvres du grand

poète Publius Terentius, l'affranchi de l'obscur
sénateur romain.

Sa première comédie a pour titre l'*Andrienne ;*
c'est pour ainsi dire une adaptation de celle du
fameux comique athénien Ménandre, surnommé
le prince de la nouvelle comédie.

Il s'agit d'un jeune grec appelé Pamphile, qui
a pour maîtresse la jeune Glycérie, dont il a
fait la connaissance chez Chrysis, une courtisane. Cette jeune fille est enceinte, et au milieu
des intrigues qui se jouent autour d'elle entre
son amant, son père, Chrémès père d'une jeune
fille riche et un esclave, un certain Dave, sorte
de Frontin audacieux, qui tient ses intérêts, —
elle est prise tout à coup des douleurs de l'en-
fantement.

Mysis, une camériste dévouée, reçoit l'ordre
d'une vieille esclave de la maison, Archilis,
d'aller chercher une sage-femme du nom de
Lesbie.

« J'entends, dit Mysis, c'est bien, il faut que
j'amène cette Lesbie! Mais, par Pollux, c'est
une buveuse, une ignorante, qui ne mérite pas
qu'on lui confie une femme primipare. »

> Sane pol illa temulenta est mulier et temeraria,
> Nec satis digna, cui committas primo partu mulierem.

Pourquoi a-t-on choisi Lesbie plutôt qu'une
autre? Mysis proteste, elle l'amènera cependant.

« Mais voyez, dit-elle, l'entêtement de cette
vieille, c'est parce que Lesbie est sa compagne

de bouteille. Dieux, accordez à ma maîtresse une
heureuse délivrance, et que cette femme aille
faire ailleurs ses maladresses. »

> Importunitatem spectate aniculæ.
> Quia compotrix ejus est. Di, date facultatem obsecro
> Huic pariundi, atque illi in aliis potius peccandi locum.

Cette scène est intéressante par sa simplicité,
elle est naturelle et vraie. Mais, en attendant, la
pauvre Glycérie est en travail.

> Laborat in dolore.

. . . .

C'est fini, — c'est un bel enfant, un garçon !
Lesbie a été convenable. Avant de s'en aller,
elle fait ses recommandations à la vieille com-
mère.

« Jusqu'à présent, Archilis, je ne lui vois que
les signes ordinaires et nécessaires d'une heureuse délivrance.

> Adhuc Archilis, quæ adsolent quæque oportet
> Signa esse ad salutem, omnia huic esse video.

« Commence par lui faire prendre un bain ;
puis tu lui donneras à boire ce que j'ai prescrit,
à la dose voulue. »

> Nunc primum fac ista ut lavet : post deinde,
> Quod jussi ei dari bibere, et quantum imperavi,
> Date.

Dans l'auteur grec, il y a ceci :
« Qu'elle se baigne immédiatement. Tu lui
feras prendre ensuite quatre jaunes d'œufs. »

Cette citation a son importance, car Menière a discuté les mots *ista ut lavet* et il pense qu'il ne s'agit peut-être que de lotions à faire sur les cuisses, le ventre et le périnée, et non d'un bain. La phrase de Ménandre ne laisse pas de doute à cet égard. Le seul commentaire possible ne peut donc se rapporter qu'à la valeur thérapeutique d'un bain à prendre après la délivrance, et comme premier soin à donner à la mère après l'accouchement.

La sage-femme s'éloigne en promettant de revenir bientôt, et en faisant cette réflexion :

« Il a un joli petit garçon, ce Pamphile Que les dieux le conservent, car il a agi comme un galant homme. »

De son côté, Mysis en pense autant, car fille ou garçon, Pamphile veut l'élever,

> Nam quod peperisset, jussit tolli.

Mot à mot, il a ordonné de le relever. Cette expression sous-entend le droit qu'avait le père de garder son enfant ou de s'en défaire ; dans le premier cas, il disait *tollere puerum ;* dans le cas contraire, on le laissait à terre, on l'exposait, on le faisait disparaître d'une façon quelconque.

La puissance paternelle était illimitée à Rome. « Le citoyen avait droit de vie et de mort sur ses enfants, dit Saint-Marc Girardin ; il pouvait les vendre jusqu'à trois fois, selon la loi des Douze Tables. Le fils avait beau se marier et avoir des enfants, il n'en appartenait pas moins à son père avec eux et sa femme. Le consulat même n'affranchissait pas le fils des liens de l'autorité paternelle, et la loi politique s'inclinait devant la loi civile. Le sentiment de cette toute-puissance devait donner à l'amour paternel chez les Romains un caractère particulier de dignité. Le père se sentait magistrat. Aussi, dans Corneille, quand le vieil Horace apprend la fuite de son fils, il n'hésite pas à le condamner et il jure qu'il le punira :

J'en atteste des dieux les suprêmes puissances,
Avant ce jour fini, ces mains, ces propres mains,
Laveront dans son sang la honte des Romains.

Ne demandez donc pas au père de famille investi d'une pareille puissance, ne lui demandez pas les mollesses de l'amour paternel, tel que nous le connaissons. Dans la société romaine, le père avait une foi inébranlable en son autorité, qu'il sentait émanée de la nature et confirmée par la loi et par les mœurs de son pays.

D'après cela, on peut juger du peu d'importance que le père attachait à la vie d'un enfant nouveau-né et du nombre d'infanticides que devaient faire naître les mœurs barbares des Romains. Si donc Pamphile consent à élever cet enfant naturel, c'est que des circonstances particulières l'y poussent certainement. En effet, ce jeune homme aime de toute l'ardeur d'un premier amour l'honnête Glycérie. Jusque-là, sa vie avait été chaste, comme le prouve cette scène entre son père et un confident. Comme

étude de mœurs, il faut lire cela; c'est le père
qui parle :

— Sur ces entrefaites, il y a quelque trois ans,
une femme d'Andros vint se fixer dans le voisi-
nage : la misère et l'indifférence de sa famille
l'y avaient réduite; elle était d'une beauté remarquable et à la fleur de l'âge.

Dans les premiers temps, elle menait une vie
très sage, laborieuse, pénible, gagnant son pain
à travailler la laine et la toile. Mais un jour un
amant arriva avec les mains pleines d'argent.
Puis un second et un troisième. Et comme il est
dans le cœur humain de préférer le plaisir au
travail, elle accueillit les propositions et trafiqua
de ses charmes. Quelques-uns de ses amants
entraînèrent, par hasard, mon fils chez elle,
comme cela se pratique, pour leur faire compagnie. Je me dis tout aussitôt : « Bien sûr, il est
pris; il en tient. » Le matin, je voyais les allées
et venues de leurs petits esclaves et je les ques-
tionnais : « Hé! drôle, dis-moi, je te prie, qui
est-ce qui a eu les faveurs de Chrysis? »

« Phèdre ou Clinias, disaient-ils, ou Nicéra-
nus, car tous les trois étaient de ses amants.
« Et Pamphile? reprenais-je. —! Pamphile. Et
mais, il a soupé et payé son écot. » Voilà, pen-
sais-je, un grand exemple de sagesse. »

Mais bientôt Chrysis vint à mourir. C'est
Pamphile qui se charge des funérailles. Le père,
admirant les sentiments d'humanité de son fils,
approuve sa conduite, et lui-même se rend au
convoi. Dans le cortège, il aperçoit une jeune

fille remarquablement belle ! Il s'informe :
« C'est la sœur de Chrysis », lui dit-on. Il comprend tout. Naturellement, il s'oppose à un mariage avec une fille sans dot, la sœur d'une
courtisane ! Mais, comme toute comédie doit
finir par un mariage, Pamphile épousera Glycérie, — au cinquième acte, bien entendu, —
quand on aura découvert qu'elle n'était pas la
sœur de Chrysis, et qu'elle était la fille du riche
Chrémès, jeté autrefois par la tempête sur les
côtes de l'île d'Andros.

Le sujet de la seconde comédie a été emprunté
à une pièce grecque d'Apollodore. L'*Hécyre* ou
la *Belle-mère,* de Térence, fut représentée en
l'an 164 avant J.-C. Voici l'analyse de cette
comédie :

Pamphile est un jeune homme de famille
bourgeoise ; il a pour maîtresse Bacchis, une
courtisane connue. Un soir, sortant ivre d'un
repas, dans le désordre d'une de ces fêtes des
anciens, il rencontre dans une ruelle une jeune
fille, la viole, lui arrache son anneau du doigt
et le donne à Bacchis, chez laquelle il va achever
sa nuit.

Quelque temps après, son père juge à propos
de le marier avec Philumène, fille de son ami
Phidippe. Ce mariage a lieu contre le gré de
Pamphile, qui aime toujours Bacchis.

Parménon, un esclave, nous met au courant

de la nuit des noces, dans un dialogue qu'il a
avec Philotis, sa maîtresse :

— Bref, dit Parménon, l'époux conduit la
mariée chez lui ; mais il n'y touche ni cette nuit
ni la suivante.

— Que dis-tu ? Un jeune homme, après un
bon dîner, coucher avec une mariée et ne se
permettre rien. Impossible ! ce n'est ni vraisemblable ni vrai.

— Je comprends ton incrédulité. Tu sais que
l'on ne vient chez toi que pour avoir tes faveurs.
Mais ce n'est qu'à contre-cœur que Pamphile
s'est marié. Il espère ainsi convaincre sa femme
qu'elle ne peut jamais lui être rien, et l'engager
à retourner chez ses parents, sous un prétexte
quelconque.

Deux mois se passent ainsi. Or, la jeune
femme supporte les froideurs de son mari avec
une douceur et une patience inaltérables ; elle
ne songe qu'à lui plaire et à s'en faire aimer.
Cette conduite amène un changement dans le
cœur de Pamphile, et il devient réellement épris
de sa femme.

Mais il est obligé de partir en voyage pour recueillir une succession. A son retour, il apprend
que Philumène a quitté la maison et qu'elle s'est
retirée dans sa famille.

On met cela sur le compte de la belle-mère
de Philumène, une brave femme qui adore son
fils. Celui-ci accourt chez ses beaux-parents.

En entrant dans la maison, Pamphile entend
des cris, il reconnaît la voix de la mère de sa

femme, Mirrhina, disant à celle-ci : Tais-toi, ma chérie, je t'en conjure.

> Tace, obsecro, mea gnata.

Il se retourne vers Parménon. — Je suis sûr, lui dit-il, que tu me caches quelque grand malheur.

— On a dit que votre femme avait eu le frisson de la fièvre, mais je n'en sais pas davantage.

> Pavitare nescio quid dixerunt : id si forte est nescio.

Dans la traduction de Talbot, on trouve *pavitare* rendu par : avoir peur de quelque chose.

— Quel est son mal, ajoute Pamphile? A-t-on fait venir le médecin?

> Quid morbi est!
> ... Quid, nemon medicum adduxit?

Et il fait ensuite cette réflexion bien naturelle ; mais pourquoi ne pas aller moi-même m'assurer immédiatement de ce qui se passe? O ma Philumène, dans quel état vais-je te trouver? Si ta vie est en danger, il est certain que j'en mourrai.

Il entre, impatient, dans la chambre à coucher. Quel spectacle! D'un coup d'œil, il voit quel est son mal, on n'avait pas eu le temps de lui cacher sa femme, et d'ailleurs sa voix avait un accent plaintif, qui trahissait tout le mystère... Philumène accouchait, après cinq mois effectifs de mariage, d'un enfant à terme.

Il sort immédiatement, fondant en larmes, dans un trouble affreux. Sa belle-mère le suit, se jette à ses genoux et lui dit : « Cher Pamphile, vous voyez pourquoi votre femme a quitté le toit conjugal. La pauvre enfant, avant son mariage, a été outragée par je ne sais quel misérable. Elle est venue chercher un refuge ici, pour cacher sa honte à vous et à tout le monde.... Pardonnez-lui, ne parlez à personne de cet accouchement, je dirai qu'elle est accouchée avant terme, *dicam abortam esse*. Aussitôt né, on exposera l'enfant, *continuo exponetur*.

Pamphile reste seul, et Sostrata, sa mère, arrive pour avoir des nouvelles de la santé de sa belle-fille, qu'on dit souffrante.

— Comment va Philumène, dit-elle ? *Salvam Philumen est ?*

— Un peu mieux, répondit-il. *Meliuscula est.*

— Que le ciel t'entende ! Mais pourquoi ces larmes, pourquoi ces tristesses ? D'où venait ce bruit ? Est-ce qu'il est survenu quelque crise ? *An dolor repente invasit ?*

— Oui, c'est cela. *Ita factum est.*

— Quel est son mal ? *Quid morbi est ?*

— La fièvre. *Febris.*

— Quotidienne ? *Quotidiana ?*

Les traducteurs ont rendu *febris quotidiana* par fièvre continue, sans comprendre la valeur pathologique de cette expression.

Tout l'intérêt médical de la comédie finit là. On devine d'ailleurs le dénoûment : Pamphile ne voulant pas reprendre sa femme, son beau-père impute ce refus à sa liaison avec Bacchis, son ancienne maîtresse. Celle-ci est appelée alors par le père de Pamphile pour se justifier, et Myrrhina reconnaît à son doigt l'anneau enlevé à sa fille par l'homme qui lui avait fait violence. Réconciliation entre le mari et la femme; c'est Pamphile qui l'avait violée.

––––––––

Dans la pièce intitulée : le *Bourreau de soi-même* ou l'*Héauton-Timoruménos*, nous voyons un vieillard, Chrémès, répondre à Ménédème, son voisin de campagne, qui lui reproche de prendre trop à cœur les affaires des autres, ce beau vers si souvent placé comme épigraphe dans les thèses inaugurales ou les mémoires de concours :

Homo sum : humani nihil a me alienum puto.

Je suis homme, et rien de ce qui touche à l'homme ne me paraît indifférent.

C'est un brave homme ce Chrémès. Il voit que son ami est triste, et il cherche à en connaître la cause pour lui venir en aide. Ménédème ne se fait pas prier; il raconte qu'il avait un fils, qu'il aimait à l'adoration. Un jour, il s'éprit de la fille d'une vieille femme de Corinthe, au point de vivre avec elle comme si c'eût été sa femme : Dès que j'en suis instruit, dit le bonhomme, au lieu de le prendre par la douceur, comme j'aurais dû traiter l'esprit malade d'un jeune homme,

Neque ut animum decuit ægrotum adulescentuli,
Tractare,

25

Je recours à la violence, comme font tous les
pères. Je le gronde, je lui fais des reproches. Ta
conduite vient de l'oisiveté, lui dis-je. Moi à ton
âge, je ne pensais pas à faire l'amour.

> Ego istuc ætatis non amori operam dabam.

Pauvre, je suis parti pour l'Asie, où je trouvai
gloire et profit dans le métier des armes. —
Et mon fils a voulu faire comme moi, il est parti
pour l'Asie s'enrôler au service du roi de Perse.

Cette scène nous montre que les choses se
passaient alors à peu près comme aujourd'hui. A
la place de Clinia, amant d'Antiphile, on pourrait
écrire François amoureux de Valentine, partant
pour l'Afrique, à cause de la sévérité de son père :
Cela se voit tous les jours.

« Les pères sont toujours les mêmes, répond
Chrémès, et pour peu qu'ils soient raisonnables,
ils ne veulent pas qu'on coure les filles et qu'on
soit toujours en noce. »

> Scortari crebro nolunt ; nolunt crebro convivarier.

Mais voici ce qui arrive : Le jeune Clinia, dégoûté de la vie militaire, revient secrètement au
pays. Il va se cacher dans la maison de Chrémès
où Clitiphon, son fils, lui offre l'hospitalité, ainsi
qu'à son amante, la douce Antiphile.

Pendant que Chrémès va annoncer à Ménédème l'heureuse nouvelle du retour de son fils,
Sostrata, son épouse, reconnaît à la main d'Antiphile l'anneau qu'elle avait mis à sa fille,
quand on l'avait exposée. Elle fait part de sa

découverte à son mari. La scène est très instructive, au point de vue des mœurs romaines ; il faut la lire :

— Je te cherchais, mon ami.

— Parle, que veux-tu, ma femme ?

— Je te prie d'abord d'être bien convaincu que je n'ai rien voulu faire sans tes ordres.

— Tu désires que je croie cela, bien que ce soit incroyable ? Allons, je le crois.

— Tu te rappelles que, dans une de mes grossesses, tu m'as dit formellement que, si j'accouchais d'une fille, tu ne voulais pas l'élever.

— Je devine ce que tu as fait, tu l'as élevée.

— Point du tout. Il y avait ici une brave femme de Corinthe : je lui donnai l'enfant à exposer.

— Quelle absurdité, que de fautes tu as commises ! Il fallait exécuter mes ordres, il fallait tuer cette enfant, et non pas prononcer un faux arrêt de mort, qui lui laissait l'espoir de la vie.

Imperium exsequi voluisses interemptam oportuit :
Non simulare mortem verbis, re ipsa spem vitæ dare.

La pitié ! la tendresse maternelle !... Mais songe donc : Tu as livré sans réserve ta fille à une vieille femme qui aura trafiqué de ses charmes et qu'elle aura vendue à l'encan. Je comprends bien ton idée: tout ce qu'on voudra, pourvu qu'elle vive... Que comptes-tu faire avec des gens qui n'ont souci ni du droit, ni du bien, ni du juste ? Bien ou mal, profit ou perte, ils ne voient que ce qui leur plaît.

— Oui, j'ai eu tort, mon cher Chrémès, j'en conviens, mais que ta sagesse, ton indulgence, ta justice, viennent en aide à ma folie.

— Je veux bien te pardonner, mais à quel propos m'as-tu conté cette histoire?

— Nous autres, pauvres femmes, nous sommes superstitieuses jusqu'à la sottise. En donnant notre fille à exposer, je détache un anneau de mon doigt et je recommande de l'exposer en même temps que l'enfant, afin que, si elle mourait, elle eût au moins cette part de notre fortune.

— C'était, en effet, une garantie pour ta conscience et la vie de l'enfant.

Sostrata raconte ensuite comment elle a reconnu cet anneau, pendant qu'Antiphile était au bain, et comment elle a acquis la certitude qu'elle a retrouvé sa fille. que le père consent à garder cette fois.

— Quel événement inattendu! dit Sostrata. Que j'avais tort de craindre, Chrémès, de te trouver aujourd'hui aussi dur que le jour où tu m'as ordonné de me défaire de l'enfant.

— On ne peut pas toujours faire comme l'on veut, répond Chrémès. Cela dépend des circonstances. Ensuite, aujourd'hui je désire avoir une fille, autrefois, je n'en voulais pas.

Nunc ita tempus est mi ut cupiam filiam; olim nihil
[minus.

Concluons : autorité absolue du père sur ses enfants, son droit de les garder, de les tuer ou de les exposer, suivant son caprice et sa position

de fortune. Droit nul de la mère dans la vie conjugale. Indifférence de la part des parents pour
les filles, sentiment commun à tous les peuples
orientaux — Cette page de comédie ne renferme-
t-elle pas bien des chapitres d'histoire et de
philosophie ?

Phormion est la quatrième comédie de Térence. L'original est d'Apollodore et l'intrigue
a servi à Molière pour écrire les *Fourberies de
Scapin*.

Le titre de la pièce vient du nom d'un maître
fourbe, un parasite, un pique-assiette, l'aïeul
des Scapin, des Frontin et des Figaro. C'est lui
qui tient tous les fils de la comédie, lui qui fait
agir Antiphon et Phédria vis-à-vis de leurs pères,
comme Octave et Léandre le font envers Ar-
gante et Géronte. Comme le dit Térence, « c'est
un extorqueur de biens, un donneur d'entorses
à la loi. »

Bonorum extortor, legum contortor.

L'intrigue de *Phormion* ne nous intéresse
guère, mais la comédie contient quelques passages curieux : d'abord, quand Démiphon, le
père de Phédria, apprend les fredaines de son
fils, il émet cette pensée de haute philosophie :

« Quiconque voyage doit se figurer qu'au
retour il va trouver ou son fils en faute, ou sa
femme morte, ou sa fille malade.

Aut filii peccatum, aut uxoris mortem, aut morbum
[filiæ.

« En se disant que tout cela est possible,
l'âme n'est point prise au dépourvu, et par là
les chances inespérées sont autant de gagné. »

Quand les deux pères se rencontrent, en revenant de voyage, Démiphon dit à Chrémès :
Pourquoi donc es-tu resté si longtemps à Lemnos ?

— Par Pollux ! la maladie m'y a cloué.

Pol ! me detinuit morbus.

— Et quelle maladie ?

Unde? Aut qui?

— Tu le demandes ? La maladie de la vieillesse.

Senectus ipsa est morbus.

La vieillesse, et c'est bien assez pour Chrémès. Mais ce n'est pas toujours elle qui le forçait
à aller si souvent à Lemnos, c'est le mariage
secret qu'il y avait contracté, quoique légitime-
ment marié à une femme de condition, à Nau-
sistrata. Celle-ci a fini par savoir le secret des
fréquents voyages de son bigame, et « ce qu'il
allait faire dans cette galère..., » comme dit
Géronte.

———

L'*Eunuque* est encore une pièce grecque de
Ménandre, portée par Térence sur la scène
romaine, elle a le mérite de nous initier aux
mœurs des anciens, comme nous allons le voir :

Thaïs est une courtisane, une fille entretenue,
qui est aussi rouée que celles de notre société

moderne. Cependant, il lui reste quelques bons sentiments. Elle a pour amants un fils de famille, c'est Phédria, — et un soldat fanfaron, vantard, pareil à ces capitaines gascons si admirablement peints par Alexandre Dumas. Thrason est au service du roi « qui n'a d'yeux, dit-il, que pour lui, qui lui confierait toute l'armée et ses plans de campagne par-dessus le marché... Et quand le roi a le dégoût du monde, quand l'ennui le prend, quand il veut respirer, comme s'il voulait expectorer ces misères de sa pensée,

> Quasi ubi illam expueret miseriam ex animo.

il l'emmène souper en tête-à-tête avec lui...

Thaïs a demandé à Phédria de lui donner une petite esclave éthiopienne, car c'est la mode, et un eunuque, objet de luxe des princesses. Elle l'a prié en même temps de ne pas venir chez elle de deux jours, — car elle veut obtenir de Thrason, *son premier amant!* une jeune fille achetée comme esclave par celui-ci. Or cette enfant, qui a seize ans, qui est d'une beauté remarquable, est une fille de grande famille, qui, enlevée à ses parents, a été élevée par la mère de la courtisane, et que celle-ci considère comme sa sœur.

Phédria consent. Pendant deux jours, il sera malheureux, mais il n'excitera pas la jalousie de son rival.

D'ailleurs, c'est pour faciliter une bonne action, car Thaïs veut rendre cette jeune fille à Chrémès, son père.

Les cadeaux arrivent le lendemain chez la courtisane. Gnaton, l'esclave du capitaine, amène la belle Pamphile, et Parménon, l'esclave de Phédria, conduit la petite négresse et Dorus l'eunuque.

Mais est-ce bien l'eunuque choisi, par Phédria, est-ce bien cet être dégoûtant, qu'il a acheté hier, ce vieillard, cette espèce de femme ?

Non, c'est un beau jeune homme d'Athènes, un jeune officier. Il a vu passer dans la rue l'élégante Pamphile. Il en est devenu amoureux fou. Ce n'est pas une fille comme les nôtres, dit-il à Parménon, à qui leurs mères s'étudient à déprimer les épaules et à comprimer la poitrine, pour qu'elles soient sveltes (1).

> Quas matres student
> Demissis humeris esse, vincto pectore ut gracilæ sient.

Quelqu'une a-t-elle un peu d'embonpoint, ajoute notre sage critique, on dit que c'est un athlète, et on lui retire la nourriture. La nature a beau être excellente, un pareil régime en fait des joncs. Ainsi on les aime. *Itaque ergo amantur*. Tandis que celle-ci est une beauté rare, elle a un teint naturel, un corps solide et plein de suc.

> Color verus, corpus solidum et succi plenum.

Chéréa, c'est le nom de l'ardent officier, nous donne des preuves de ses connaissances de l'hy-

(1) Les ceintures qui remplissaient le rôle de corsets, s'appelaient chez les Grecs *tainidion* ou *strophion*, et chez les Romains *strophium*.

giène des jeunes filles ; mais il manque un peu de délicatesse, car il termine son discours à l'esclave, en disant : « De gré, de force ou par adresse, il faut que tu me la fasses avoir ; peu m'importe comment pourvu que je l'aie. »

Celui-ci a donc consenti à le faire passer pour l'eunuque.

Et ainsi il va jouir de tous les bonheurs qu'il a rêvés : « Tu pourras, lui dit Parménon, manger à la même table, être auprès d'elle, la toucher, folâtrer, coucher à ses côtés... »

Cibum una capias, adsis, tangas, ludas, propter dormias.

Parménon est fier d'apporter à Thaïs d'aussi beaux présents. — Tenez, dit-il, voici votre eunuque ? Quelle tête distinguée ! Quel air de jeunesse ! Examinez-le sur la littérature, la palestre, la musique, c'est un garçon instruit...

En l'entendant vanter ainsi sa marchandise, Gnaton, l'esclave du soudard, est jaloux et lui fait comprendre qu'il doit appartenir à un pauvre maître, à un gueux. — Veux-tu bien te taire, riposte Parménon, toi que je mets au dernier degré de l'échelle humaine. Car celui qui consent à être le complaisant d'un Thrazon est capable d'aller chercher sa pitance jusque sur le bûcher [1].

Le crime a été consommé. Chéréa a violé la jeune esclave qu'on lui a confiée. Il s'empresse

1. Quand on brûlait les morts on jetait de la viande sur le bûcher et il fallait être de la dernière bassesse pour l'y aller prendre.

DUPOUY.

de raconter l'aventure à un de ses camarades :
comment on lui a recommandé de ne laisser
approcher d'elle aucun homme, de ne la point
quitter et de rester seul avec elle dans une
chambre, où se trouvait précisément un tableau
représentant Jupiter descendant en pluie d'or
dans le sein de Danaé ; comment ensuite il a
reçu l'ordre de l'éventer dans son bain, de veil-
ler sur son sommeil ; comment, enfin, en présence d'une occasion si inespérée, il a voulu
marquer la différence qu'il y avait avec celui dont
il jouait le rôle.

Nous ne parlerons pas du désespoir de la
jeune fille, ni de la tempête que l'attentat a soulevé dans la maison, nous dirons seulement,
pour la morale de l'histoire, que Chéréa a épousé
Pamphile, reconnue femme libre ; et que Phédria, son frère, a épousé Thaïs la courtisane, ce
qui est moins moral. Tout ce monde-là est venu
habiter la maison paternelle ; et, ce qui n'est pas
du tout moral, en consentant à y faire une place
au capitaine Thrazon, qui est très généreux envers la prodigue Thaïs, qui sait bien recevoir,
et qui est une bonne bête qu'on mettra à la
porte, quand on voudra.

Il nous reste maintenant à dire quelques mots
des *Adelphes*, les deux fils de Déméa dont Eschinus, l'aîné, a été adopté par son oncle Micion. Déméa est un homme sévère, dur, avare,
tandis que son frère a un caractère facile et libé-

ral. Les deux enfants reçoivent, par conséquent, une éducation différente : l'un est conduit par la douceur, l'autre par la contrainte.

Tout à coup, on apprend qu'Eschinus a forcé le repaire d'un marchand d'esclaves pour y enlever une fille qui lui plaisait. Voilà le résultat de ta faiblesse, dit Déméa à son frère. — Qu'importe, répond l'indulgent Micion, si Eschinus veut avoir une maîtresse, je lui donnerai de l'argent pour cela. Il a enfoncé une porte! on la remettra. Il a déchiré des habits! on les raccommodera. Voilà, mes moyens me le permettent. Mais l'escapade d'Eschinus ne doit pas être portée à son compte; c'est pour son frère Ctésiphon qu'il a enlevé cette petite Calidia au marchand, pour son frère élevé dans l'oppression et la sévérité. Lui... il ne vaut guère mieux, il est vrai : Dans une nuit d'ivresse, il a violé une jeune citoyenne, Pamphila! mais il ne l'a pas abandonnée; il continue ses relations avec elle et ne tardera pas à l'épouser. Et la preuve, c'est qu'elle habite déjà la maison de Micion, de l'oncle!

Déméa profite de la circonstance pour aller une seconde fois faire des reproches à son frère, sur la faiblesse de son caractère :

O Jupiter, s'écrie-t-il, quelle conduite! quels mœurs! quelle démence!

Hanccine vitam! Hoscine mores! Hanc dementiam!

Une femme sans dot, une chanteuse, un grand train de maison, un jeune homme perdu de

débauche, un vieillard qui radote ! Salus elle-
même ne pourrait sauver une telle maison.

Belle tirade imitée par Molière dans l'*École
des maris*.

Il triomphe l'inflexible père, il oppose la conduite correcte de son fils Ctésiphon à la vie facile
et licencieuse de son frère. Il joue le rôle de
dupe jusqu'au moment où il apprend que c'est
son élève qui a enlevé Callidia, que celui-ci entretient sans qu'il s'en doute — jusqu'au jour où
il se voit craint et haï de tout le monde. Alors il
se met à suivre l'exemple de son frère et change
sa manière d'être pour se faire aimer et bénir
comme Micion.

Il devient généreux, prodigue, aussi indulgent
et aimable qu'il fut jadis bourru et sévère : Il y
a à peine quelques jours que Pamphila est accouchée, on va célébrer le mariage.

Il dit à son fils occupé à recevoir les invités, à
faire allumer les flambeaux, à donner des ins-
tructions aux joueuses de flûtes : « Va faire
abattre au plus tôt ce vieux mur qui est dans le
jardin ; amène ta femme par là ; ce sera plus
prudent que de faire passer par la rue une jeune
femme qui vient d'accoucher et qui est encore
malade. »

> Multo rectiu est
> Quum illam puerperam nunc duci huc per viam
> Ægrotam.

Cette précaution prise pour transporter une
femme récemment accouchée est le seul fait médical intéressant de la pièce.

PLAUTE

Si la comédie est la satire en action, Plaute
peut être considéré comme le prince de la comédie
latine. Quoiqu'il ait emprunté aux auteurs grecs
le cadre de ses pièces, les caractères de ses personnages sont romains et les mœurs qu'il décrit
sont bien les mœurs romaines. Aussi trouvons-
nous dans ses ouvrages de nombreux détails sur
la société, sur la vie intime des familles, sur le
rôle des courtisanes dans l'antiquité, sur la médecine et l'hygiène, voire même sur la police muni-
cipale de Rome et d'Athènes.

Naudet, l'érudit traducteur de Plaute, a dit
que le grand poète comique, non seulement lati-
nisa ses imitations par les ressorts dramatiques,
par l'esprit du dialogue, par une foule de dessins
originaux, mais encore qu'il sut présenter aux
Romains le miroir de leur société.

« Voulez-vous, dit-il, pénétrer dans l'intérieur
des maisons, surprendre les Romains en partie
de plaisir avec leurs maîtresses, ou en querelle
avec leurs femmes, non plus sous les armes ou

sous la prétexte, mais en négligé, en déshabillé ?
Lisez Plaute. Son théâtre est l'histoire secrète et
anecdotique de la vie romaine. »

Et M. Daremberg ajoute, de son côté :

« Voulez-vous surprendre à Rome le médecin
grec dans son cabinet ou en visite chez ses
clients ? Lisez Plaute, et entrez avec lui dans la
maison du docteur. »

Suivons ce conseil et commencons par *Amphitryon*.

On connaît l'argument de la comédie. Mercure l'explique, d'ailleurs, dans le prologue :
Amphitryon, à la tête de l'armée thébaine,
est allé guerroyer contre les Téléboeens. Il a
laissé Alcmène, sa femme, enceinte de quatre
mois. Jupiter, qui n'a pas de scrupules, quand
il aime, s'est épris d'Alcmène, et il l'a engrossée
à son tour. Elle est donc doublement enceinte,
de son mari et de Jupiter. « Mon père, ajoute
Mercure, est en ce moment dans cette maison,
couché avec elle ; et cette nuit a été prolongée
pour qu'il puisse la caresser tout à son aise, car
il s'est donné les traits d'Amphitryon. »

Le fils de Jupiter a pris la figure de Sosie,
l'esclave d'Amphitryon ; et il sert les amours de
son père.

Quand l'époux légitime, vainqueur des ennemis, revient dans ses foyers avec le vrai Sosie, il
aperçoit Alcmène sur la porte de sa maison.
Elle vient de dire adieu à Jupiter et de lui entendre dire : « Je dois aller rejoindre l'armée,
mon Alcmène, ménage-toi ; tu vois que ton

terme approche. Tu prendras dans tes bras, en mon nom, l'enfant qui va nous naître. » (*Tollere puerum.*)

Quand donc Amphitryon, quelques instants après, lui reproche de ne pas lui souhaiter la bien-venue, elle ne comprend pas qu'il ait perdu la mémoire de ses embrassements de la veille, et de... ce qu'un galant homme ne doit jamais oublier ! Sosie, qui est encore tout meurtri des coups qu'il a reçus de Mercure, saisit l'occasion d'être impertinent. Il prétend que ce n'est pas d'un enfant qu'Alcmène est grosse, mais de folie, et que c'est avec raison qu'on donne aux femmes en couches *certains fruits* un peu durs à ronger pour les faire revenir, si elles tombent en faiblesse. Ces fruits, ce sont les grenades[1] *mala;* mais ce mot signifie également coups. Car Sosie a voulu faire un jeu de mots, en réponse à la promesse d'être étrillé d'importance, faite par sa maîtresse. Et il ajoute : « C'est la bile noire qui la travaille ; il n'y a rien qui fasse si vite perdre la tête aux gens. »

Amphitryon continue : Depuis quand, chère femme, as-tu ressenti les atteinte de ce mal ? — Je suis saine de corps et d'esprit, répond Alcmène, bien convaincue que son mari a soupé et couché avec elle. — Ce n'est pas l'avis de Sosie qui dit

---

1. La grenade, *Malum puniceum,* était très recherchée à Rome, — à ce point que Pétrone dit dans une de ses odes : « Maintenant, je n'ai plus que du dégoût pour les autres fruits. »

Jam sordent animo cetera poma meo.

à l'oreille de son maître : *Que ne la fais-tu
traiter comme folle ?* question qui nous apprend
que la folie était déjà considérée comme une maladie susceptible de traitement.

Cependant il faut éclaircir ce mystère. Amphitryon va chercher un temoin, Naucrate, avec
lequel il a soupé le soir.

Mais il ne le trouve nulle part. En vain, il a
battu les rues, les gymnases, les parfumeries, *la
bourse*, le marché, l'Académie et *les officines
des médecins* et les boutiques des barbiers.

Nam omnes plateas perreptavi, gymnasia et myropolia,
Apud emporium atque in macello, in palæstra atque in
In medicinis, in tonstrinis.   [foro,

A Rome et à Athènes, il y avait donc des
officines médicales, Ιατρεῖον — et non pas des
boutiques de droguistes, comme le disent certains
traducteurs de Plaute. De plus, il y a lieu de
supposer que ces officines étaient des lieux
de rendez-vous où l'on venait apprendre les
nouvelles et les bruits de la ville[1].

---

1. M. Daremberg, d'après un auteur de la collection hip-
pocratique, a donné de ces établissements les renseignements très curieux que voici : Dans l'officine proprement
dite, tout devait être disposé pour la pratique des opérations
petites ou grandes ; en conséquence, elle était pourvue de
machines, d'appareils, de lacs, d'instruments, de linge,
d'éponges, de sièges, de bancs et de tout ce qui sert au pansement des plaies. Comme l'officine était en même temps
une pharmacie et un dispensaire, on y trouvait toutes sortes
de médicaments simples ou composés. Il y avait, ainsi que
de nos jours, des préparations magistrales exécutées ins-
tantanément, suivant l'occurrence, et des préparations offi-
cinales réglées par une espèce de *codex* auquel Hippocrate

C'est dans une de ces officines qu'Amphitryon a fini par rencontrer le pilote Blépharon ; et il se hâte de rentrer à la maison, car la jalousie l'a mordu au cœur.

Hélas ! Jupiter est revenu trouver Alcmène, la porte est fermée, et Mercure du haut du toit engage le mari à passer son chemin ; il refuse de le reconnaître pour Amphitryon. Celui-ci, dit-il, se repose de ses fatigues ; il est couché avec son épouse Alcmène qu'il tient dans ses bras...

Pour comble de malheur, Jupiter sort bientôt de la maison conjugale ; Blépharon, le prend pour son ami, Sosie traite son maître véritable de sorcier et d'imposteur, enfin le souverain de l'Olympe tord un peu le cou au mari de sa maîtresse. Le pauvre homme ! il rêve tout éveillé, il ne sait s'il est mort ou vivant. Il voit sur le bras droit de Jupiter la cicatrice encore rouge et jaunâtre,

renvoie quelquefois. Ces préparations étaient faites dans l'officine par les médecins qui les vendaient pour être emportées, ou les administraient sur place. On voit même que les hippocratistes, pour n'être jamais pris au dépourvu, se faisaient suivre d'une petite pharmacie et d'un appareil de pansements quand ils pratiquaient au loin. Des aides libres ou esclaves aidaient le médecin dans l'officine, l'accompagnaient dans ses courses et restaient auprès des malades quand le cas était grave.

Ainsi l'ensemble de la pratique médicale était concentré dans les mains du médecin, les pharmacies proprement dites n'ayant commencé qu'avec des écoles arabes. Et non seulement l'officine était à la fois une pharmacie, une salle de pansements et un cabinet de consultations, mais encore une clinique, une maison de santé. Car les médecins prenaient déjà des malades à demeure chez eux, comme le fait est indiqué dans Plaute, c'est-à-dire plus de deux siècles avant J.-C.

cicatrix rufula sublurida, de la blessure que lui-même a reçue à la bataille. Il est au bout de son rouleau, il perd la tête. Et ce n'est pas fini : Jupiter, voyant Alcmène sur le point d'accoucher, s'empresse de lui céder la place.

Alors il force la porte et trouve Bromia, la servante d'Alcmène, poussant des gémissements, frappée de terreur. Elle lui raconte ce qui vient d'arriver à sa maîtresse : « Le travail commençait, dit-elle, elle sentait dans son sein les premières douleurs; elle appelle à son aide les dieux immortels, après s'être lavé les mains et couvert la tête, suivant la coutume. Soudain éclate un terrible coup de tonnerre, et elle accouche de deux jumeaux, sans douleur, *sine dolore peperit.*

Puis, on entend la voix de Jupiter annonçant qu'il est entré secrètement dans le lit d'Alcmène, que le plus grand des deux enfants était son fils et l'autre celui d'Amphitryon. Le premier, c'était Hercule, venait donc au monde au septième mois, et le second dix mois après la conception, *decimo post mense,* — exemple de superfétation contestable [1] et de naissance tardive rare, mais possible.

---

1. La superfétation niée par la plupart des auteurs et notamment par Smellie, Baudelocque et Velpeau, a été cependant admise dans certains cas : — Lorsque la première grossesse est extra-utérine, et lorsque la matrice est double.

Il existe plusieurs exemples de superfétation dans la science que les gynécologistes déclarent inexplicables :

Le premier, rapporté par Buffon, est celui d'une femme de Charlestown qui accoucha le même jour d'un enfant

Telle est l'analyse de la comédie d'Amphitryon, dans laquelle on trouve encore des passages très curieux, entre autres : le peu de sûreté que présentaient les rues de Rome pendant la nuit, et dont la garde était confiée à des magistrats, qui avaient sous leurs ordres huit licteurs. C'est Sosie qui nous apprend cela dans son monologue du premier acte : « Quel courage, ou plutôt quelle audace, quand on sait comment se conduit la jeunesse, de se mettre en route, seul, la nuit, à l'heure qu'il est ! Et que deviendrais-je si les triumvirs de la police me jetaient en prison ? Demain on me sortirait de ma cage pour me fouetter d'importance. Pas un mot à dire pour ma défense, rien à attendre de mon maître ; tout le monde dirait que c'est bien fait. En attendant, huit solides gaillards frapperaient sur mon pauvre dos comme sur une enclume. »

Le fouet, les coups de bâton, les étrivières, les corrections les plus barbares, souvent sans

---

blanc et d'un enfant noir. Elle avoua qu'elle avait eu des relations le même jour avec son mari et avec un nègre.

Le deuxième, publié par le Dr Norton est analogue. Mais l'un des enfants serait venu au terme de huit mois, tandis que l'autre n'aurait pas eu plus de quatre mois.

Le troisième est celui d'Anne Bigaud, femme Vivier (de Strasbourg), qui accoucha le 30 avril 1748 d'un garçon vivant, et quatre mois et demi après le 16 septembre de la même année, d'une fille vivante parfaitement à terme.

Le quatrième est celui de Benoite Franquet, femme Villard (de Lyon), qui accoucha d'une fille le 20 janvier 1780 et cinq mois et demi après, le 6 juillet de la même année, d'une seconde fille parfaitement à terme et bien portante.

motif, voilà ce qui attendait les esclaves, qui du reste répondaient à ces traitements inhumains, en se montrant paresseux, débauchés et ivrognes.

———

L'Asinaire, ou la comédie aux ânes, n'est pas une pièce absolument morale, mais elle nous donne une idée des mœurs romaines, qui acceptaient très bien l'intrigue un peu licencieuse de Plaute.

Un vieux libertin du nom de Déménète a un fils qui est malade : il a promis de l'argent à sa maîtresse et il ne peut lui en donner. Cet aimable père ne demanderait pas mieux que de lui venir en aide et de le guérir de sa maladie; car il est aussi indulgent pour son fils que le fut pour lui son père, lorsqu'il se déguisa en matelot pour enlever à un marchand d'esclaves une fille qui lui plaisait. Mais la mère leur tient la bride serrée, et cela d'autant plus facilement que l'administration de ses biens appartient à son esclave dotal.

« Maintenant, en deux mots, dit le barbon à Liban, son esclave, mon fils a besoin de dix mines (environ de 922 fr.). Fais en sorte de les lui trouver promptement. » Ça presse en effet : Cléérete, la mère de Philénie, qui fait un commerce sérieux des charmes de sa fille, a mis le jeune Argyrippe à la porte. Celui-ci a eu beau la menacer d'aller la dénoncer aux triumvirs de la po ice, elle est restée inflexible : il lui faut maintenant deux talents d'argent pour qu'elle donne sa fille cette nuit, et vingt mines pour la mettre à la disposition d'un amant pour une année entière.

A peine Liban a-t-il fait part à Léonidas, son compagnon d'esclavage, de la mission qui lui a été confiée, que celui-ci lui raconte qu'en flânant chez le barbier, il a rencontré le marchand d'ânes, qui a acheté un lot de ces quadrupèdes à l'esclave dotal de la femme de Déménète, à Sauréa. Il cherche ce dernier pour lui remettre le prix de la vente, c'est-à-dire vingt mines.

Naturellement, Léonidas se fait passer pour l'intendant, avec le consentement de son maître, et touche l'argent des ânes. Liban et lui portent la sacoche au lupanar, lorsqu'ils surprennent les deux amoureux sur une place publique, se désolant de leur infortune, maudissant la fatalité qui les sépare et parlant de mourir ensemble.

Pour s'amuser un peu à leurs dépens, nos esclaves montrent la somme d'argent exigée par la mère de la courtisane, mais ne veulent la donner qu'à la condition qu'on les embrassera, qu'on leur caressera les genoux, qu'on leur donnera des noms tendres et qu'enfin leur jeune maître les portera sur son dos.

On consent à tout. Et quand Philénie a embrassé ces esclaves et prostitué ses lèvres, en présence d'Argyrippe, quand celui-ci a supporté toutes leurs impertinences, les deux amants apprennent la condition qu'impose à son tour Déménète en donnant les vingt mines : le fils cèdera sa maîtresse pendant une nuit à son père...

M. Sommer, un des meilleurs traducteurs de Plaute, fait observer que ce fait ne révoltait pas les Romains. La fréquentation des maisons de courtisanes n'était un scandale ni en Grèce ni à Rome ; on n'y rencontrait pas seulement des hommes avides de plaisirs, mais souvent aussi des hommes d'État, des philosophes : c'étaient des espèces de salons où l'on venait quelquefois uniquement pour s'entretenir de politique et de beaux-arts.

D'ailleurs, le dénouement de la comédie donne à la morale une certaine satisfaction : Diabole « un autre amoureux de la belle », furieux de s'être présenté trop tard à la mère entremetteuse et d'avoir été évincé, va prévenir l'épouse du bonhomme. Celle-ci surprend son mari dans une orgie avec son fils et « leur maîtresse » ; elle confond le vieux débauché et le ramène au logis, en sermonnant vertement « ce coucou grisonnant » qui donne d'aussi pernicieuses leçons à son fils. Et c'est justice.

Une des scènes curieuses de cette comédie est celle où Diabole discute avec son homme d'affaires, un parasite, les clauses du contrat à intervenir entre lui et celle qui se fait la procureuse de sa fille. La voici, d'après Sommer :

Diabole. Ça, montre-moi le traité que tu as rédigé entre moi, ma future maîtresse et sa mère.

Le Parasite. Je ferai dresser les cheveux sur la tête de la vieille, quand elle entendra nos conditions.

Diabole. Allons, lis, je te prie.

Le Parasite (*lisant.*) Diabole, fils de Glaucus, a donné à l'entremetteuse Cléérète vingt mines d'argent, à la condition que, pendant toute l'année, Philénie sera sa compagne jour et nuit.

Diabole. Et celle de personne autre que lui. Écris cela comme il faut, que cela se lise bien.

Le Parasite. Elle ne recevra aucun homme chez elle. Si elle a un ami, un protecteur, un soi-disant amoureux d'une de ses amies, porte close pour tous, excepté pour toi, et sur sa porte elle écrira que la place est prise. Il n'y aura chez elle ni lettres ni tablettes de cire. Elle n'invitera personne à sa table. Si elle aperçoit un autre homme que toi, elle fera l'aveugle à l'instant. Elle boira toujours avec toi ; elle aura juste le palais aussi fin que toi, ni plus ni moins.

Elle ne donnera prise à aucun soupçon ; jamais elle ne pressera de son pied, en se levant, le pied d'un autre homme ; jamais elle ne s'asseoira sur le lit voisin, — quand elle sera à table. Elle pourra invoquer toutes les déesses qu'elle voudra, mais jamais aucun dieu. Jamais signe de tête ni clin d'yeux, ni geste quelconque à l'adresse d'un homme. Si la lampe s'éteint, elle ne fera aucun mouvement dans l'obscurité.

Diabole. A merveille ! c'est bien là ce qu'il faut, mais dans la chambre à coucher... Efface. Je tiens au contraire à ce qu'elle remue. Je ne veux pas lui donner ce prétexte ; elle dirait qu'on le lui a défendu.

Le Parasite. Tu crains les chicanes, à ce que je vois.

Diabole. C'est vrai. Efface.

Le Parasite. Elle ne se servira d'aucun mot à double sens. Elle ne saura parler d'autre langue que la langue attique. S'il lui prend envie de tousser, elle ne toussera pas comme cela (*il tousse en tirant la langue*), de façon à laisser voir sa langue.

> Forte si tussire obcœpit, ne sic tussiat,
> Ut quoiquam linguam in tussiendo proferat.

Si elle fait semblant d'être enrhumée, elle ne fera pas comme cela (*il passe sa langue sur ses lèvres*), mais tu lui essuyeras les lèvres toi-même, pour qu'elle n'ait pas l'air d'offrir un baiser.

> Quod illa autem simulet, quasi gravedo profluat,
> Hoc ne sit faciat; tu labellum abstergeas
> Potius, quam quoiquam savium faciat palam.

Le sens exact de *gravedo profluat* est un rhume de cerveau qui coule abondamment; c'est ce que nous appelons sérieusement aujourd'hui le coryza.

Sa mère l'entremetteuse ne sera pas admise à ta table et ne dira d'injures à personne.

S'il lui arrive d'en dire, pour sa punition elle sera privée de vin pendant vingt jours.

Diabole. Admirablement rédigé! superbe contrat!

Le Parasite. Si elle ordonne à sa femme de chambre d'offrir des couronnes, des guir-

landes, des parfums, à Vénus ou à Cupidon,
ton esclave s'assurera si c'est à Vénus qu'elle
les offre ou au dieu mâle. S'il lui prend fantaisie
de chasteté, elle te rendra autant de nuits
d'amour qu'elle aura passé de nuits solitaires.

Plaute ne nous dit pas si ce contrat aurait été
valable en justice. C'est dommage...

Le Charançon, en raison des personnages qui
y figurent, est une comédie qui nous offre de
curieux renseignements sur tous les gens véreux,
toutes les industries honteuses qui pullulaient à
Rome : le parasite éborgné dans une orgie, le
banquier parjure, l'escroc qui fait le commerce
d'esclaves, le soldat vantard, ivrogne et joueur,
l'amoureux et l'amoureuse, et enfin les esclaves.

Le premier acte se passe devant le temple
d'Esculape. Phédrome, l'amoureux de Plané-
sie, admire la discrétion de la porte de ce temple, mais il maudit la maison qui est en face et
qu'occupe Cappadox, le marchand d'esclaves,
le propriétaire de la chaste jeune fille qu'il aime
et dont celui-ci veut faire une courtisane. Cappadox en demande tantôt trente mines (2,700
francs), tantôt un grand talent (9,000 fr.).

Phédrome attend de l'argent pour payer
l'entremetteur; et pour le moment il n'aspire
qu'à voir sa bien-aimée quelques instants, à la
dérobée, pendant que Cappadox, malade, dort

dans le temple d'Esculape, *quia heic leno œgro-*
tus incubat in Esculapi fano.

Or, qu'a-t-il cet homme qui prétend, d'après
son rêve, qu'Esculape se soucie peu de lui et
qu'il ne pense plus à le guérir[1]. Il explique ainsi
sa maladie : « Ma santé diminue, mes douleurs
augmentent ; ma rate est comme une ceinture qui
m'étreint quand je marche ; on dirait que j'ai
deux jumeaux dans le ventre, et je crains bien
de le voir éclater et de finir par là. »

> Nam jam, quasi zona, liene cinctus ambulo.
> Geminos in ventre habere videor filios.
> Nihil metuo, nisi me medius disrumpar miser.

1. M. Daremberg fait observer que le dieu ne se montrait
pas toujours aussi cruel ni aussi dédaigneux ; les *ex voto*
suspendus aux lambris de son sanctuaire et les inscriptions
commémoratives témoignent assez de sa miséricorde et de
sa puissance. Comme autre preuve de la condescendance du
dieu, il emprunte à Rufus cette consultation donnée par le
fils d'Apollon : Teucer, de Cysique, ayant été frappé d'épilepsie, vint à Pergame pour consulter Esculape, lui deman-
dant d'être débarrassé de sa maladie. Le dieu lui apparut
et lui demanda s'il voulait échanger ses infirmités contre
d'autres. Teucer lui répondit que ce n'était pas là ce qu'il
désirait le plus ardemment, mais qu'il espérait obtenir une
suppression franche de ses maux ; cependant au cas où il
faudrait se résigner à une substitution, il désirait savoir si
les incommodités futures ne seraient pas plus graves que
ses incommodités actuelles. Le dieu lui ayant répondu
qu'elles seraient plus légères et qu'elles le guériraient plus
sûrement que ne le ferait aucun autre remède. Teucer, à ses
conditions, se soumit à sa nouvelle maladie ; il lui arriva
une fièvre quarte, et, depuis ce temps, il fut guéri de l'épilepsie.
On ne peut donner un meilleur exemple de la théorie de
la métastase, et montrer la possibilité de guérir une maladie incurable en lui substituant une maladie curable.

Palinure, l'esclave de notre jeune premier, l'aperçoit, il le reconnaît à son teint, à sa grosse bedaine, à ses yeux verdâtres couleur d'herbes.

>   Qui hic est homo
> Cum conlativo ventre, atque oculis herbeis?
> De forma novi, de colore non queo.

Et Cappadox recommence à se plaindre à lui : ma rate m'étouffe, mes reins me font souffrir, mes poumons se déchirent, mon foie me torture, mon estomac tombe en consomption, mes intestins sont douloureux, dit-il, en gémissant.

>   Lien necat, renes dolent,
> Pulmones distrahuntur, cruciatur jecur,
> Radices cordis pereunt, hiræ omneis dolent.

— C'est que tu as une affection hépatique ! lui répond Palinure. Attends encore quelques jours, jusqu'à ce que tes boyaux soient complètement pourris ; on les metra dans la saumure [1], et on sera moins volé sur le prix de ta carcasse.

Pendant que Cappadox continue à se plaindre du gonflement de sa rate, *lien dierectu'st*, et qu'il se fait expliquer le songe que lui a envoyé Esculape, Charançon, l'autre esclave de Phédrome, le parasite escroc et faussaire, revient avec l'argent qu'il a extorqué à un frère inconnu

---

1. Allusion au condiment appelé *garum* que l'on préparait avec des entrailles de poisson confites dans le vin ou le vinaigre. On y mettait aussi du poivre, *garum piperatum*. Pline dit que le *garum* le plus estimé était celui qui se faisait avec le maquereau. Est-ce de celui-ci que Palinure veut parler ?

de la jeune esclave. Il est fatigué, essoufflé,
affamé. Son maître se met à l'éventer, mais ce
n'est pas cela qu'il réclame, c'est à manger ; car
« il n'y voit plus, il a la bouche amère, les dents
rouillées, le gosier empâté par la faim, les
boyaux vides ». Heureusement, il reste du dîner
des jambons, du gras-double, une échine de
porc, une tétine de truie. Il avale tout cela avec
du pain, du bœuf rôti et une grande coupe de
vin. Le voilà restauré.

Il raconte ensuite l'histoire de son voyage qui
ne nous intéresse pas. Mais ce qui est certain,
c'est que c'est grâce à lui que Phédrome achète
sa belle, et que son rival s'aperçoit que celle-ci
est sa propre sœur. Cela finit donc par un mariage, comme dans toutes les comédies.

Si à la place des édiles, il y avait eu une cen-
sure théâtrale à Rome, il est certain que la
Casina n'aurait jamais été représentée. On y
voit, en effet, Stalinon, vieux paillard, amoureux de l'esclave de sa femme. Casina, c'est le
nom de la camériste, est recherchée en mariage
par Olympion, le fermier du vieillard, et par
Chalinus, l'écuyer de son fils. Le père favorise
le fermier et lui promet de l'affranchir, s'il lui
cède la première nuit ; le fils veut la donner à
son protégé aux mêmes conditions. Les deux
esclaves se disputent et finissent par jouer la
belle [1]. C'est le fermier qui l'emporte ; il a accepté

---

1. Pendant qu'on remplissait d'eau l'urne où on jetait les
sorts, afin que l'œil ne pût pas les distinguer, Olympion

la proposition de son maître, sans éprouver de
scrupule de ce marché honteux. Mais son rival,
pour se venger, s'entend avec la femme du bonhomme; et, dans le lit conjugal, le soir des
noces, à la place de la jeune épousée, le nouveau
marié et le vieux libertin ne rencontrent l'un
après l'autre qu'un fort gaillard déguisé en
femme qui défend sa vertu avec une vigueur
extraordinaire. On les voit s'élancer sur la scène
dans le plus léger des costumes, les membres
meurtris, racontant leur mésaventure dans une
scène plus que grivoise dont une partie a été
perdue.

La *Casina* n'a pas été portée sur la scène française, ce qui a empêché l'*Enfer* de la Bibliothèque nationale de compter une comédie érotique de plus au nombre de ses richesses.

———

Dans l'*Aululaire* ou *la Comédie à la marmite*
Euclion est un avare qui rendrait des points à
Harpagon. Il est inscrit à la curie et il y va cher-
cher sa part quand on annonce une distribution

fait cette réflexion : « Je ne sais où j'en suis; j'ai le cœur
gros et il bat à me rompre la poitrine. »

Perii! cor lienosum, opinor, habeo; jamdudum salit;
De labore pectus tundit.

L'expression de Plaute, *cor lienosum*, signifie, mot à mot,
cœur splénique, cœur oppressé comme la rate, quand on
vient de courir. Ici, *cor* doit être pris dans le sens de cœur,
organe de la circulation du sang, mais il sert quelquefois à
désigner l'estomac, comme on le voit dans Lucrèce, Horace
et Plaute.

d'argent aux pauvres. Quand il se fait couper les ongles des pieds chez le barbier, il ramasse les rognures. Il ne vit que pour l'or qu'il a caché dans sa marmite. Pour ne pas donner de dot à sa fille, il consent à la marier à son beau-frère, qui est d'un certain âge, mais qui est riche, généreux, et qui payera tous les frais de la noce. Mais quand il aperçoit Congrion, le cuisinier chargé d'apprêter le repas, dans sa cuisine, examinant les marmites et les ustensiles de cuisine, il le houspille, le bâtonne et le menace d'aller le dénoncer aux triumvirs. « C'est ma mauvaise étoile, dit le malheureux cuisinier, qui m'a amené ici ; on me paye un didrachme (2 fr. 76) et il m'en faudra davantage pour payer le médecin[1].

Numo est conductus plus jam medico mercede est opus.

Les honoraires des médecins étaient donc à peu près ce qu'ils sont aujourd'hui. Le prix des visites aux gens du peuple était de 3 francs environ, mais les riches payaient beaucoup plus cher. « Ainsi, dit M. Daremberg, les Casius, les Colpetanus, les Arruntius, et bien d'autres, recevaient des princes plus de 50,000 francs par an. Stertinius estimait ses soins à la Cour plus de 100,000 francs, sans compter sa clien-

---

1. C'est pour un avare de l'espèce d'Harpagon qu'un de nos confrères a fait cette petite fable :

Harpagon est malade. Or. Purgon lui fait prendre
Un clystère, et lui dit ensuite : — Il faut le rendre!
— Jamais fait l'autre entre ses draps.
L'avare meurt, mais ne rend pas.

tèle, qui lui en rapportait 120,000. Claude donnait au frère de ce médecin des honoraires non
moins élevés, si bien que les deux frères, même
après avoir compromis leur fortune à embellir
Naples, laissèrent encore à leurs héritiers 6 millions 300,000 fr. Thessalus, qui ne marchait
jamais sans un immense et brillant cortège d'esclaves, fit relever les murs de sa ville natale et
laissa plus de 2 millions ; Charmis, venu de
Marseille, pour s'établir à Rome, se fit payer
42,000 francs pour une visite en province, et
Claude put confisquer une somme de 2 millions
100,000 francs sur le chirurgien Alcon qui, au
retour de l'exil, eut bientôt réparé une brèche
aussi énorme. »

On sait que la loi romaine excusait le crime
de la castration contre l'homme pris en flagrant
délit d'adultère. C'est grâce à cette coutume que
nous devons une des plus amusantes comédies
de Plaute, le *Soldat fanfaron.*

Pyrgopolinice est un bravache qui ne parle
que de ses exploits imaginaires ; c'est de plus un
bellâtre fat et prétentieux, convaincu que toutes
les femmes sont folles de lui. Un jour, il enlève
à un jeune Athénien du nom de Pleuside sa
maîtresse et son esclave, et les conduit à Ephèse.
Le jeune homme, informé de la chose, se rend
immédiatement à cette ville et se loge chez un
ami de son père dont la maison est contiguë à
celle qu'habite le soudard. L'esclave de l'ami,

déguisée en femme mariée, pour la circonstance, consent à se laisser faire la cour, mais exige le renvoi dans sa famille de sa maîtresse, et une nuit l'attire chez elle. Pyrgopolinice tombe dans le piège qui lui est tendu ; il est pris par les esclaves de Périplectomène, le soi-disant mari de la dame, et il est garrotté par Carion, le chef cuisinier de la maison.

Voici la scène :

PÉRIPLECTOMÈNE. — Amenez-le ; s'il ne veut pas vous suivre, enlevez-le, suspendez-le entre ciel et terre, déchirez-le.

PYRGOPOLINICE. — Par Hercule, je vous supplie...

PÉRIPLECTOMÈNE. — Par Hercule, tu supplies en vain. Regarde, Carion, si ton couteau est bien affilé.

Vide ut istic tibi sit acutus, Cario, culter probe.

CARION. — Oh! il me tarde de trancher à cet homme adultère *le bas de l'abdomen* et de le lui pendre au cou comme les grelots qu'on met à un enfant.

Quin jamdudum gestit mœcho abdomen adimere,
Ut faciam quasi puero in colla pendeant crepundia.

PÉRIPLECTOMÈNE. — D'abord, qu'on le bâtonne, à tour de bras. Pourquoi, effronté, as-tu l'audace d'en conter aux femmes des autres ?

PYRGOPOLINICE. — Mais, c'est elle qui s'est offerte à moi.

Périplectomène. — Il ment. Recommencez la bastonnade et ne vous ralentissez pas.

Pyrgopolinice. Aïe, aïe! c'est assez œ coups, grâce.

Carion. — Faut-il couper?

Périplectomène. — Quand tu voudras. Qu'on lui étende les membres, écartez-les bien.

Pyrgopolinice. — Je vous en conjure, avant qu'il coupe, écoutez ce que j'ai à dire.

Périplectomène. — Parle, tandis que tu as encore quelque chose.

Pyrgopolinice. — Je la croyais veuve; sa suivante, qui était l'entremetteuse, me l'avait dit.

. . . .

La leçon a été bonne. Notre fanfaron, *miles gloriosus*, a juré de ne pas recommencer; il a donné une mine d'or au cuisinier, et on l'a laissé partir, avec tous ses *membres*, mais moulu de coups, abandonnant sa tunique, sa chlamyde et son sabre.

Il y a encore une autre scène bien amusante qui mérite d'être mentionnée. Quand Pyrgopolinice congédie la jeune fille qu'il a enlevée à Pleucide, il ne sait pas, bien entendu, que c'est à son amant qu'il la remet; il a pris le jeune Athénien pour un ami de la famille.

A peine les deux jeunes gens ont-ils franchi le seuil de la maison qu'ils tombent dans les bras l'un de l'autre, et leur émotion est tellement forte que la belle se trouve mal. En allant à son secours avec de l'eau, notre soldat se doute de

quelque chose et il fait à haute voix cette réflexion :

— Voilà deux têtes bien près l'une de l'autre.
Cela me déplaît ; on dirait que leurs lèvres sont
soudées ensemble.

> Capita inter se nimis nexa hice habent :
> Non placet : labra labellis ferruminant.

— La crise a été violente, répond modeste-
ment Pleucide, je voulais savoir si elle respirait
encore.

> Acrest malum : tentabam spiret an non.

— Il fallait approcher l'oreille, riposte le militaire.

> Aurem admotam oportuit.

Il savait sans doute que pour juger de la respiration, il faut appliquer la tête sur la poitrine
et non pas la bouche sur la bouche. En raison
de ses connaissances en *auscultation*, on devait
bien lui faire grâce.

———

Le fond de l'intrigue du *Marchand* est la rivalité en amour d'un père avec son fils, — rivalité
qui ne paraissait pas répugner aux mœurs romaines.

Démiphon a envoyé son fils Charinus à Rhodes
pour s'occuper d'affaires commerciales. Quelques mois après, Charinus revient à Athènes,
ramenant avec lui une esclave fort belle dont il
veut faire sa maîtresse. Le père aperçoit l'es-

clave sur le vaisseau, en devient amoureux et désire en devenir acquéreur. Un de ses amis, pour lui être agréable, feint d'acheter la fille, en l'absence du jeune homme, et l'emmène à son domicile qu'il a mis à la disposition du paillard Démiphon. Mais sa femme l'accuse d'adultère, et lui ferait mauvais parti si la mère de Charinus intervenant, ne trouvait tout naturel que son fils chéri ait une maîtresse, et très immoral que son mari veuille la lui enlever. Le jeune marchand reprend son bien, et le vieillard, honteux et confus, rentre sous le toit conjugal, abandonnant toutes les victuailles préparées pour la noce qu'il comptait faire avec la petite.

On trouve dans cette pièce plusieurs scènes qui appartiennent à la critique médicale. Ainsi, dans le premier acte, nous voyons Acanthion, l'esclave du jeune homme, venir au pas de course, du port au domicile de celui-ci, pour le prévenir de la présence de son père sur le navire. Le dialogue suivant s'établit entre eux :

ACANTHION. — Mes jambes se refusent à la course. Je n'en puis plus, ma rate se révolte et me remonte dans l'estomac. Je suis tout essoufflé, par Hercule, c'est à peine si je respire. Je ne puis vraiment souffler à mon aise, j'aurais fait un triste joueur de flûte !

CHARINUS. — Éponge ta sueur avec le pan de ton manteau.

ACANTHION. — En vérité, tous les bains du monde ne sauraient me délasser.

CHARINUS. — Parle donc, de quoi s'agit-il ?

Acanthion. — Un moment; il faut que je me repose; pour toi, je me suis rompu un vaisseau des poumons, je ne fais que cracher le sang.

> . . . . . Placide volo adquiescere.
> Tua causa rupi ramices, jamdudum sputo sanguinem.

Charinus. — Prends de la résine d'Égypte avec du miel, cela passera.

> Resinam ex melle Ægyptiam vorato, salvum feceris.

Dans cette scène, l'influence pathogénique de la course est très nettement indiquée : l'esclave a remplacé la profondeur des inspirations nécessaires à ses fonctions par la fréquence des mouvements respiratoires. De là, sont survenus la douleur dans l'hypochondre gauche, le gonflement splénique et l'hémoptysie. Plaute savait donc que le crachement de sang vient de la rupture des vaisseaux du poumon! C'était à noter.

Dans une des scènes suivantes, le vieux Démiphon apprend à son ami Lysimaque sa galante aventure.

— Quel âge me donnes-tu? lui dit-il.

— Le bon âge pour l'Achéron, tu es vieux, cassé, décrépit.

— Tu te trompes, Lysimaque, je suis un enfant, un enfant de sept ans.

— Je comprends ce que tu veux dire : dès qu'on est vieux, on n'a plus ni sens ni raison, on tombe, dit-on, en enfance.

— Non, je me porte parfaitement et j'ai de bien meilleurs yeux qu'autrefois.

— Parfait. Explique-moi cela.

— Aujourd'hui, Lysimaque, j'ai commencé à aller à l'école : je sais déjà trois lettrés : *A-m-o.* Ainsi, le vieux Démiphon apprenait à conjuguer le verbe aimer... Pour le punir, je vais donner son signalement, d'après Eutyque, un ami de son fils : cheveux blancs, jambes torses, grosse panse, la bouche comme un four, la taille petite, les yeux assez noirs, la mâchoire longue, les pieds comme des battoirs. Voilà le bonhomme, le beau fils de Vénus !

Le Revenant est un fantôme imaginé par un esclave complaisant pour effrayer le père d'un jeune homme, rentrant chez lui après trois années d'absence, et pour l'empêcher de constater les traces d'une orgie à laquelle se sont livrés son fils, sa maîtresse et plusieurs de ses amis. Le père donne dans le panneau, quand survient un usurier réclamant l'intérêt d'une somme qu'il a prêtée à son fils. « Cet argent nous était nécessaire, s'empresse d'ajouter l'esclave, pour payer la maison nouvelle que nous habitons, depuis que l'autre est hantée par le revenant. » Et l'audacieux menteur ne craint pas d'introduire sa dupe dans la maison du voisin, de lui en faire admirer les portiques, les cours, les appartements, et de lui faire convenir que l'emplette faite par lui et son fils est excellente à tous les points de vue. Mais bientôt, tout se découvre, le père tempête, menace... et finit par pardonner à tout le monde.

L'esclave, c'est Tranion. Au fermier de son maître qui lui reproche de faire la vie, de se griser le jour et la nuit, d'acheter des maîtresses, de les affranchir, d'engraisser des parasites, de faire grande chère, de corrompre le fils de la maison, — il répond : Qu'as-tu besoin, drôle, de t'occuper de moi et de ce que je fais. Il me plaît de boire, de faire l'amour, de courir les filles. Tu es un vrai fumier, un rustre, un bouc. Tu empoisonnes l'air.

Dans la scène suivante, Plaute nous fait assister à la toilette de la donzelle, la belle Philématie. Elle vient de prendre un bain froid qui lui a fait grand plaisir, et elle demande à Scapha, sa suivante, si sa robe lui va bien, car elle veut plaire à son amant, Philolachès, la prunelle de ses yeux. Et la flatteuse camériste lui répond que ce sont ses charmes qui font valoir sa toilette. « Mais, ajoute-t-elle avec assurance, ce n'est pas la robe qu'un amant aime dans sa maîtresse, c'est le dessous. » Cette Scapha ne vaut pas cher, car elle ne tarde pas à donner de mauvais conseils à Philématie : Celle-ci a tort a son avis de dédaigner les autres hommes, de ne chercher à plaire qu'à un seul. C'est bon pour une grande dame de s'assujettir à un seul amant, mais pas pour une courtisane.

Philolachès, caché dans un coin, a entendu, et il se dit *à part* : si je pouvais *me changer en angine* pour saisir cette empoisonneuse à la gorge, pour étouffer cette infâme corruptrice!

In anginam ego nunc velim vorti, ut veneficæ illi.
Fuceis prehendam, atque enicem scelestatem stimula-
[tricem.

Scapha a cependant une qualité : elle n'aime pas le maquillage. Sa maîtresse est coiffée, elle tient son miroir [1] d'une main et ses parures de l'autre. Écoutons :

PHILÉMATIE. — Donne-moi le blanc. *Cedo cerussam.*

SCAPHA. — Pourquoi faire. *Quid cerussam opusnam?*

PHILÉMATIE. — Pour en mettre sur mes joues. *Qui malas oblinam.*

SCAPHA. — Pourquoi ne pas demander de l'encre pour blanchir l'ivoire.

PHILÉMATIE. — Eh bien! alors, donne-moi le rouge.

SCAPHA. — Jamais! tu es charmante. Tu gâterais avec ta peinture un merveilleux ouvrage.

1. Les miroirs dont Cicéron attribue l'invention à Esculape, étaient en métal : airain, étain, fer bruni. Un artiste du nom de Praxitèle, contemporain de Pompée, en fabriqua en argent; on en fit ensuite en or enrichi ou non de pierreries. M. H. de Guerle s'étonne que les anciens, qui connaissaient le cristal et qui poussèrent si loin les progrès de la découverte du verre n'aient pas eu l'idée de l'étamage des glaces. Ils ne firent des miroirs en verre que beaucoup plus tard. Pline en fait mention. Ils s'en servirent alors pour orner les murs des appartements et les alcôves des lits, Pour incruster les plats et les bassins dans lesquels on servait les viandes sur la table, etc.

A ton âge, il ne faut toucher à aucune espèce de fard, ni céruse ni blanc de Mélos, ni drogue quelconque [1].

Non istam ætatem oportet pigmentum ullum adtin-
[gere :
Neque cerussam, neque melinum, neque ullam aliam
[obfuciam.

PHILÉMATIE. — Si tu me donnais mes parfums.

SCAPHA. — Ne t'en sers pas : une femme qui ne sent rien sent toujours bon. Ces vieilles qui se frottent de pommades pour se récrépir, ces sortières édentées qui se plâtrent pour cacher leurs rides, quand la sueur se mêle aux onguents, elles exhalent une odeur de sauces différentes. On ne sait plus ce qu'elles sentent, on s'aperçoit seulement qu'elles puent.

Voilà une scène à faire lire aux femmes qui abusent des cosmétiques. Qu'elles sachent que

1. Ovide indique dans son poème sur les *cosmétiques* une composition pour conserver la fraîcheur du teint et ajouter à son éclat. Il entre dedans de l'orge, de l'aurone, des œufs, de la corne de cerf, des oignons de narcisse, de la gomme, de la farine et du miel. Une autre recette du même poète consiste dans l'application sur les joues de pain trempé dans du lait d'ânesse. Pline indique un fard composé de terre de Chio que l'on faisait dissoudre dans du vinaigre et d'un autre composé de craie. Le rouge *purpurissimum* se préparait avec l'écume de la pourpre, lorsqu'elle était encore toute chaude.

A la maison, dit Juvénal, les femmes avaient la figure couverte de ces préparations; c'était assez pour les maris dont les lèvres se prenaient à la glu. Les fleurs nouvelles, qu'offrait le visage, après la toilette, étaient réservées aux amants.

le fard rouge est un sulfure de mercure et le fard
blanc de la céruse, c’est-à-dire du carbonate de
plomb, ou du sous-nitrate de bismuth. Ces subs-
tances peuvent être absorbées par la peau et
provoquer des accidents ou déterminer des érup-
tions[1]. Quant aux pommades, quelquefois utiles
quand les cheveux sont naturellement secs, elles
sont le plus souvent nuisibles : elles augmentent
la sécrétion du cuir chevelu, altèrent la racine et
favorisent leur chute.

Parmi les comédies de Plaute, une de celles
qui eurent le plus de succès est le *Rustre*.

Voici les personnages de la pièce : Phronésie
une fille entretenue par trois amants : un militaire, un citadin et un campagnard. Astaphie,
une femme de chambre aussi rouée que sa maîtresse ; Stratilax, l’esclave du campagnard, le
rustre, l’ennemi des courtisanes, qui les méprise, les injurie, les repousse, et finit par se
laisser prendre comme les autres.

Le jeune homme de la ville est bientôt ruiné,
mais il n’en continue pas moins, à titre de confident, d’amant de cœur, à fréquenter Phronésie.
Le rural vole ses parents et gaspille leur bien
pour payer les faveurs de la belle. Quant au fils
de Mars, qui est grand, généreux et naïf, il consent à faire une donation de toute sa fortune à

---

1. Voyez Piesses : *des Odeurs, des Parfums et des cosmétiques*.

l'habile hétaïre, qui a eu recours à une supposition d'enfant [1], c'est-à-dire qui a feint d'être enceinte, et qui a présenté comme sien l'enfant que Dinarque, son petit amoureux, a eu d'une jeune fille qu'il a séduite.

Examinons maintenant les moyens employés par Phronésie pour arriver à son but. Naturellement, sa fidèle Astaphie est sa complice dans l'affaire et elle annonce à tout le monde l'heureuse délivrance de sa maîtresse, qui se soigne comme une nouvelle accouchée. Elle offre un sacrifice pour l'enfant, comme cela se fait le cinquième jour. Elle s'attife, dans son lit, comme c'est l'habitude ; elle demande de la myrrhe et ordonne de mettre le feu sur l'autel, pour rendre hommage à Lucine, sa protectrice. On lui apporte de la verveine et de l'encens, de l'eau pour les mains. Elle est prête à jouer son rôle.

Voici le père. Il s'appelle Stratophane ; il arrive de Babylone. Il s'adresse immédiatement à Astaphie. La scène est d'un naturel parfait :

Stratophane. — Dis-moi, Phronésie est-elle accouchée ?

Astaphie. — Oui, d'un enfant beau comme le jour.

Stratophane. — Me ressemble-t-il un peu ?

Astaphie. — A peine au monde, il demandait une épée et un bouclier.

1. Le fait de supposition d'enfant est considéré comme criminel, dans notre législation, en raison de l'atteinte portée aux droits de la famille et du faux en écritures publiques qui en est la conséquence.

Stratophane. — Il est bien à moi, c'est certain; la ressemblance est parfaite! Est-il déjà grand? Veut-il déjà anéantir une légion dont il convoite les dépouilles?

Astaphie — Et il y a eu cinq jours hier qu'il est né.

Stratophane (*Entrant dans la chambre à coucher.*) — Mars, de retour des pays étrangers, salue sa déesse... Je te félicite, Phronésie, de ton heureuse délivrance et de l'accroissement de ta famille; c'est un honneur pour nous deux.

Phronésie. — Ah! tu as bien manqué me faire perdre la vie, toi, qui, pour satisfaire ta passion, as déposé dans mes entrailles le germe de ces horribles douleurs dont je souffre encore.

Stratophane. — Allons, ma chère âme, tu n'auras pas enduré pour rien tous ces maux. Tu as mis au monde un fils qui un jour remplira ta maison de dépouilles.

Phronésie. — Viens donc m'embrasser, si tu veux, je ne puis soulever ma tête, tant j'ai souffert, tant je suis encore endolorie; je suis incapable de faire un pas toute seule.

Il n'est pas difficile maintenant de deviner le dénouement. Notre brave soldat va être exploité de toutes les façons par son astucieuse maîtresse. Mines d'or, pourpre de Tyr, fourrures du Pont, esclaves syriennes... Il aura raison de dire que l'enfant va lui coûter son pesant d'or. Phronésie lui dira : « Qu'il faut faire vivre l'enfant et l'esclave qui l'a baigné, il faut aussi une bonne outre de

vin pour la nourrice, afin qu'elle en ait à boire
le jour et la nuit. »

Puero opu'st cibum, opus est matri autem quem puerum
[lavit.
Opus nutrici autem, utrem ut habeat veterem vin,
Ut dies nocteisque potet. [largiter.

« Il faut du bois, du charbon, il faut des
langes, des couches, des coussins, un berceau;
il faut de l'huile, de la farine pour l'enfant [1]; il
faut toute la journée. »

Opu'st ligno, opus est carbonibus;
Fasciis opus est, pulvinis, cunis, incunabulis;
Oleum opus est, farina puero opus est, opu'st totum
[diem.

Et notre guerrier donnera pour tout cela et
pour beaucoup d'autres choses encore. Il donnera une mine pour un baiser, et beaucoup de
talents d'argent pour un peu d'amour, jusqu'au
jour où, ruiné, il cédera la place à ce paysan de
Strabax. Alors, celui-là apprendra, à son tour,
ce qu'il faut de troupeaux de bœufs et de brebis
pour acheter les faveurs d'une courtisane.

Toute la *vis comica* de Plaute se trouve dans
la *Comédie des Ménechmes*, qui est son chef-
d'œuvre.

Cette pièce est charmante de gaieté, d'entrain
et d'originalité; elle est classique dans le monde

---

1. Il faudrait conclure de là qu'on ne tardait pas à donner
de la bouillie aux enfants nouveau-nés

médical, quoiqu’elle contienne une scène qui ne soit pas tout à fait à notre avantage. Mais, il faut bien l’avouer, elle est vraisemblable; et nous ne devons pas plus en vouloir à Plaute de s’être moqué de certaines faiblesses professionnelles, qu’à Molière d’avoir caricaturé les médicastres de son temps.

Les Ménechmes sont les deux fils jumeaux d’un marchand de Syracuse. Leur ressemblance est frappante à ce point que personne, pas même leur nourrice, ne peut les reconnaître.

Ils avaient sept ans, quand leur père fut forcé de se rendre à Tarente pour ses affaires; il en prit un avec lui et laissa l’autre à la mère. A Tarente, il y avait fête, on y célébrait des jeux, et, dans la cohue, il perdit l’enfant qui était avec lui.

Un marchand d’Epidamme le trouva et l’emmena dans son pays pendant que le père, fou de douleur, mourait à Tarente. L’aïeul paternel, qui aimait beaucoup l’enfant perdu, donna son nom à celui qui restait. Il l’appela Ménechme Sosiclès.

Le marchand d’Epidamme était fort riche et il n’avait pas d’enfants; il adopta celui qu’il avait trouvé à Tarente, le maria et lui laissa sa fortune.

Quelques années plus tard, Ménechme Sosiclès vint à Epidamme; on le prend pour le fils adoptif du marchand de la ville, et on l’appelle Ménechme. Tout le monde se trompe: la femme, le beau-père... et la maîtresse. La femme lui fait

une scène de jalousie et l'accuse de lui avoir dé-
robé sa mante pour la donner à sa rivale. Elle
a fait venir son père, un bon vieillard, pour ser-
moner et ramener à elle son volage époux.

Notre Ménechme ne comprend rien à tout ce
qu'il entend, affirme ne connaître personne de
ses interlocuteurs et être innocent de tout ce
qu'on lui reproche. Il finit par se fâcher de l'insistance de ces gens à l'accuser de fautes imaginaires. Alors on le croit malade. « Voyez, mon
père, comme ses yeux deviennent jaunes, comme
ses tempes et son front prennent une teinte
livide, comme ses yeux sont brillants... Voyez...

*Viden' tu illi oculos virere? ut viridis exoritur color
Ex temporibus atque fronte! Ut illi oculi scintillant!*
[Vide!

« Comme il bâille et se détire ! » *Ut pandicu-
lans oscitatur.*

Ça y est : on le croit fou. Et Ménechme se dit
en lui-même : Je ne vois rien de mieux, puisqu'ils me disent fou, que de feindre de l'être ; la
peur me débarrassera d'eux. *Ut illas a me abs-
terream.*

Le voilà donc commençant à simuler un délire hallucinatoire très actif. Il parle à Bacchus,
il prend la femme pour une chienne enragée et
traite le beau-père de vieux bouc. Il dit qu'A-
pollon lui parle et lui ordonne de brûler les yeux
de sa prétendue femme avec des torches ardentes, de rompre au vieillard les membres, les
articulations et les os, avec le bâton qu'il tient

à la main, de monter sur un char pour écraser ce lion de Bétulie, cette bête puante et édentée.

En entendant ces menaces, la femme se sauve dans son appartement, et le vieillard court chercher le médecin, pour examiner l'état mental de son gendre. Dans la bagarre, Ménechme Sosiclès disparaît aussi.

Quelques instants après, nous retrouvons le vieillard chez lui, maugréant contre notre confrère. Voici la scène :

LE VIEILLARD. — J'ai mal aux reins d'être assis, mal aux yeux de regarder, en attendant que ce médecin revienne de voir tous ses malades.

> Lumbi sedendo, oculi spectando dolent,
> Manendo medicum, dum se ex opere recipiat.
> Odiosus tandem vix ab ægrotis venit.

Maudit personnage! il va me dire qu'il a eu de la peine à en finir avec ses clients, qu'il a réduit une fracture de jambe à Esculape, et une fracture de bras à Apollon[1]. C'est à se demander si c'est un médecin ou un forgeron que j'ai été quérir. Ah! le voici, enfin!... Voyez-le venir avec son pas de fourmi. *Movet formicinum gradum.*

LE MÉDECIN. — De quelle affection s'agit-il ?

---

1. Qu'il est long à venir! que je suis las d'attendre,
    Et que de vains discours il va me faire entendre!
    Il persuadera, si l'on veut l'écouter,
    Qu'un mort par son moyen vient de ressusciter;
    Qu'il a remis la jambe ou le bras de Mercure,
    Ou qu'il a guéri Mars d'une insigne blessure.
    Cependant qui saurait ce qu'il fait là-dedans,
    Le verrait consulter sur quelque mal de dents.
    (Les Ménechmes de Rotrou, imitation de Plaute.)

Conte-moi ça, vieillard. Est-il fou, est-il furieux ? Est-il dans la stupeur, est-il atteint d'hydropisie, ton malade ?

> Quid esse illi morbi dixeras, narra, senex,
> Num larvatus, aut ceritus ? Fac sciam
> Num cum veternus, aut aqua intercus tenet?

LE VIEILLARD. — Mais si je t'ai fait venir,
c'est précisément pour le savoir, et pour que tu
le guérisses.

LE MÉDECIN. — Rien de plus facile, je le gué-
rirai, je t'en donne ma parole.

> Perfacile id quidem'st
> Sanum futurum, mea ego id promitto fide.

LE VIEILLARD. — Il ne faut rien épargner pour
le soigner, c'est mon désir.

LE MÉDECIN. — Je ferai tout mon possible et
je n'épargnerai ma peine ni jour ni nuit.

LE VIEILLARD. — Le voici, observons ce qu'il
va faire.

> . . . Observemus quam rem agat.

Ménechme, le vrai Ménechme d'Epidamme,
arrive, en effet, ne sachant rien de ce qui s'est
passé chez lui. Il se parle à lui-même et se re-
pent de ses intrigues avec Erotie, cette coquine
qui refuse de lui rendre la mante de sa femme...
« Je suis le plus misérable des hommes, dit-il,
pour clore son monologue. »

LE MÉDECIN. — Bonjour, Ménechme. Pourquoi te découvres-tu les bras. Tu ne sais pas
combien cela est mauvais pour ta maladie.

MÉNECHME.—(En laissant probablement tomber son bras sur la tête du médecin.) Va te pendre.

Salvus sis Menæchme; quæso cur apertas brachium ?
Non tu scis, quantum isti morbo nunc tuo facias mali.

LE VIEILLARD, *au médecin*. — Comprendstu ? ECQUID SENTIS?

LE MÉDECIN. — Comment ¡faire pour ne pas comprendre? QUIDEM SENTIAM? Tout un champ d'ellébore n'en viendra pas à bout. — Voyons, Ménechme... Ecoute-moi. Bois-tu du vin blanc ou du vin rouge? ALBUM AN ATHUM VINUM POTAS ?

MÉNÉCHME. — La peste soit de toi. Pourquoi ne me demandes-tu pas si je mange du pain rouge, ou violet ou jaune? Si je mange des oiseaux à écailles et des poissons à plumes?

LE VIEILLARD. — Ne vois-tu pas qu'il délire, donne-lui bien vite quelque chose avant que sa folie ne soit complète.

Audin' tu? Deliramenta loquitur. Quid cessas dare
Potionis aliquid, priusquam percepit insania?

LE MÉDECIN. — Un instant, je vais l'interroger encore. — (*à Ménechme*) Dis-moi, tes yeux deviennent-ils durs habituellement ?

Dic mihi hoc : solent tibi unquam oculi fieri

MÉNECHME. — Me prends-tu pour une sauterelle, imbécile.

LE MÉDECIN. — Dis-moi. Entends-tu quelquefois tes boyaux crier ?

Dic mihi, en unquam tibi intestina crepant, quod
[sentias?

MÉNECHME. — Quand j'ai bien dîné, ils se tai-
sent ; quand j'ai faim, ils crient.

LE MÉDECIN. — Dors-tu bien toute la nuit ?
Une fois couché, t'endors-tu facilement ?

Perdormiscin' usque ad lucem ? Facilen' tu dormis
[cubans?

MÉNECHME. — Je dors comme un sabot, quand
je ne dois rien à personne. Mais que Jupiter et
tous les dieux t'emportent avec tes questions.

Là-dessus, le médecin, le gendre et le beau-
père s'attrapent, se fâchent, échangent des gros
mots. Le vieillard supplie le médecin de faire le
nécessaire et de se dépêcher.

LE MÉDECIN. — Savez-vous ce qu'il y a de
mieux à faire ? Faites-le porter chez moi. Là, je
pourrai tout à mon aise soigner mon bonhomme.
IBI MEO ARBITRATU POTERO CURARE HOMINEM.
(S'adressant à Ménechme) Et toi, tu boiras de
l'ellébore, au moins pendant une vingtaine de
jours.

Elleborum potabis, faxo, aliquos vigenti dies.

MÉNECHME. — Et moi, je te pendrai et t'étril-
lerai pendant une trentaine.

LE MÉDECIN. — Allez chercher du monde pour
le porter. Dans l'état de démence où je le vois,
quatre hommes ne seront pas de trop.

. . . .

Voilà comment, il y a vingt-un siècles, on s'y

prenait pour diagnostiquer l'aliénation mentale d'un individu! Il y a une différence avec ce qui se passe de nos jours : Maintenant, on vous met la camisole avant de partir, et on vous donne une douche en arrivant.

Heureusement que Ménechme ne se laisse pas faire; il se défend vigoureusement et a le temps de reconnaître son frère, avant d'être séquestré dans la maison de santé du médecin d'Epidamme.

Et maintenant, dit Plaute aux spectateurs, applaudissez. *Plaudite.*

PUBLIUS SYRUS

Publius Syrus est un poète comique qui vivait un siècle avant l'ère chrétienne, et dont il ne nous reste que quelques fragments.

Ses pièces, écrites et jouées par lui-même, n'étaient que des parades burlesques, dans lesquelles se trouvaient intercalées des sentences très curieuses dont quelques-unes nous intéressent particulièrement.

Medicorum nutrix est intemperentia.
L'intempérance fait la fortune des médecins.

Crudelem medicum intemperans æger facit.
Le malade intempérant rend son médecin impitoyable.

Contingere est molestum, quæ cuiquam dolent.
Il est pénible de toucher aux parties douloureuses.

Etiam innocentes cogit mentiri dolor.
La douleur fait mentir même ceux qui sont innocents.

Etiam sanato vulnere cicatrix manet.
La cicatrice persiste quand la plaie est guérie.

Magister usus omnium est rerum optimus.
L'expérience est le meilleur maître en toutes choses.

Mala est medicina, ubi aliquid naturæ perit.
Un remède est mauvais, dès qu'il en coûte quelque chose à la nature.

Male secum agit æger, medicum qui heredem facit.
Un malade a bien tort de faire de son médecin un héritier.

Metue senetam ; non enim sola advenit.
Crains la vieillesse, car elle ne vient jamais seule.

Mortalis nemo est, quem non attingat dolor.
Il n'est pas mortel celui qui ne subit pas les atteintes de la douleur.

Morti debetur, quidquid usquam debetur.
Tous les êtres qui naissent sont condamnés à mourir.

Mulier quum sola cogitat, male cogitat.
Lorsque la femme est seule et qu'elle pense, elle pense au mal.

Pro medicina dolor est, dolorem qui necat.
Une nouvelle douleur en fait oublier une ancienne.

Remedio amaro amara bilem diluunt.
Les amers enlèvent à la bile son amertume.

Remedium est frustra contra fulmen quærere.
C'est à tort qu'on cherche un abri contre la foudre.

Ulcera animi sananda magis, quam corporis.
Les maladies de l'esprit demandent plus de soin que celles du corps.

Recte valere et sapere duo vitæ bona.
La santé et la sagesse sont les deux grands biens de la vie.

Male habebit medicus, nemo si male habuerit.
Le médecin se porterait mal, si tout le monde se por-
tait bien.

Je crois que ces sentences ne comportent pas
de commentaires. Beaucoup sont devenues pro-
verbiales avec raison.

FIN

TABLE ANALYTIQUE

DES MATIÈRES

—

POÈTES LYRIQUES, ÉLÉGIAQUES, ÉPIQUES ET DIDACTIQUES

OVIDE

HORACE

LUCRÈCE

POÈTES SATIRIQUES

LUCILIUS

MARTIAL

PLAUTE

ÉMILE COLIN. — IMPRIMERIE DE LAGNY.